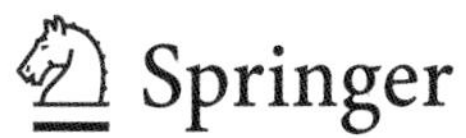

胸肺部超声影像学

Thoracic Ultrasound and Integrated Imaging

主编 ◎ [意]弗朗西斯科·弗莱蒂（Francesco Feletti）
[意]布鲁纳·马耳他（Bruna Malta）
[意]安德里亚·阿利维蒂（Andrea Aliverti）
主译 ◎ 胡才宝　蔡国龙　严　静

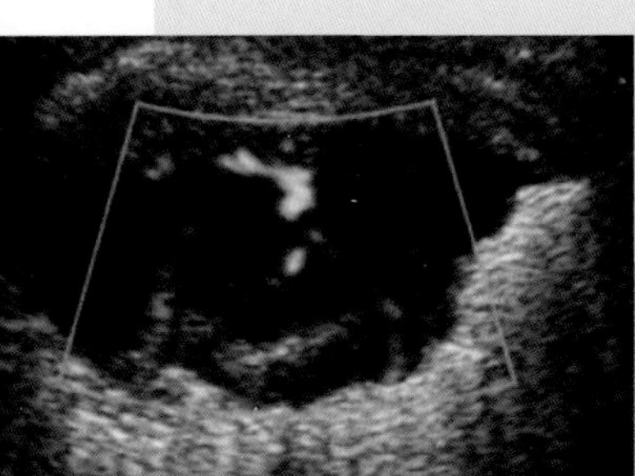
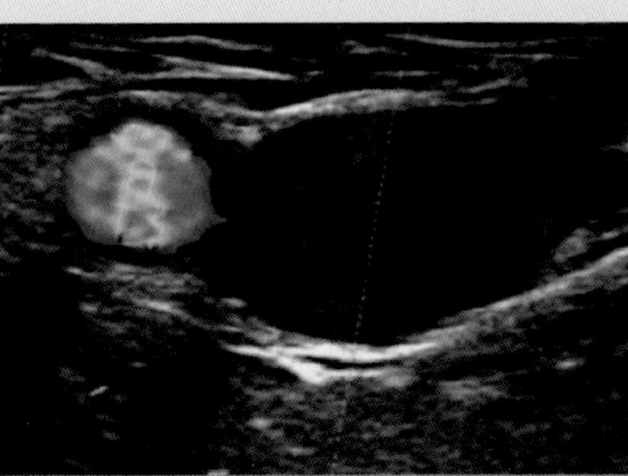
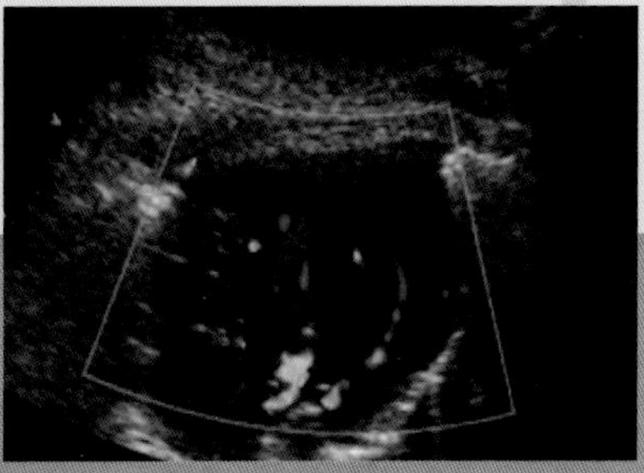

科学技术文献出版社
SCIENTIFIC AND TECHNICAL DOCUMENTATION PRESS
·北京·

图书在版编目（CIP）数据

胸肺部超声影像学 /（意）弗朗西斯科·弗莱蒂（Francesco Feletti），（意）布鲁纳·马耳他（Bruna Malta），（意）安德里亚·阿利维蒂（Andrea Aliverti）主编；胡才宝，蔡国龙，严静主译. —北京：科学技术文献出版社，2023. 11
书名原文：Thoracic Ultrasound and Integrated Imaging
ISBN 978-7-5235-0836-7

Ⅰ. ①胸…　Ⅱ. ①弗…　②布…　③安…　④胡…　⑤蔡…　⑥严…　Ⅲ. ①胸腔疾病—超声波诊断　②肺疾病—超声波诊断　Ⅳ. ① R560. 4

中国国家版本馆 CIP 数据核字（2023）第 193637 号

著作权合同登记号　图字：01-2023-1549

胸肺部超声影像学

策划编辑：张　蓉　　责任编辑：崔凌蕊　郑　鹏　　责任校对：张吲哚　　责任出版：张志平

出　版　者　科学技术文献出版社
地　　　址　北京市复兴路15号　邮编 100038
编　务　部　（010）58882938，58882087（传真）
发　行　部　（010）58882868，58882870（传真）
邮　购　部　（010）58882873
官 方 网 址　www.stdp.com.cn
发　行　者　科学技术文献出版社发行　全国各地新华书店经销
印　刷　者　北京地大彩印有限公司
版　　　次　2023 年 11 月第 1 版　2023 年 11 月第 1 次印刷
开　　　本　787 × 1092　1/16
字　　　数　343千
印　　　张　15.5
书　　　号　ISBN 978-7-5235-0836-7
定　　　价　148.00 元

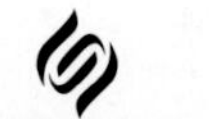

主译简介

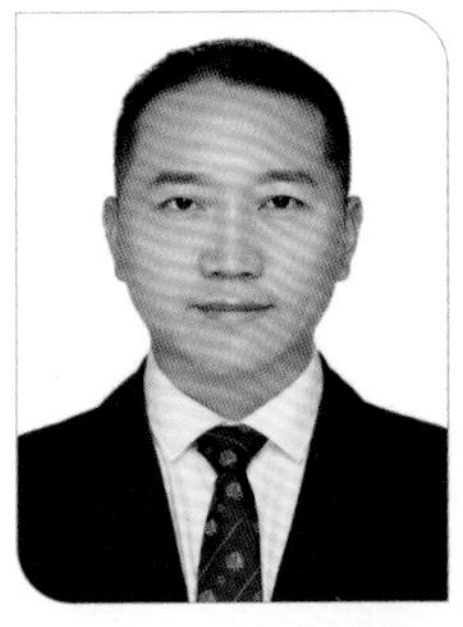

胡才宝

博士研究生，主任医师，硕士研究生导师，浙江医院（浙江大学医学院附属浙江医院）重症医学科（二）副主任、教学主任

【社会任职】

世界重症超声联盟（WINFOCUS）中国联盟主席/国际联络人，国家卫生健康委员会能力建设和继续教育超声医学专家委员会委员，中国医药教育协会重症超声分会主任委员、超声医学专业委员会常务委员等。

【专业特长】

主要开展重症超声与血流动力学监测，重症肺部超声人工智能等领域相关研究。

【工作经历】

曾受国家卫生健康委员会人才交流服务中心派遣，赴意大利研修重症肺部超声、心脏超声与血流动力学监测；曾受“世界肺部超声之父”Daniel A.Lichtenstein教授邀请，前往法国交流学习重症肺部超声应用，随后在国内积极组织培训，推广重症超声及肺部超声技术的临床应用，并多次在世界重症超声联盟国际学术年会担任大会主席及大会主题报告讲者。

【学术成果】

浙江医院重症超声重点学科学术带头人，浙江省重点创新学科（脓毒症学）后备学科带头人，新疆维吾尔自治区人民政府第九批省市优秀援疆干部人才；牵头制定及参与重症超声相关指南及专家共识6部，主编、主译《新冠肺炎肺部超声检查诊断规范》《重症心脏超声》《急危重症超声心动图学》《重症心脏超声血流动力学监测》，作为副主译编译《重症肺超声》等超声著作；发表论文50余篇；主持及参与各类科研课题10余项；获厅局级一等奖2次，省部级二等奖、三等奖共3次。

主译简介

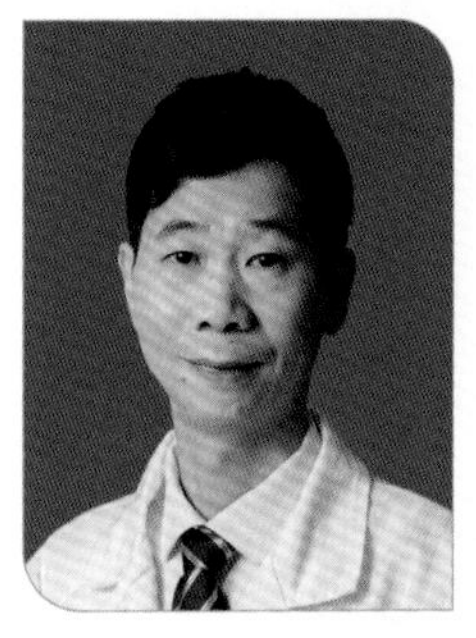

蔡国龙

主任医师，博士研究生导师，浙江医院重症医学中心主任，浙江省卫生健康委员会重症医学质量控制中心副主任

【社会任职】

浙江省医学会重症医学分会副主任委员，浙江省医师协会重症医学医师分会副会长，浙江省医学会营养与代谢分会副主任委员，中国老年学会重症医学分会副会长，国家卫生健康委员会重症医学职称考试专家组成员。

【工作经历】

曾以访问学者身份赴德国洪堡大学医学院Vichow医院及德国心脏中心访学。

【学术成果】

国家临床重点专科重症医学后备学科带头人，浙江省重点创新学科（脓毒症学）带头人，浙江省突出贡献中青年专家，浙江省卫生高层次人才，浙江省“新世纪151人才工程”第二层次培养对象，浙江省医师协会优秀医师；主持国家科技部支撑项目计划子项目、卫生行业基金子项目、浙江省科技厅“尖兵”“领雁”重点研发项目各1项，国家卫生健康委员会-浙江省部共建项目2项，浙江省自然科学基金委员会研发项目3项；获浙江省科学技术二等奖1项，浙江省医药卫生科技创新奖一等奖1项、三等奖1项，浙江省中医药科学技术奖一等奖1项；发表科学论文60余篇，其中SCI收录论文20余篇；主编、主译及参编著作6部。

主译简介

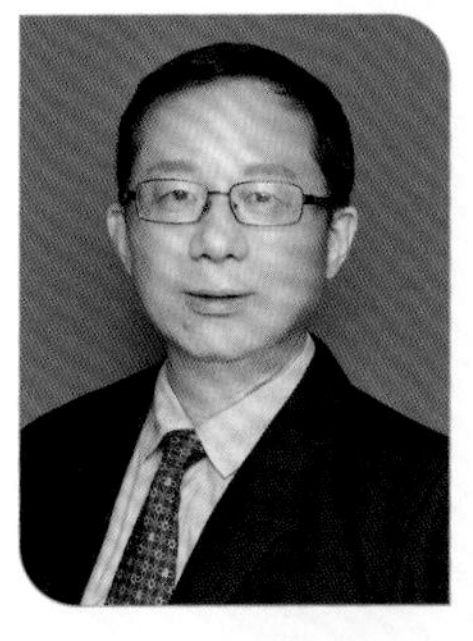

严静

教授，主任医师，博士研究生导师，浙江省卫生健康委员会重症医学质量控制中心主任，浙江省重症医学临床研究中心主任

【社会任职】

中华医学会重症医学分会第二、第三、第五届副主任委员，中国老年医学会副会长、重症医学分会会长，浙江省医学会重症医学分会第一、第二、第四届主任委员，浙江省医师协会重症医学医师分会会长，中华医学会重症医学专科医师资质培训执行副主任委员，国家卫生健康委员会ICU考试专家委员会副主任委员。

【学术成果】

浙江医院重症医学科带头人，国家临床重点专科重症医学学科带头人；担任《心脑血管病防治》《中华老年病研究电子杂志》主编，《中华医学杂志》（英文版）、《中华内科杂志》《浙江医学》等杂志编委及特约审稿人；近5年来承担国家级、省部级及厅局级重点课题共10余项；发表SCI及国家级等各类核心论文200余篇；先后被评为第七届“中国医师协会优秀医师”、2015年度“全国先进工作者”等称号，获第八届“中国医院院长卓越贡献奖”。

原书前言

胸肺部超声在许多情况下为医师提供了关键的诊断信息，这将有助于我们正确地诊断疾病，选择正确的治疗方法。

由于便携式和手持式超声系统的出现，胸肺部超声现在不但可以在患者的床边使用，还可以在医疗机构之外，甚至在野外和偏远地区使用。

现今，胸肺部超声能为医师提供有助于其做出初步诊断的重要信息，医师必须意识到它的作用、可能性和局限性。

本书汇集了在胸肺部超声中最杰出的专家，由于每位专家的研究方法和经验不同，会不可避免地呈现一些不同的观点。

医师需要特别注意超声图像形成的原理和超声伪影的作用，这在胸肺部超声中是特别重要的，因为该区域存在强烈的超声反射和超声不可穿透性，如扫查空气和骨骼区域。

本书中具体的章节详细介绍了胸肺部超声在新生儿医学、儿科学、急诊医学，以及超声流程化和膈肌功能的应用研究。

在很多病例中，为了突出胸肺部超声的作用，超声影像学表现将与相关临床信息和其他影像学方法提供的图像一起呈现。

胸肺部超声作为体格检查的重要延伸，已成为医师应该掌握的一项尤为重要的专业技能。

Ravenna, Italy　　Francesco Feletti

Ferrara, Italy　　Bruna Malta

Milan, Italy　　Andrea Aliverti

Francesco Feletti,
Bruna Malta,
and Andrea Aliverti

第一章

物理学基础及成像原理

1.1 引言

超声图像是利用超声波作用于生物组织而获得。超声波是频率高于20 kHz的声波，即高于人耳可听到的声波频率。为了能够正确阅读超声图像，我们有必要了解超声波与生物组织之间的相互作用及超声波的成像原理。特别是在研究胸部结构时，由于肺部的空气和肋骨都会影响超声波的传播，因此，准确地分辨真象和假象十分重要。

1.2 超声

1.2.1 胸部超声的换能器频率

超声波是纵向的机械波，也就是说，它是由介质的周期性压迫和稀疏组成。波长（λ）与频率（η）成反比关系，即

$$\lambda = V / \eta$$

超声波在生物组织中的传播速度略有不同（图1.1）；但是，为了呈现解剖图像，超声扫描仪在所使用频率的所有间隔内都假定标准值为1540 m/s。

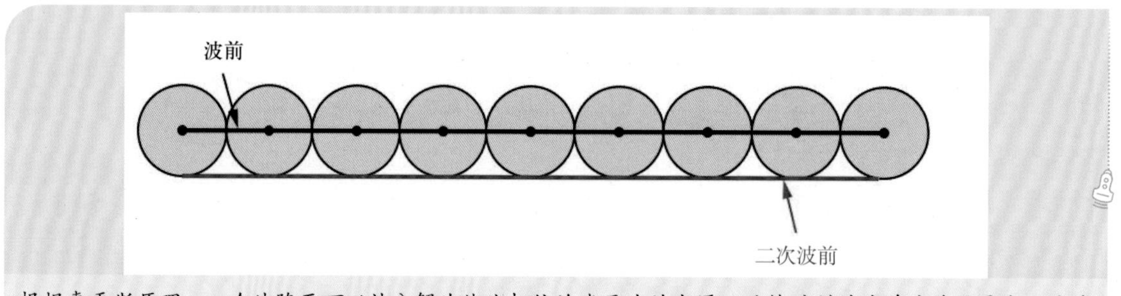

根据惠更斯原理，一个波阵面可以被分解为彼此相位的球面波的点源。后续时刻的波前波阵面是由二次球面波叠加而成的，由它们的切线表示

图 1.1　超声波的传播

为了改善来自小尺寸结构的超声信号，必须减少波长的长度，从而提高声波作用的频率。然而，在穿过组织时，由于声能转化为热能，超声波束会逐渐衰减，而衰减程度取决于频率。特别是衰减被量化为1 ~ 2 dB/（cm·MHz）。因此，超声波的频率越高，其穿透力就越小（图1.2）。衰减对频率的依赖性限制了超声检查中对深部结构的分辨率。

在TUS中，使用频率为1 ~ 20 MHz的探头可以看到毫米级的细微解剖结构。事实上，对于η=1 MHz，有λ=1.5 mm；对于η=20 MHz，有λ=0.077 mm。在胸部超声（thoracic ultrasound，TUS）中，扫查胸壁结构和儿童时一般使用5 ~ 15 MHz的高频探头，而扫查胸膜、肺和纵隔时一般使用3.5 ~ 5 MHz的低频探头。

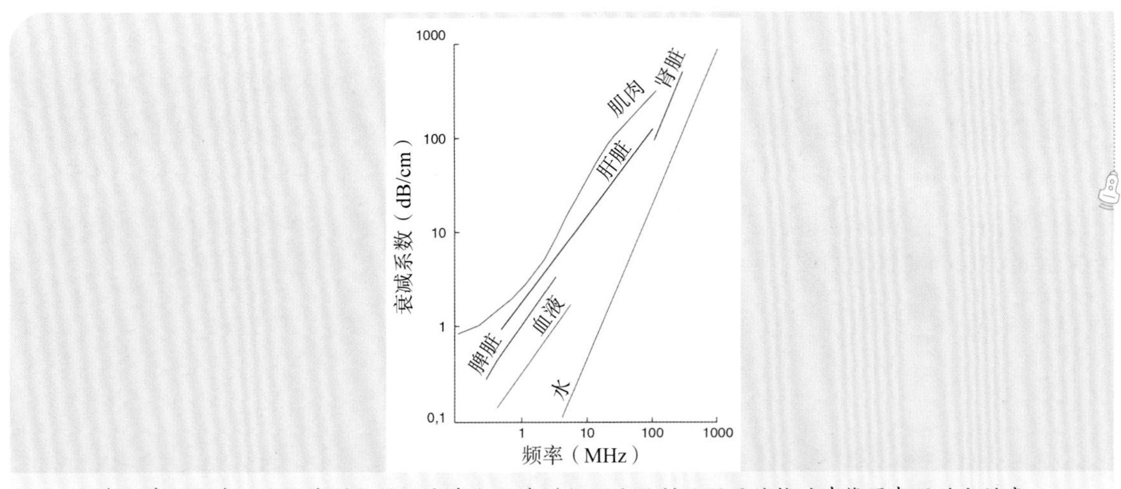

在所有组织中，当频率增加时，衰减也迅速增加，这限制了深层结构的声像图表现的分辨率

图 1.2　衰减系数与频率的关系

（图改编自Valli和Coppini[1]）

1.2.2　成像原理

在TUS中，换能器通过电脉冲搅动的压电效应发射超声波，同时也作为超声波的发生器和接收器。超声波的发射以短时集合的形式出现，当声谱仪接收到组织信号并对其进行阐述时，根据休息周期间隔的脉冲重复频率以周期性的节奏重复发射（图1.3）。通常，发射阶段持续时间约为侦听阶段的1%。

超声波由超声仪以适当聚焦光束的形式发射，在组织中传播，并以类似于光线的方式与组织相互作用，即反射、折射、扩散和部分衰减。特别是大部分声像图是由具有不同声阻抗的组织之间的接触面反射而产生的回声所形成的，这些回声在超声显示器上表现为光信号。当超声波束遇到解剖表面时，部分会被反射，它们不再是原始光束的一部分，而是组成了一个向不同方向传播的新光束。

如果被照射的表面与入射光束垂直，反射的光束就会返回到换能器上，而未被反射的那部分光束则继续向深处移动，与其他解剖结构相互作用。连续的反射使光束逐渐减弱，而在接收阶段，换能器被在距离换能器更远的地方发现的界面产生的连续回声所冲击。由回声在换能器的振动产生了连续的电信号，这些信号在显示器上表现为光点，其强度与接收到的回声实体成比例。图像的深度是在考虑到超声发射和信号接收之间的时间（飞行时间）后估计出来的。

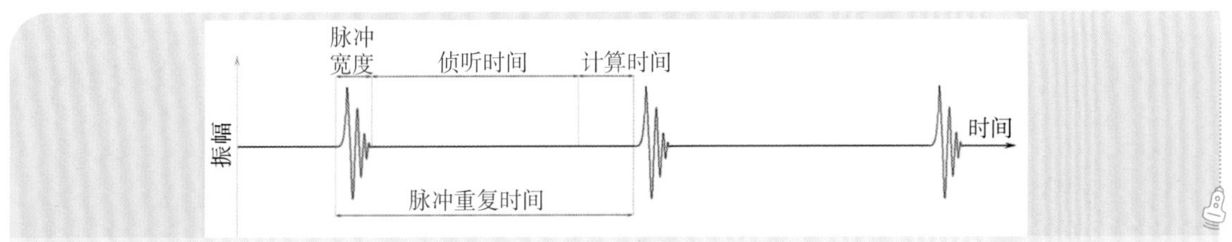

图1.3　该图演示并简化了中央处理单元发送给换能器的脉冲重复时间、侦听时间和计算时间的电信号，以生成超声波束，脉冲重复时间、侦听时间和计算时间被表示出来

1.2.3 反射

反射是超声波信号产生的主要物理现象。反射取决于界面上的声阻抗的差异和入射声束与界面的角度。声阻抗是测量每种介质对超声波通过阻力的一种方法。两种介质之间的声阻抗差异越大，超声信号的强度就越高；而差异越小，光束的穿透深度就越深。对于两种介质之间的每一个分离面，如果光束垂直入射，则反射率最高。然而，如果入射光束倾斜照射，光束会部分反射和部分折射。反射角等于入射角（图1.4），折射在随后部分描述。

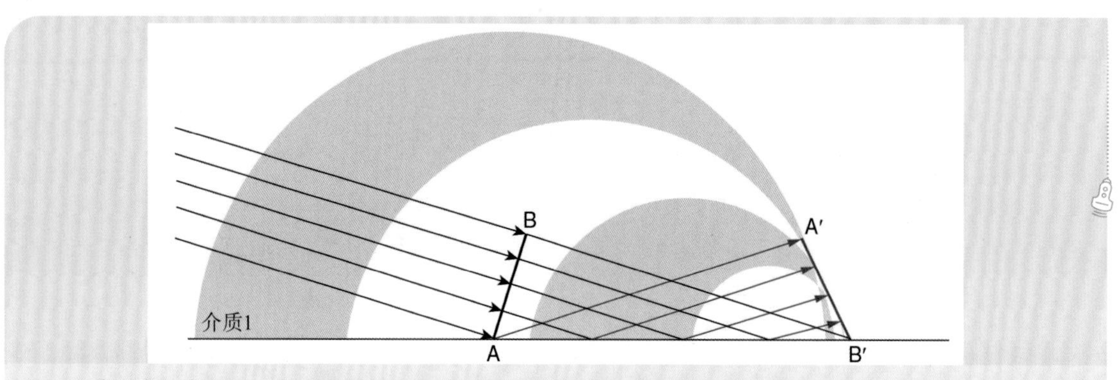

由于波前垂直于半径，三角形ABB′和AA′B′成直角；此外，它们是全等的，具有共同的斜边并且具有与介质1相同的波传播速度。因此，BAB′的入射角等于A′B′A的反射角

图 1.4　应用惠更斯原理解释入射角和反射角相等的原因

（图改编自Violino和Robutti[7]）

1.2.4 折射

当超声波进入具有不同声阻抗的介质时，不仅速度会改变，方向、光线和波前也会改变：也就是说，会发生波的折射（图1.5，图1.6）。对于每一个界面，都有一个入射声束的临界角，超过该临界角，折射声束就会沿着界面运行而不被传播：这种现象与横向声影的产生有关，在第2章中会进行描述。

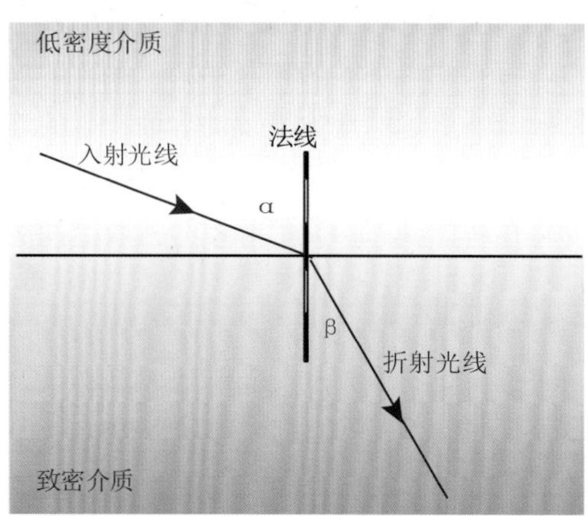

根据斯涅尔定律，折射角（β）的正弦值和入射角（α）的正弦值之间的关系等于波在两种介质中的传播速度的关系：$\sin\beta / \sin\alpha = V_2 / V_1$。入射角和折射角是折射前后波面与界面之间的夹角

图 1.5　折射

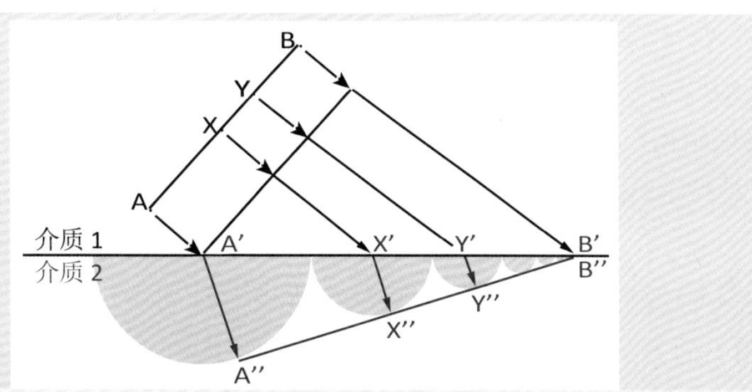

AB是初始波前，而X和Y是随其定位的两个点；波前的每个点都可以被认为是中心波点。波在时间t=1时到达A′点的界面，并连续撞击X′、Y′和B′点的界面。随后在A′、X′、Y′和B′点都会产生新的球面波，这些球面波在介质2中以相对于介质1不同的速度传播。特别是在时间t=2时，A′中产生的球面波已经到达点A″，而B′中产生的波刚刚开始在介质2中传播。因此，波前A″B″相对于介质1中的波的方向是有偏离的

图 1.6　根据惠更斯原理对折射的描述

（图改编自Violino和Robutti[7]）

1.2.5　声波入射角度

解剖表面几乎都是弯曲的，超声波束倾斜地打在大部分解剖表面上。因此，反射产生的回声是中等强度的，而后方的衰减是有的。此外，在接收过程中，只有一部分被倾斜或弯曲表面反射的超声波被换能器拦截，而大部分反射光束最终会到达换能器之外，并且能量会损失（图1.7）。

声波入射角度在强度和灵敏度降低中起作用。因此，当光束倾斜入射时，增加距离会降低图像的细节和清晰度。然而，与此同时，由于减少了反射，可以通过倾斜的入射镜面来改善后部结构的可视化。无论如何，倾斜会导致折射现象并可以产生伪像，如第2章所述。

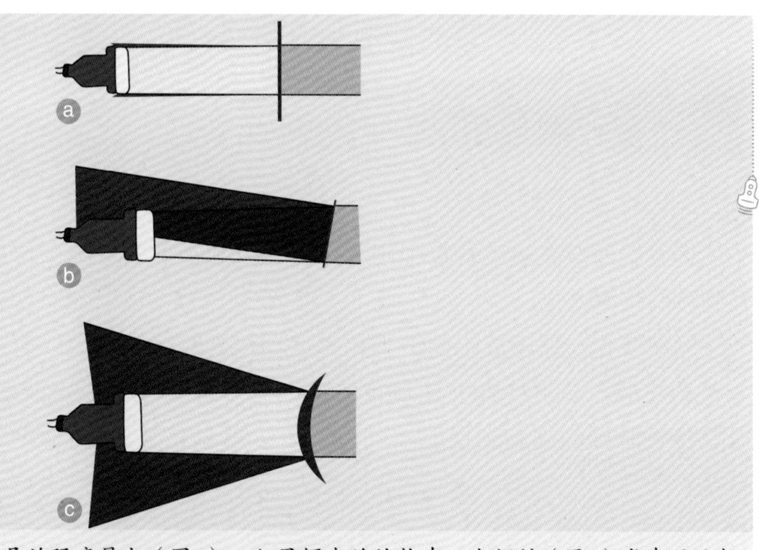

垂直入射超反射表面时，反射信号的强度最大（图a）。如果探查的结构有一个倾斜（图b）或表面凸起（图c），则反射的超声仅被换能器部分拦截，并且超声信号的强度降低

图 1.7　声波入射角度

1.2.6 散射

当光束遇到尺寸与超声波波长相当的粒子时就会发生散射，散射由一系列物理相互作用组成，这些物理相互作用会激发超声波在各个方向上的散射。散射对光束的衰减作用很大，一般在有丰富结缔组织或细胞成分的组织中更为显著。

1.2.7 漫反射

漫反射是一种散射现象，其中漫反射器沿表面排列。尺寸与光束波长相当的不规则微小物体会在不同方向反射超声波，并以明显较大的入射角度将反射信号发送回换能器（图1.8）。由于解剖分离表面通常是弯曲的，很少有光束垂直到达，漫反射对超声图像的创建做出了根本性的贡献，否则将仅限于垂直入射镜面的少数反射。

总之，声波入射角度会改变镜面反射产生的图像，但不会显著影响漫反射产生的信号。因此，为了使镜面反射可视化，例如囊性肿块内的光滑隔膜，必须垂直入射，而光束的入射角度并不影响具有不规则轮廓可以充当扩散器的赘生物的可视化。

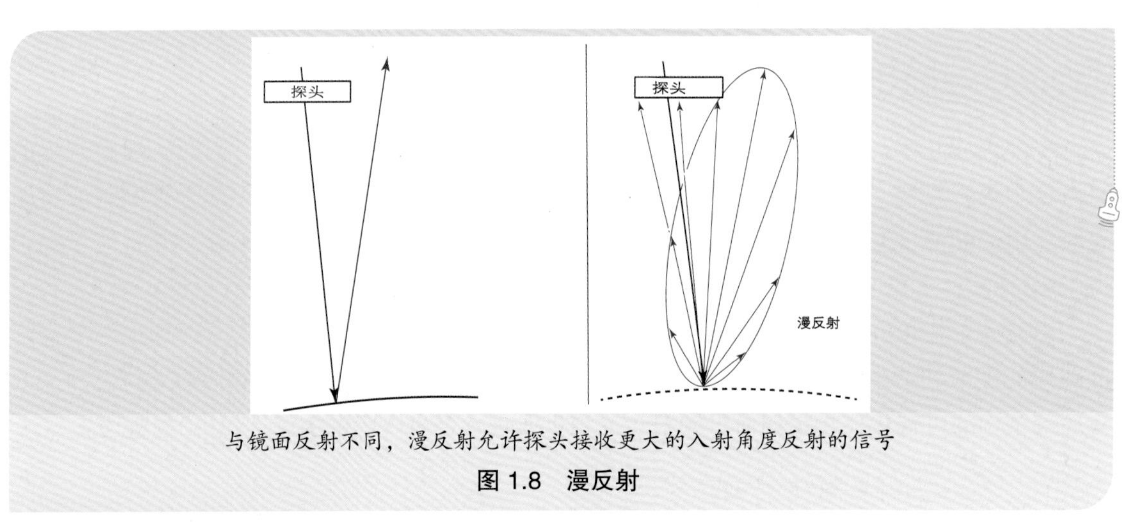

与镜面反射不同，漫反射允许探头接收更大的入射角度反射的信号

图 1.8 漫反射

1.3 多普勒应用

1.3.1 多普勒效应

多普勒效应在超声检查中用于研究血流和类似的情况，包括观察者朝向或远离声源时感知到波的频率变化。

频率变化与速度成正比，当相对运动接近时频率增加，而当相对运动远离时频率降低。多普勒效应在超声检查中是双重的，因为多普勒效应是声波阶段换能器和红细胞的总和，以及接收阶段红细胞和换能器的总和。多普勒信号是超声探头发射和接收的信号之间的频率差。

$D=2\times f\times v\times \cos\alpha$

D：多普勒信号；f：入射声束信号频率；v：血流/超声波速度的绝对值；α：光束轴线与血流方向之间的夹角。

鉴于血流速度（m/s）的数量级和超声使用的频率（MHz），多普勒信号的值落入可听声音的范围（kHz），因此，它们可以被听到。声音唤起了人们对速度的感觉，因为如果速度低则声音就低，而如果速度高则声音就尖锐。

操作者必须知道如何正确定位和操作探头。如果垂直入射血管（角度$\alpha=90°$；$\cos\alpha=0$），则多普勒效应为零，并且在频谱或彩色多普勒框中没有血流信号。由于多普勒效应对声束入射角余弦值的依赖性，因此有必要以尽可能接近0° 的声入射血管；然而，由于解剖学的原因，这往往是不可能的，对于定量评估来说，60° 以下被认为是可以接受的。此外，由于在30° 以下，血管壁的移动会干扰测量，导致信号被低估，所以研究的最佳角度是30° ~60° 。

1.3.2　连续多普勒

在连续多普勒中，使用两个不同的换能器，一个发射超声波，另一个接收信号。多普勒信号代表了探测波束在其路径上遇到的所有流动平均值，而空间数据是缺失的。有关声入射角的信息也缺乏，所以这种方法只允许进行定性研究。

1.3.3　脉冲波多普勒

在脉冲波多普勒中，使用与创建灰度B模式图像的相同探头，产生和接收专门用于研究多普勒信号的超声波组。在发射超声波和接收多普勒信号之间所经过的时间可以确定深度。因此，脉冲波多普勒可以在灰度图像上叠加一个可以测量（多普勒频谱、流速和血管阻力）的取样容积或代表多普勒颜色或能量分析的彩色框。

1.3.4　频谱分析

由于血流的速度并不均匀，为了知道有多少红细胞以特定的速度流动，必须区分构成信号的不同频率。为此，使用快速傅里叶变换。多普勒信号的傅里叶频谱分析在横坐标上显示时间，在纵坐标上显示与血细胞速度相对应的频率。接近和后退的信号分别表示在基线的上方和下方。构成路径的光点表示具有确定速度的红细胞数量；路径的振幅和宽度表示速度在采样体积中的分散。特别是路径的上部轮廓表示最高速度和窗口，即路径下缘之间的区域。基线表示流动均匀性的指标。

由于现代超声必须快速处理大量数据，所以有时会用其他方法来估计速度，而不是用快速傅里叶变换。例如，所谓的自相关方法，包括将信号与一系列随时间交错的自身版本相乘并求和。相反地，彩色速度成像法连续识别红细胞反射的回波信号，并检测它们随时间的推移来测量速度。与经典的多普勒方法不同，该系统不包括混叠，但在任何情况下测量速度时必须考虑声入射角。

1.3.5　彩色多普勒

彩色多普勒可以在灰度图像上叠加出一个显示血流方向和速度的图像。红色和蓝色用来表示流动的方向，接近或远离探头；较高的颜色饱和度对应较慢的流速，而较弱颜色的信号对应较高的速度。流动的样本可以扩展到整个扫描，也可以方便地限制在一个框架内，即所谓的彩色框。

需要注意的是，检查区域沿探头的平行视线被细分为许多小样本体积（多门控），因此被分割为指定颜色的像素。在大多数超声检查中，灰度图像信息和多普勒信息的获取是不同步的，或者是沿视线交替进行。

为了优化空间分辨率，专门用于灰度的超声组很短；在多普勒分析中，它们很长，以提高对慢速流动的敏感性。为了使优化灰度图像所需的小入射角与获得多普勒信号所需的角度相一致，可以通过激活转向装置来选择性地倾斜专用于多普勒的超声波束。转向器使光束倾斜，以电子方式调节压电晶体的激活顺序，压电晶体按顺序串联，构成传感器。

1.3.6 混叠现象

根据香农定理，在脉冲多普勒和彩色多普勒中，最高可测量频率被限制在等于脉冲重复频率的1/2，该值也被称为奈奎斯特极限。因此，如果血液的速度相对于脉冲重复频率过高，就会出现一种称为混叠的现象，即超过奈奎斯特极限的多普勒信号会发生翻转。在频谱分析中，这意味着收缩期峰值被拉平，缺失的峰值在基线之下被表示出来。

混叠可以模拟血管流动的反转，并造成解释上的问题。然而有时混叠现象也可以帮助诊断血管狭窄，因为它的出现可以表明血流加速。逐渐增加脉冲重复频率可以消除混叠；但是，如果被检查的血管很深，脉冲重复频率则不能无限增加。

在这些情况下，避免混叠的另一种方法是降低声波作用的频率，可能会改变换能器。另外，也可以增加声入射角度，即使这种校正会对流动方向的归属上产生模糊，并对速度的定量分析产生负面影响。降低基线通常是消除混叠的最简单方法，尽管分析仅限于单向研究，但这样放弃了对可能的相关逆行血流的识别。在极高流量和心脏应用的情况下，特别是为了避免混叠，最好是使用带有连续发射探头的设备。

1.3.7 杂波和壁式滤波器

杂波是指除血流外，由解剖结构（血管壁、心脏搏动和呼吸偏移）运动产生的信号中不希望有的成分。杂波的频率较低，因为这些运动比血管中红细胞的运动慢，而且振幅要高得多，因为运动中的组织块远高于血液中的组织块。这些特性使不需要的信号很容易被所谓的壁式滤波器去除，这是一个用数学方法精心制作的滤波器，可以消除低于一个确定水平的频率，定义为“截止”，由操作者适当选择。

在调节壁式滤波器时，一个较高的数值设置可以消除杂波，然而它降低了灵敏度，因为它确定了样本从较高的速度值开始，相对于慢速流动的信息会丢失。

1.4 超声造影

1.4.1 造影剂

目前使用的超声造影剂是第二代造影剂，由气态微泡形成，当以其共振频率声照射时，具有非线性回声行为。在这些条件下，造影剂本身成为超声波源，并产生以第二谐波明显占优势的大量频谱。

共振所基于的因素是微泡的尺寸和声波频率。由于造影剂产生的谐波信号明显比周围组织产生的信号更强烈，所以微循环的相关信号可以与相邻组织产生的回声信号中区分开来。

以前，由于各种限制，尤其包括杂波效应，多普勒无法做到这一点。在超声造影中使用谐波图像，可以在不影响血流信号的情况下消除邻近组织的杂波，这与使用壁式滤波器的情况不同。因此，超声造影可以使微循环的研究不受邻近器官（心脏或大血管）运动的影响。这种方法对缓慢的病灶内血流特别有帮助，而这种血流会被传统多普勒成像中使用的滤波器消除，因此，有了超声造影，病灶的血管显示得更加精确。

为了解决微泡的脆性问题，现在使用了低机械指数。低机械指数是对应用超声波施加在材料上的弹性变形的测量。低机械指数＝峰值负压/超声声束中心频率的平方根。目前，超声造影使用的低机械指数值＜1 kPa，同时使用二次谐波的选择性过滤器，具有明显减少组织信号干扰的优点。

焦点会影响低机械指数，应保持在研究区域之外，即视野远端的2/3处，以限制微泡的破裂。然而，即使在超声造影中，焦点也应根据要检查的结构而转移。为了尽可能保留更多的微泡，所采用的另一项技术是使用特定的软件，该软件采用的帧速率值比标准B模式成像所用的帧速率值更低。

1.4.2 优化和解释超声造影图像

虽然在B型模式中，由于结构较浅更容易被观察到，但超声造影在视野中部附近提供了最佳结果，因此，建议寻找声学窗口和声穿透角度，以便将感兴趣区域放置在或多或少半个声穿透深度处。

一般来说，增益补偿必须是平衡的，并且设置操作杆都应大致布置在中间范围。在一些带有腹部探头的超声扫描仪中，最表面的操作杆应该被重置，因此，从实践的角度来看，一些初步测试可能被证明是有用的。总增益应设置为中低水平，在使用造影剂之前，这应该允许估计最明显的镜面反射界面，即肋骨表面、血管壁、胸膜线和横膈膜。

1.5 结论

本章讨论了产生超声图像的物理现象，即反射、折射和散射。虽然这些现象与其他区域的超声研究并无不同，但在TUS中，由于肺部空气和肋骨的大量存在，影响并改变了超声的传播，因此了解这些现象对于正确解释真实图像和伪影具有实际意义。

多普勒应用允许研究血管流动，特别是频谱分析可以描述血流速度随时间的变化。彩色多普勒允许在灰度图像上叠加一个彩色的血流方向和血流平均速度的图像。最后，超声造影适用于研究微循环和病灶内的缓慢血流，需要对超声设置进行一些特殊调整。

（柴佳园、黄斌　译）

参考文献

Francesco Feletti,
Bruna Malta,
and Andrea Aliverti

第二章

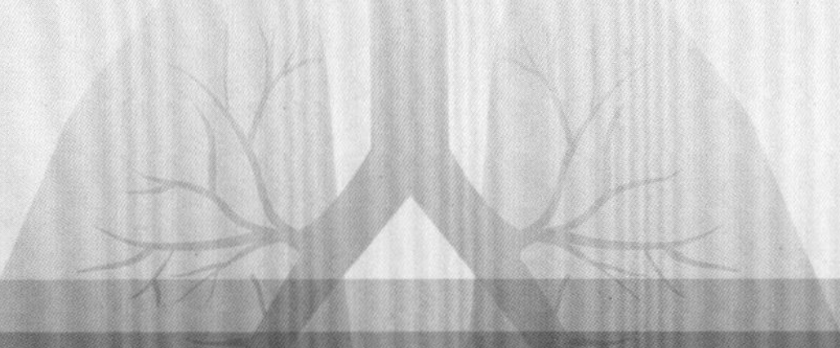

胸部超声中的伪影

2.1 引言

今天，随着超声技术的发展超声图像的质量日益提高，超声伪影已很少见，超声医师也未对伪影现象加以重视。一般认为医学影像中的伪影常会妨碍疾病诊断，因为从定义来说伪影是对解剖实体的变义表现。但这样的理解并不正确，因为我们可以通过伪影来了解结构之间的相互关系从而获取信息，有助于正确理解图像。特别是在TUS中，我们将部分伪影视为基本症状学特征（如B线）。

2.2 超声中的伪影

超声伪影从实际角度主要分为三类（表2.1）：声束与组织相互作用产生的伪影、设备使用不当产生的伪影和干扰或故障产生的伪影。

表 2.1　超声伪影的分类

机制	伪影分类	
1.声束与组织相互作用产生的伪影	Ⅰ.反射伪影	混响伪影 镜面伪影 彗星尾征 “雨点”伪影
	Ⅱ.折射伪影	侧壁回声失落 侧向位移伪影 棱镜伪影
	Ⅲ.声衰减伪影	后方回声增强 声影
	Ⅳ.声速伪影	
	Ⅴ.振铃伪影	
	Ⅵ.声束特征伪影	旁瓣伪影 部分容积效应
2.设备使用不当产生的伪影	Ⅰ.距离模糊伪影	
	Ⅱ.鱼体回声	
3.干扰或故障产生的伪影	天线伪影	

2.3 声束与组织相互作用产生的伪影

2.3.1　反射伪影

2.3.1.1　混响伪影

混响伪影来源于反射，在垂直入射时或声阻抗差较大时更为明显。此时投射结构界面将大部分声波反射回探头上。反过来，探头类似于镜面反射器，可在不产生新脉冲的情况下将接收到的声波反射出去。声束在解剖界面和探头之间来回反射，产生规律重复的信号。在声像图中表现为实体图像的深处出现多条重复的类似该物体表面的回声。其深度取决于声束发射与每次连续回波之间的时间（图2.1）。因此，混响伪影是由多条平行等距的高回声线构成，由于声束能量逐渐消耗，强度依次递减。

所谓的A线（图2.2）即混响伪影，在TUS中非常重要。因肺部充满气体，胸膜能像镜面反射器一样反射声波。A线消失时反映了肺部声波通透性增加，提示肺间质疾病或正常肺泡内容物消失。混响伪影可通过谐波组织成像或降低增益来减弱。在TUS中，如果探头因胸壁凸起而没有完全贴附于皮肤上，探头与周围空气之间就会出现影响诊断的混响效应。

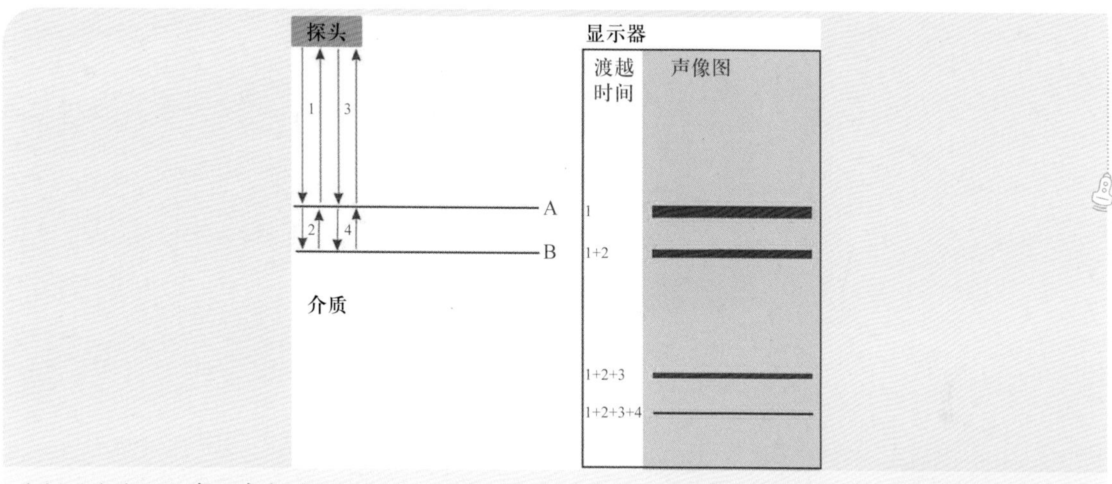

由探头发出的超声波声束到达A界面，A界面的反射声束产生深度为1的回声。由A折射到B界面的能量反射后由探头记录为第二个回声，该回声在显示器中的深度对应于渡越时间1+2。探头接收到的一部分能量再次反射，因此在探头没有发出新的声束的情况下，在A界面（声像图1+2+3）和B界面（声像图1+2+3+4）都产生了二次反射。此外，B界面在返回探头过程中所反射的部分能量可以再次被A界面反射。声束在A界面和B界面之间反射多次，称为内部混响

图 2.1 混响声影的产生

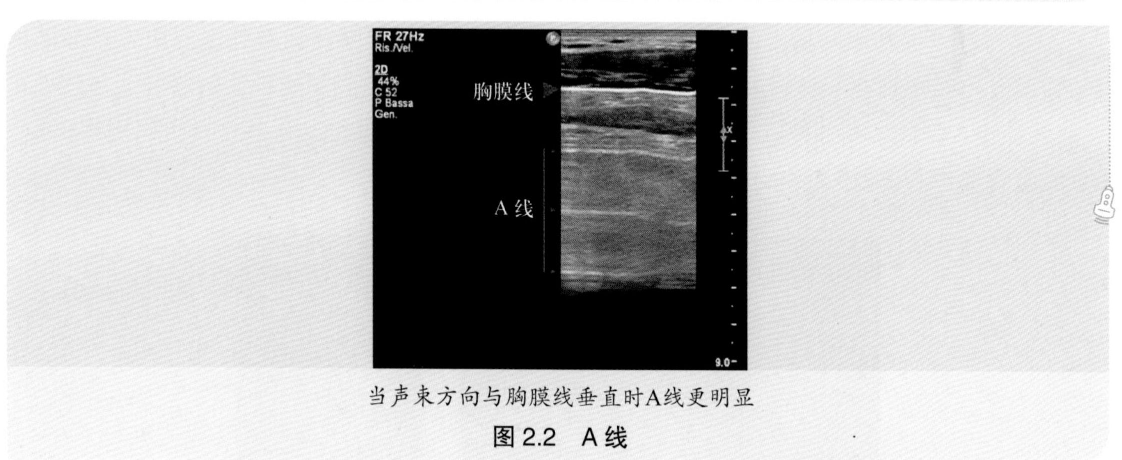

当声束方向与胸膜线垂直时A线更明显

图 2.2 A 线

2.3.1.2 彗星尾征

声束在强反射界面内短距离来回多次反射，然后返回到探头（内部混响；图2.1）。仪器接收到反射声束，表现为一系列与声束垂直且彼此平行的细强回声带，即彗星尾征。烟囱征是发生在肋骨骨折骨碎片之间的彗星尾征（图2.3）。膈肌纤维不规整时也会出现彗星尾征。彗星尾征还可见于血管或脏器包膜的钙化、晶体沉积、软组织内的异物（如弹头、玻璃或木

材碎片）、骨质碎片、弹片、塑料或金属材质的探针及导管等。空间复合成像可减弱彗星尾征，组织谐波成像会使彗星尾征更明显。彗星尾征等同于闪烁伪影。闪烁伪影是强反射体下方出现的彩色多普勒信号，在TUS中，有助于识别血管壁、组织结构、外科夹及异物中的小钙化灶。

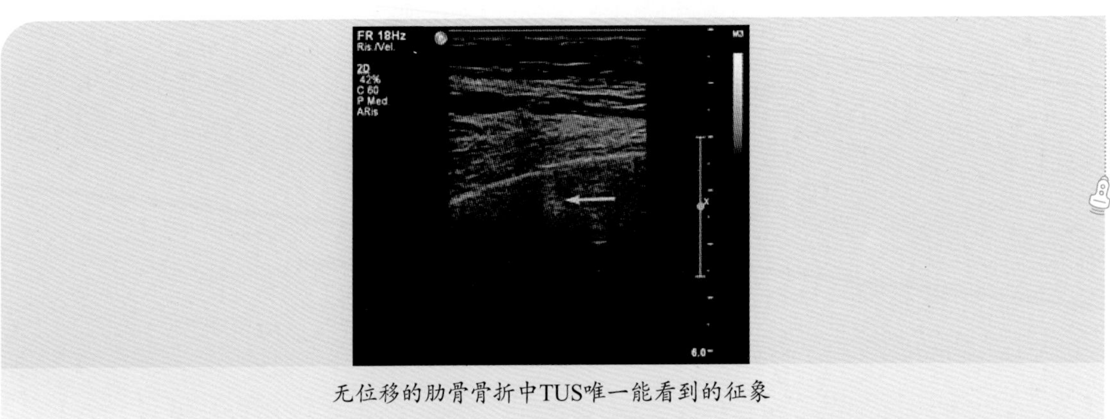

无位移的肋骨骨折中TUS唯一能看到的征象

图 2.3　烟囱征（箭头）

2.3.1.3　B线

B线在TUS中尤为重要及复杂，下面对B线进行单独介绍。

国际上将B线定义为起源于胸膜线并与之垂直、呈放射状发散、延伸至扫描屏幕底部的高回声带（图2.4，图2.5），不发生衰减，与肺滑动同步运动（图2.6）。动物实验证实B线是超声仪器对复杂声学现象（如封闭空间反射、驻波诱导和共振）的错误表达，在不同疾病引起周围含气空间结构改变时出现肺泡腔皱缩、弥漫性实质性肺疾病、游离肺泡内气泡和水肿。

B线与继发性肺小叶异常的CT表现相对应，如小叶间隔增厚及弥漫肺泡混浊、磨玻璃样混浊区等。B线出现在三种病理基质中，即间质液体增加、间质和间质炎症的浸润、与感染相关的纤维化。因此，在各种以上述病理模式为特征的弥漫性实质性肺疾病中都可以发现B线。B线在复合成像和谐波成像中不明显，调高增益时较明显。

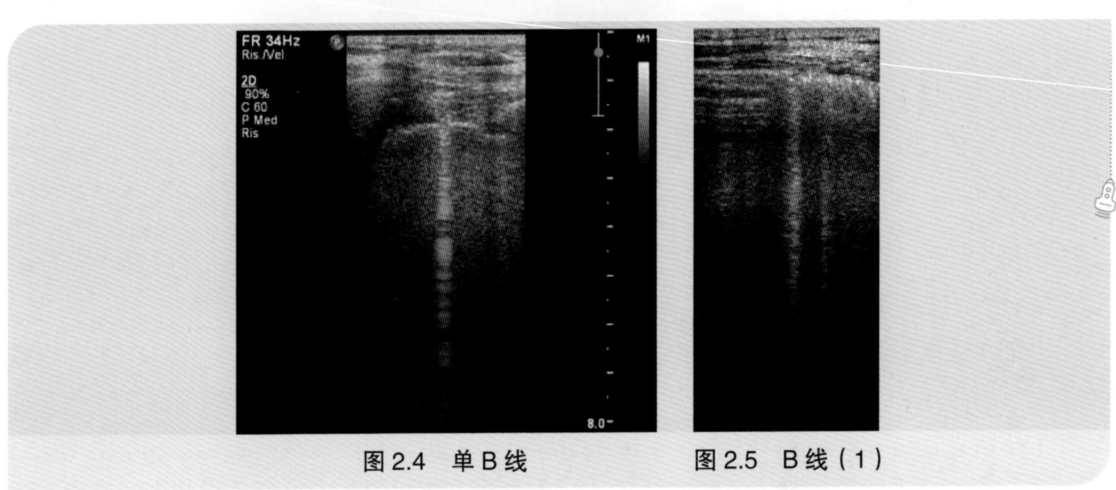

图 2.4　单 B 线　　图 2.5　B 线（1）

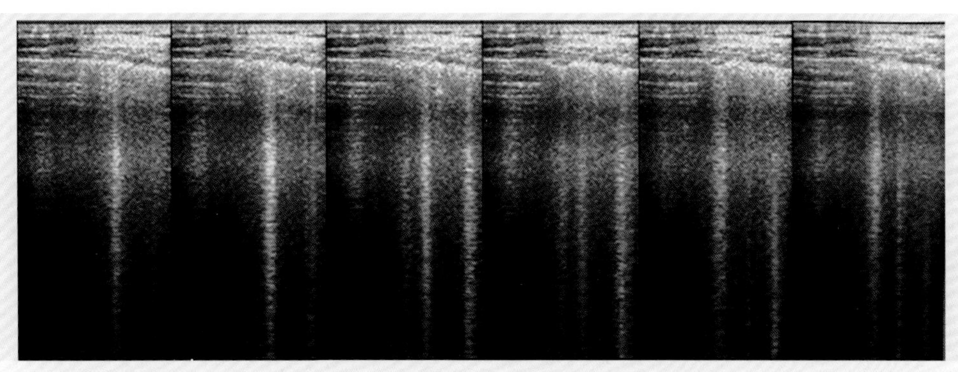

使用高频探头（7 ~ 12 MHz）沿肋间扫查，B线的位置和表现随呼吸运动发生变化

图 2.6　B 线（2）

2.3.1.4　镜面伪影

镜面伪影是因反射作用形成的重复图像。依探头与人体结构的相对位置而出现不同的伪影（图2.7）。

第一种情况是声波遇到物体后垂直反射回探头。此时在声束传播方向上，反射界面远处出现了该物体的另一个伪影。然后声束从深处反射回来，并再次与物体相遇产生第二次反射，返回探头形成二次伪影。第二种情况发生在被检物体前声束斜射向界面时，由于到达被检物体的反射波与发射波方向不同，而超声仪器对这种方向偏差不敏感，就会在界面外原声束方向上出现伪影。这两种情况中伪像的位置都是由超声仪器声波发射与返回的时差（渡越时间）来确定的。

镜面伪影常见于胸膈膜表面，类似一个大的弧形镜面（图2.8 ~ 图2.10）。膈膜由于镜像伪影，常表现为由三条平行的高回声线组成的声像图（图2.11）。底部的高回声线是肝脏与膈肌间的分界。中间的高回声线是软组织和肺部空气之间的界面产生的。这两条线中间为低回声膈肌层，而且始终是可见的。第三条线是第一条线的镜像伪影，显影不稳定。识别镜面伪影非常重要，利用镜面伪影可评估病变（图2.12），如肺实变。TUS中另一个常见镜面伪影的部位是锁骨下动脉，可因胸膜线反射形成伪影。

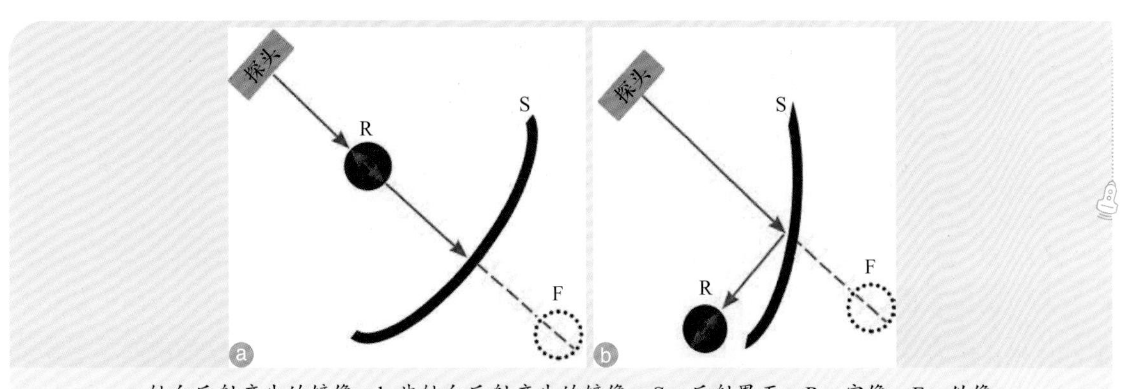

a.轴向反射产生的镜像；b.非轴向反射产生的镜像。S：反射界面；R：实像；F：伪像

图 2.7　镜面伪影

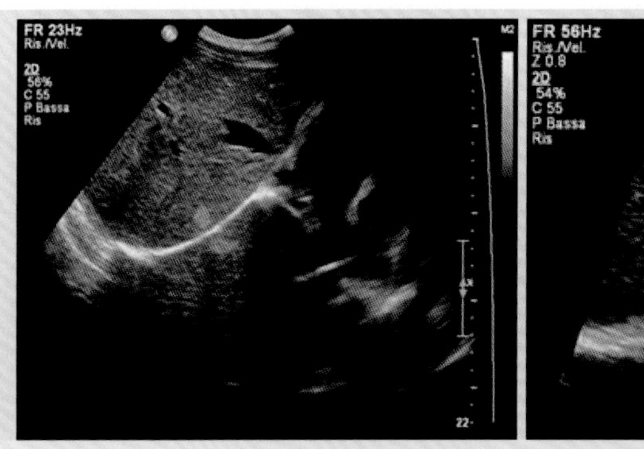

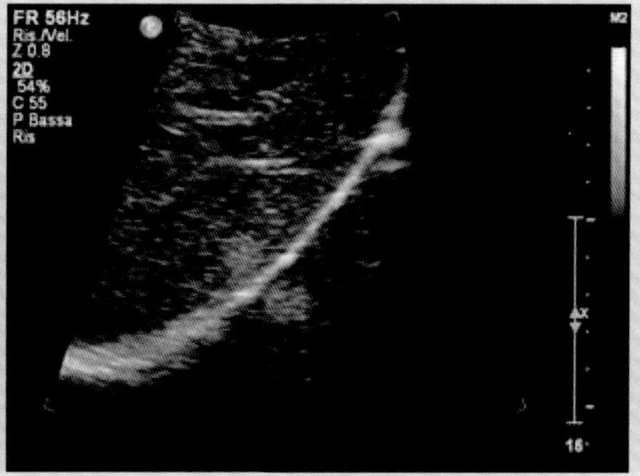

由于膈顶部没有固定半径，因此伪影只在特定入射角度出现

图 2.8　肝脏局灶性病变（血管瘤）在膈肌上的镜面伪影

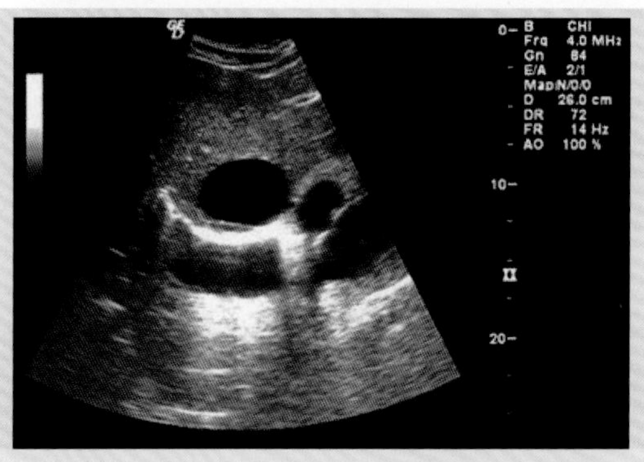

不应误认为局灶性胸腔积液

图 2.9　肝脏局灶性病变（囊肿）在膈肌上的镜面伪影

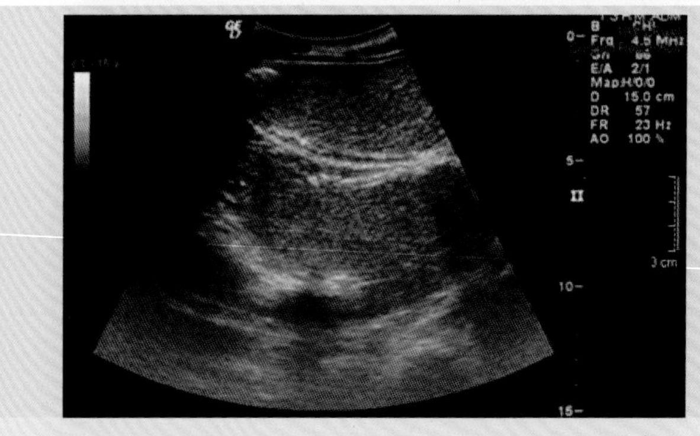

如未仔细辨认，伪影A易被误认为肺实变，因为肺实变的回声与肝实质相似

图 2.10　肝左叶镜面伪影

2.3.1.5　雨点伪影

雨点伪影是由软组织中微小间断而产生的弱回声，见于液体底部沉积物中。雨点伪影是液体层以下的弥漫性回声，回声强度随液体深度逐渐降低至消失。回声强度与声波反射率成正比，与探头和液体沉积物之间弥散组织深度成反比。特殊的分布或调整增益可使雨点伪影与被检液体中的实际物质区分开来。在TUS中，雨点伪影可发生于胸腔积液或囊性病变中。这种伪影与内部混响和后方强化，是有助于区分病灶囊实性的重要标志。

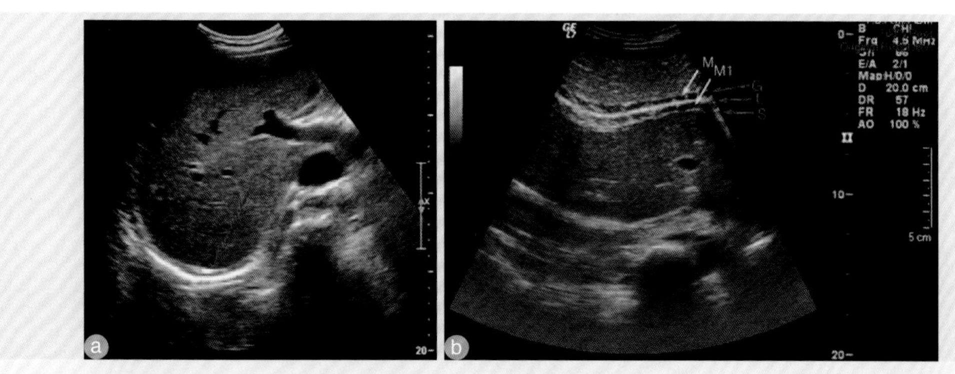

a.膈肌似呈三条平行的高回声线（箭头）；b.格利森鞘高回声界面（G），L：胸膜线；S：镜像伪影；M：膈肌；M1：镜像伪影

图 2.11　膈肌的镜面效应与声像

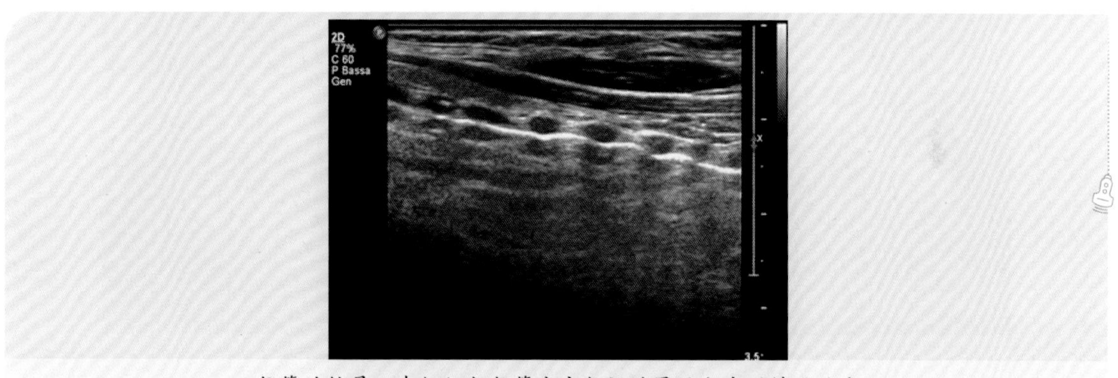

气管的软骨环在组织与气管内空气间的界面上出现镜面效应

图 2.12　气管的镜像效应

2.3.2　折射伪影

反射和折射现象通常并存，但比例不同，取决于声波的入射角和界面的特性。

2.3.2.1　侧壁回声失落

侧壁回声失落现象通常见于圆形截面或厚壁液性结构中，如大血管或厚壁囊肿。此时声波经折射向前后壁偏移，而侧壁的声波因入射角增大而折射增加，直至成为切线。偏移的声束使圆形液性区的侧后方出现细锥形阴影，即侧壁回声失落现象，声影越明显表示相邻两种介质的声阻抗差越大。

形成声影的侧壁不显影，在声像图中表现为侧壁连续性中断，因此在研究相关疾病（如动脉瘤）时需要考虑到这一点。同样地，横膈膜间隙也会因声束斜向入射而出现明显的连续性中断现象。

2.3.2.2　肌腱重折射性

当声束非垂直射向肌腱时，由于反射和折射作用，表现为低回声，误认为结构出现异常。该伪像可用于研究迂曲或斜向走形的精细皮肤层内浅层肌腱，也使线阵探头更适合对肌肉骨骼病理学的研究。

2.3.2.3 侧向位移伪影和棱镜伪影

当声束在结构体前方发生折射和偏移，该结构体产生的回声也会沿着折射路径返回到探头。超声仪忽略了这种折射，所以图像仍沿声束原始轨迹及回波时间之间的距离来表示。肋间扫查时因肋软骨、肌腱和韧带的折射会出现侧向位移伪影。

由于多次折射而使图像位置改变产生的伪影中有一种特殊情况，即棱镜伪影。在横切面中直径约1 cm的物体可出现重复，如活检针和主动脉的横切面（图2.13，图2.14）。而较大的物体会出现放大、变形或轮廓不连续，导致距离计算错误或位置错误，这在超声引导下的手术中极其危险。

侧向位移伪影和所有的折射伪影一样，与声束入射的角度、探头的大小和形状、折射面的宽度有关。

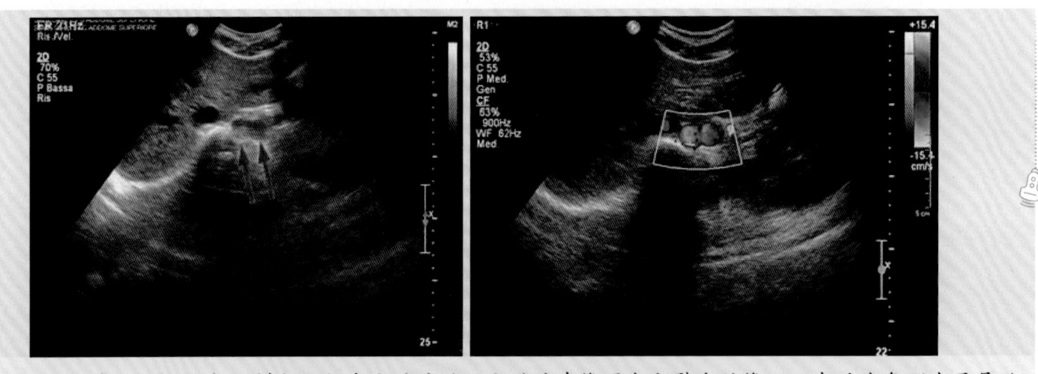

使用凸阵探头（3~5 MHz）经横断面扫查主动脉时，主动脉声像图会分裂出伪像。肌束的线条形态是导致声像图因折射现象而出现分裂的原因，在本例中为腹直肌

图 2.13　侧向位移伪影（箭头）

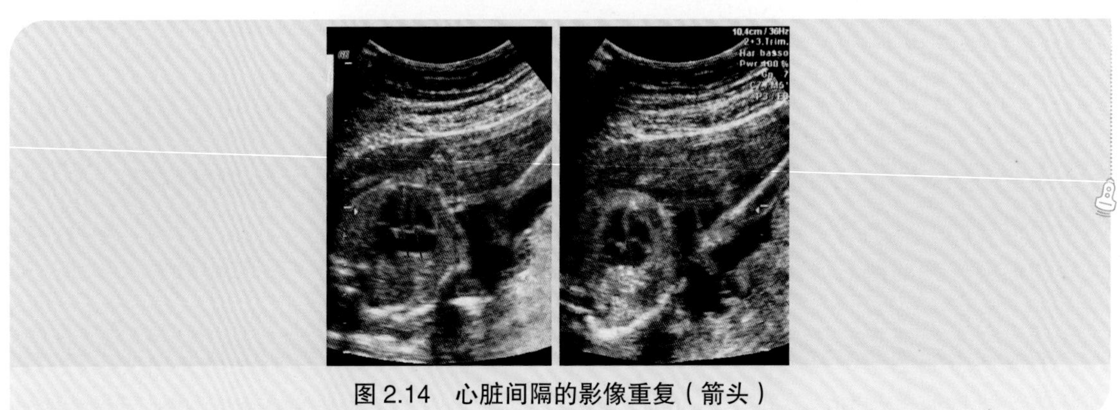

图 2.14　心脏间隔的影像重复（箭头）

2.3.3 声衰减伪影

2.3.3.1 后方回声增强

后方回声增强是指声波与液性结构相互作用产生的信号增强。首先，当声束透过液体时声束衰减程度要低于周围组织。回声增强效应实际上是超声系统对物体深处信号的补偿增益以减少随深度引起的声衰减。另外，声波在液体中的传播速度低于周围组织和囊壁，类似于凸透镜的折射作用，使后方结构显像更大、更明显。

由于后方回声增强效应，胸腔积液后方的膈肌可能出现增厚、模糊或扭曲，为胸膜或膈肌病变诊断带来困难（图2.15）。特别是淋巴瘤组织、脂肪组织和血管瘤等声衰减较小的实性病灶有时会出现后方回声增强。当小囊性区位置较深或仅部分探及时，该效应不明显。使用组织谐波成像可以强化后方增强效应。

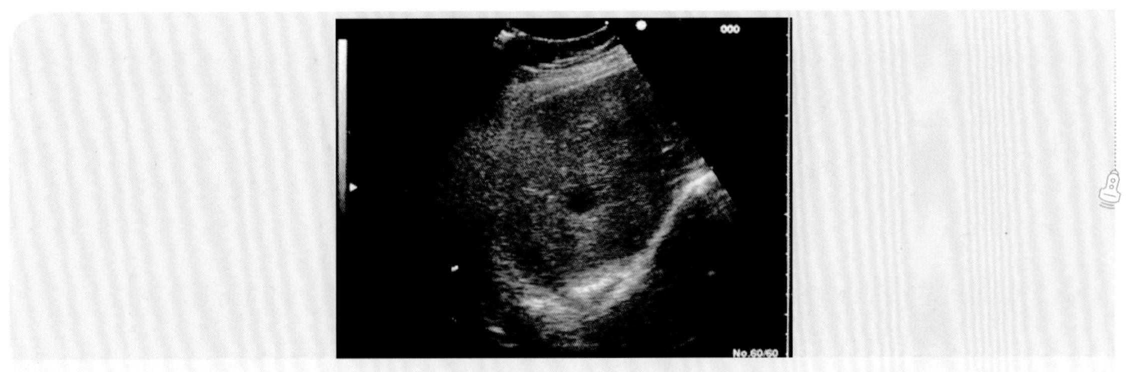

由于后方回声增强，囊肿后方的膈肌会显得厚而扭曲，易误认为胸膜或膈肌病变

图 2.15　肝囊肿的后方回声增强效应

2.3.3.2　**声影**

声波的反射和吸收都会阻碍其传播，阻断声波信号，因此会产生声影。尤其肋骨和钙化会出现明显且边缘清晰的声影，因为骨组织既能反射声波又能大幅吸收声波。另一种声影是由气泡产生的，较微弱且边缘不清晰，因为其后方除外声衰减还存在混响现象、无定形反射和折射，使声束分散，故称为模糊声影（dirty）。

在TUS中，声影可以反映各种病变，如皮下气肿（图2.16）、石棉沉着病引起的胸膜钙化斑（图2.17）。肋骨声影缩小或中断可能反映溶骨性病变或肋骨骨折。声束焦点远处的小病灶有时不会出现声影。数字复合成像能使声影明显变窄，改变声束宽度和焦点位置也能使声影减弱。使用高频探头或组织谐波成像时声影会加强。

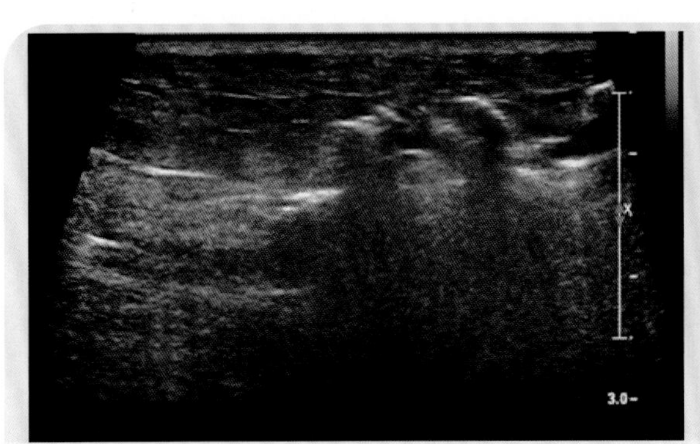

图 2.16　皮下气肿引起的模糊声影

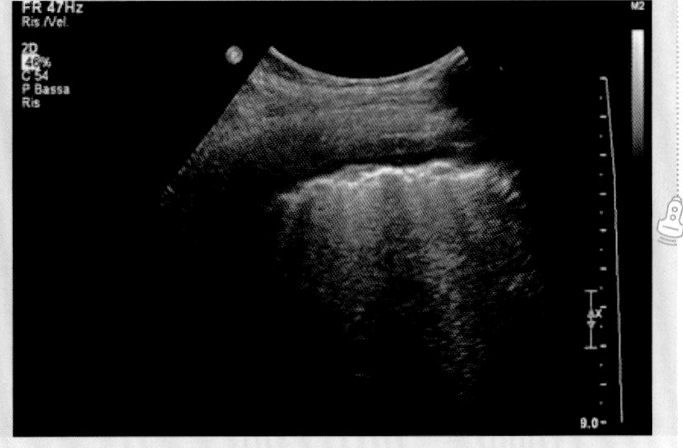

图 2.17　石棉沉着病引起胸膜钙化斑的声影

2.3.4　声速伪影

这种伪影的产生是由于超声系统是根据标准声速为1540 m/s来计算渡越时间，反映解剖结构位置的，而实际上声速在不同组织中是不同的。因此当物体的声速明显高于周围组织时，

声束方向上测值变小，反之亦然（图2.18）。

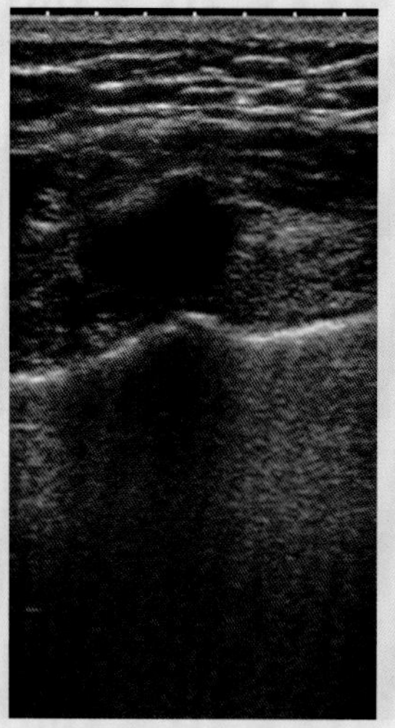

声波在肋软骨中传播较软组织更快，因此图像会出现变形，胸膜线凸出，会误认为肺扩张性病变引起胸膜受压

图 2.18　振铃伪影

2.3.5　振铃伪影

这种特殊伪影是由声波与微气泡之间薄液体瓣作用产生的，微气泡振荡会产生连续波动的信号，并逐渐减弱至消失，沿声束方向会出现一个紧密并列的薄强回声带。该伪影的频率和波长两个参数恒定，振铃之间同步改变。该伪影的另一个特点是动态特性，即伪影的位置和形态呈动态变化。其频率恒定和动态特性使之与彗星尾征象鉴别。

2.3.6　声束特征伪影

2.3.6.1　部分容积效应

当物体中所含的液体区直径小于声束层厚或仅部分包含在声束中时将出现该现象。此时声束断层内的液体成分与周围组织形成的回波叠加成像。因此在超声引导下进行腔道或血管的手术时需要调整探头方向以便看清病灶的断面结构。例如，纵切面观察导管或血管时，导管旁边的针头显示为针头在导管的内部。

2.3.6.2　旁瓣伪影

旁瓣是指声束边缘和发散部分的回声，其强度低于主瓣。在遇到凹面强反射界面时主瓣反射成像为实际图像，而旁瓣会产生伪反射和散射，使超声仪器无法将其从主瓣回声中分辨出来。旁瓣伪影常为散射的或弧形的回声，其形状取决于探头的设计和构造特点。

在TUS中，旁瓣作用到胸膜时可使无回声的胸腔积液出现沉积物样或分隔样伪像。旁瓣斜射遇到凹形上缘的界面时会呈现出类似“沉积物”回声。旁瓣伪影会放大伪影占比、增大伪影增益，通过改变探头的方向或入射点可使旁瓣伪影消失。旁瓣伪影可以通过使用组织谐波成像或先进的探头来减少来自换能器外部元件的信号振幅和强度。

2.4 设备使用不当产生的伪影

2.4.1　距离模糊伪影

脉冲重复频率是超声波发射时间和脉冲接收周期之和（参见第1章）。一般情况下，换能器仅使用不到1%的脉冲重复频率来产生脉冲，大部分时间用于信号接收。脉冲接收周期通常足以包含声波从探头到达被检查结构并往返的距离。但如果研究对象位置很深，且超声波总是以相同的速度（约1540 m/s）传播，如果脉冲重复频率值较高（短脉冲重复频率），回声可能在相应的脉冲重复频率期间无法重新返回探头。只有随后发出的声波才能被接收和成像。因为受到后期声波发射的影响，定位会出现错误。当声束从远端射向较深界面时就会出现该伪影，表现为与声束近端无回声结构重叠的线状弱回声。

心室壁常出现距离模糊伪影，随心动周期同步波动，因此很容易识别。改变脉冲重复频率值可改变伪影出现的深度，脉冲重复频率越低，回声越弱，反之亦然（图2.19）。降低脉冲重复频率可以消除该伪影。现代超声检查使用的脉冲重复频率比过去更高，使得该伪影出现得更加频繁；为解决这个问题，可引入专用系统来降低脉冲重复频率。

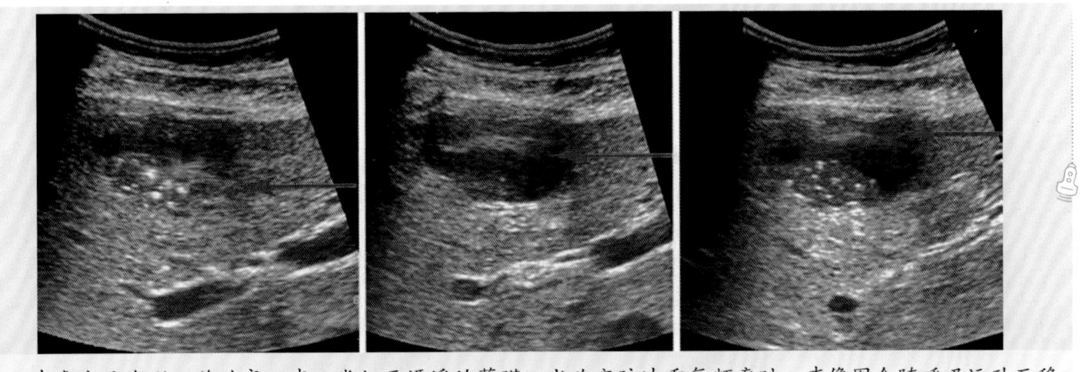

无回声囊内见线形可移动高回声，类似于漂浮的薄膜。当改变脉冲重复频率时，声像图会随呼吸运动而移开，可明确伪影性质

图 2.19　近膈肝囊肿的距离模糊伪影（箭头）

2.4.2　鱼体回声

鱼体回声见于胶质层或间隔内受到污染时，如在气体或含油泡沫中，表现为浅层强光斑，很容易识别。

2.5 干扰或故障产生的伪影

天线伪影是由于高频（短波）无线电信号和超声设备附近的其他电气设备的干扰，出现了波、线或带状的伪影与实际解剖结构相重叠。为了消除天线效应，可使用接地的法拉第笼对超声进行适当的屏蔽，并在供电线路上安装稳压器，然而类似的伪影仍会经常发生。在TUS中，必须将这些伪影与其他具有诊断意义的伪影区分开，如A线（图2.20）或B线（图2.21）。

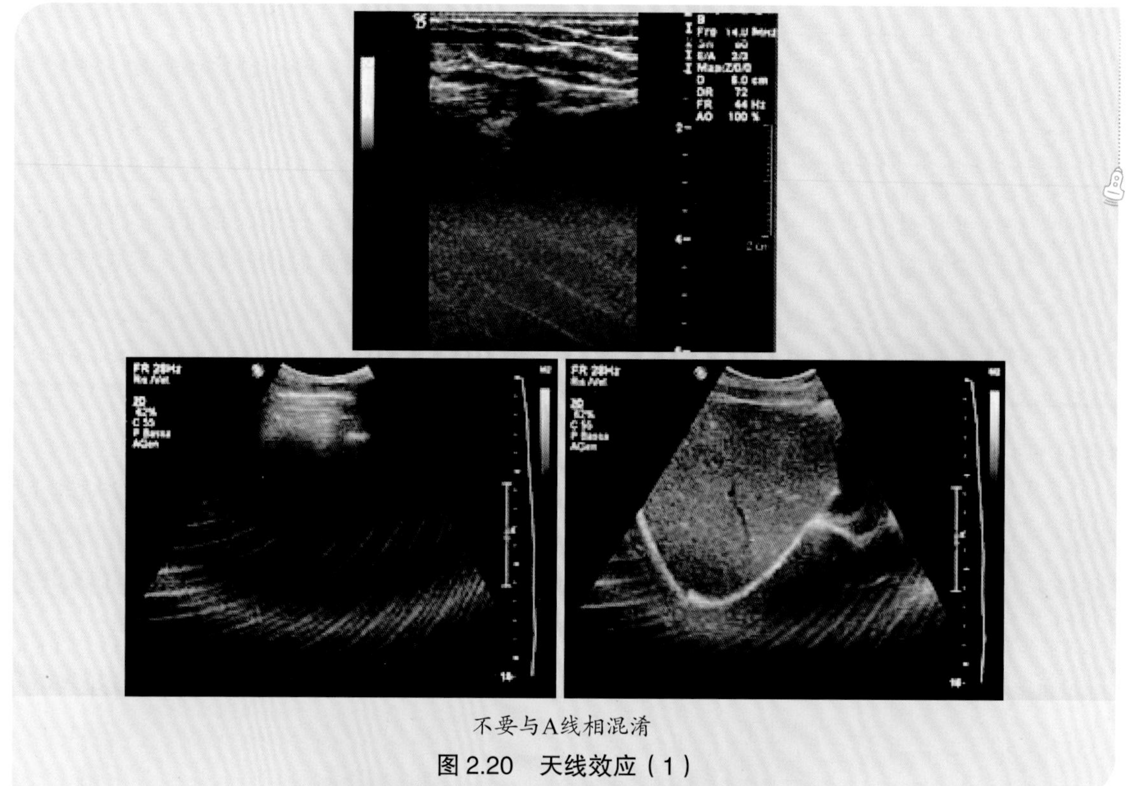

不要与A线相混淆

图 2.20　天线效应（1）

不要与B线相混淆

图 2.21　天线效应（2）

2.6 超声造影声像图中的伪影

2.6.1　非线性伪影

当造影剂中的微泡碰撞时会出现收缩或膨胀等非线性运动，微泡体积越大，非线性运动时间越长。该现象产生了有研究价值的谐波频率，能使微泡与大多数组织区分开来，这些组织表现为线性运动，即声束下对称性的收缩和舒张。然而，在器官被膜、血管壁和横膈膜等特殊结构中，除了具有强反射界面外，还会产生与微泡信号难以区分的相位差。在诊断困难时，可以使用大功率脉冲来消除微泡，从而诊断上述结构性质并将其与造影剂回声相鉴别。

2.6.2 假性增强

假性增强是指当造影剂增强消退时，原本的高回声结构会从背景中重新出现，变得更加明显，类似血管化的表现（后期高灌注假象）。因此为了避免诊断错误，在使用造影检查前，仔细的超声检查是必不可少的。

2.6.3 近场信号缺失

探头附近的声压要比在其他声压区强，这会导致近场信号逐渐减少。当使用高机械指数值、高扫描频率或高帧速率时，近场信号缺失现象会更严重。

2.6.4 图像平面信号缺失

使探头稳定在同一位置，对物体进行长时间声波投射，会导致声束方向上的微泡加速破坏。其结果是，当换能器再移动到与前一平面相交的另一平面时，会出现宽的低信号带。

为了减少这种现象，仪器必须保持较低的机械指数水平，限制帧率，并进行间歇扫描，而不能将探头固定在一个位置上。

2.6.5 假廓清

血流缓慢的病变在声束的声压下造影剂停留时间更久，加快造影剂微泡的破坏可出现类似快速廓清的现象。除了已经提到的关于图像平面信号缺失的预防措施外，由于焦点处声压较高，还需将焦点定位在病灶下方。

2.6.6 信号饱和度

当对信号强度进行定量评估时，重要的是在血管造影检查或富血供病变中，因探头的输出功率、造影剂剂量和增益设置，接收的信号可能超过显示范围。达到这一水平的信号以参考限度的最大亮度表示，而超过这一水平的增量都不会显示出来。

2.6.7 声影

在特殊情况下，浅层组织中造影剂过多会妨碍对深层结构的研究，形成后方声影。在TUS中，这种伪影可见于胸壁内大体积富血供血管瘤中。可以通过连续输注造影剂来延迟增强效应，焦点上移或增加机械指数来加速微泡的破坏，从而限制或消除该伪影。

2.6.8 多普勒应用

虽然现代超声系统在使用造影剂后，峰值速度、平均速度、阻力指数和频谱分析的测量值似乎没有改变，但保守来说，最好在使用造影剂检查前进行多普勒双参数的评估。由于造影剂会导致多普勒带宽的增加，而微泡的空化作用会产生叠加在多普勒频谱上的尖峰，因此频谱会发生改变（图2.22）。相反，也可以利用造影剂来放大彩色多普勒信号，但应考虑到一些可能出现的伪影。

利用团注对比剂来放大的彩色多普勒信号可能会超出壁滤波对彩色和灰度分配的限制，出现所谓的开花伪影，即血管腔内多普勒信号外溢的伪像（图2.23）。增加脉冲重复频率和减少多普勒增益可以减弱但无法消除这些伪影。另外，当部分微泡在两次多普勒脉冲之间被破坏时，会产生混响效应，可能导致红蓝像素马赛克图像。在使用造影剂之前进行彩色多普勒超声检查，可以避免这些伪影产生的许多问题。

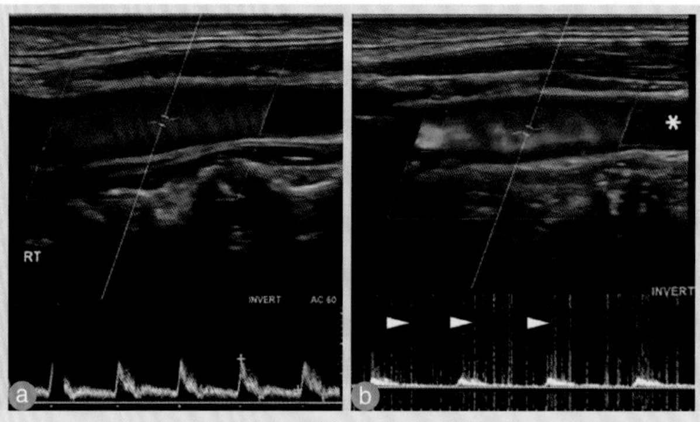

a.表现为典型的颈总动脉频谱；b.注入造影剂后的彩色多普勒声像，可见频谱中出现细小的高强度尖峰（箭头）。*：造影剂微泡在超声中表现为动态回声点

图 2.22　颈总动脉彩色多普勒声像图

（经Fetzer, et al.[25]许可转载）

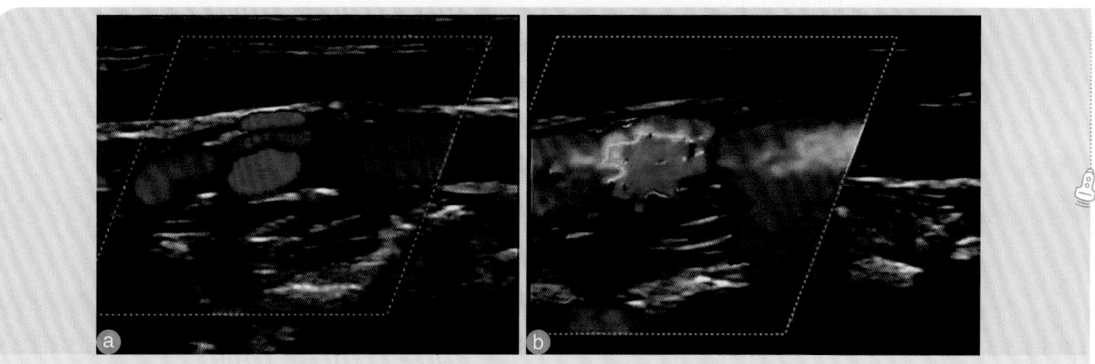

微泡使彩色多普勒信号显著增强，致使管腔外出现彩色开花伪影，该伪影可通过降低彩色增益或调高脉冲重复频率来减弱。混叠现象（图b）易误认为血管狭窄引起的湍流

图 2.23　造影剂注入前（图 a）和注入后（图 b）颈内动脉近端彩色多普勒声像图

（经Fetzer,et al.许可转载[25]）

2.7 与使用多普勒及彩色多普勒有关的伪像

在血流动力学中伪影出现的主要原因是血管中是否存在血流动力学受限、血流方向和流速，以及血管的位置。

2.7.1 无血流结构中出现多普勒信号

无回声结构中混叠假彩色多普勒信号会被误诊为血管扩张。过度放大信号时低回声结构中会出现电子噪声，类似血流信号。此外，脏器运动未被壁滤波充分滤除时也会出现假血流信号，如心脏搏动或呼吸周期运动。然而仍有一些多而剧烈的振动（如动静脉瘘附近）无法消除，扩散到血管周围的组织中使血管无法显示。

2.7.2 血流无法显示

血管内血流速度过慢超声可能无法显示。首先，一般流速＜3 cm/s时会被壁滤波消除；其次，脉冲重复频率值必须设置恰当，与流速成正比，过高则无法显示低速血流；最后，多普勒信号与入射角度相关，当声束与血流方向垂直时可无多普勒信号。

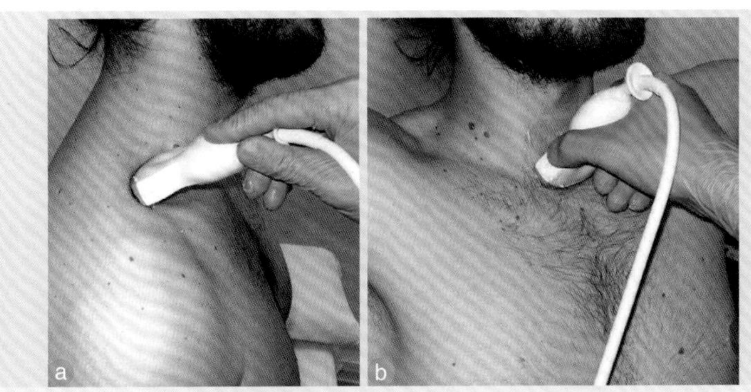

图 3.8　a. 用于研究肺尖的锁骨上扫查；b. 用于研究前纵隔的胸骨旁扫查

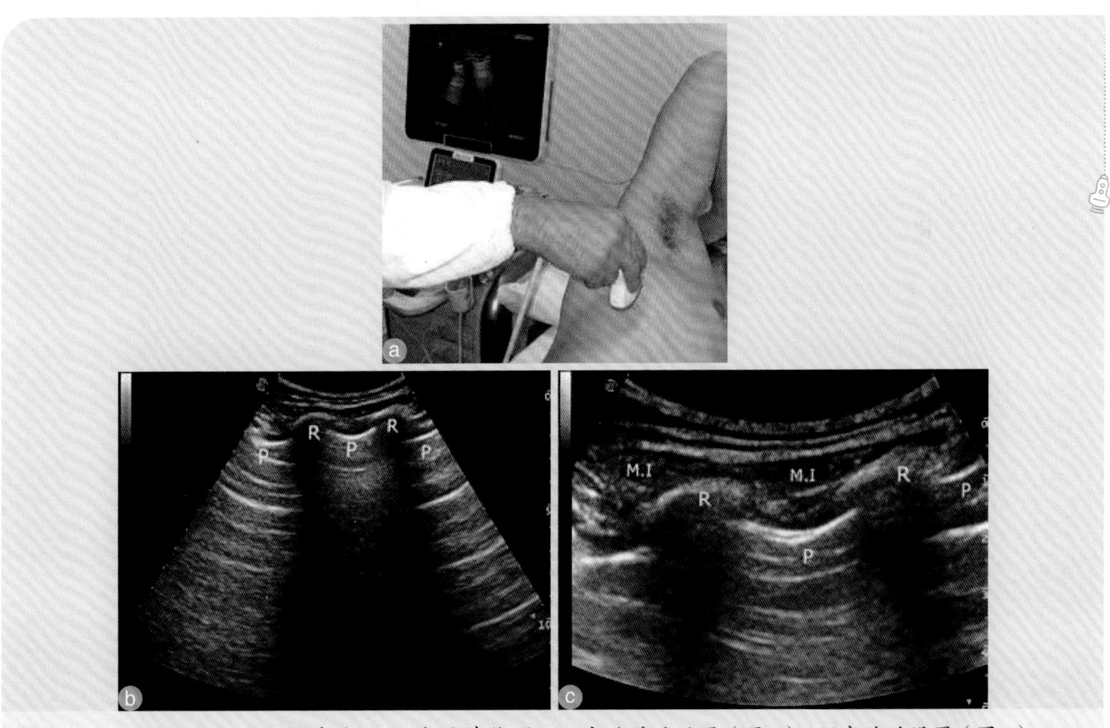

图 3.9　a. 纵向扫查，连同腋窝线；b、c. 相应声像图，研究胸壁的设置（图 b），研究肺的设置（图 c）。M.I：肋间肌；P：胸膜；R：肋骨

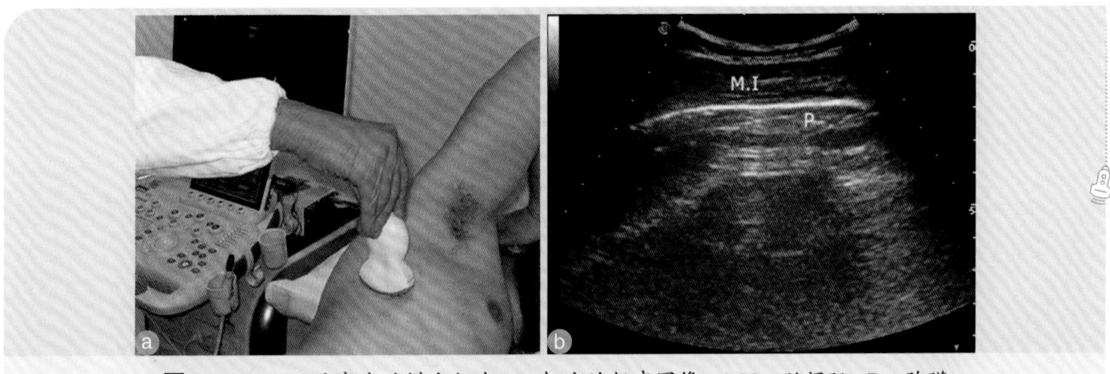

图 3.10　a. 沿腋窝线的横向扫查；b. 相应的超声图像。M.I：肋间肌；P：胸膜

3.4.3 背侧区

该区域在侧卧位和俯卧位进行研究。在评估肩胛下结构时，通常要求患者伸出手臂并抱住对侧肩部，胸椎过度后凸姿势时，可以扩大肋间声学窗（图3.11）。

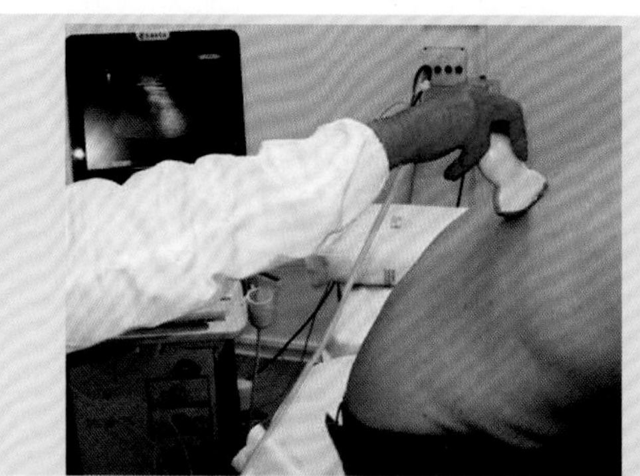

图 3.11 患者取坐位时以后凸姿势进行肩胛下扫查

3.4.4 基底区

可取一侧倾斜角度可变的仰卧位评估横膈面。经肝或脾肋下入路可观察肺的横膈面（图3.12）。此外，在寻找胸腔积液时可采用坐位，尤其是少量的胸腔积液，通常在肋膈后隐窝处发现。将探头向剑突下倾斜（图3.13，图3.14），可以评估心包，以确定任何可能的心包积液；并且这种扫查应始终在创伤患者中进行。

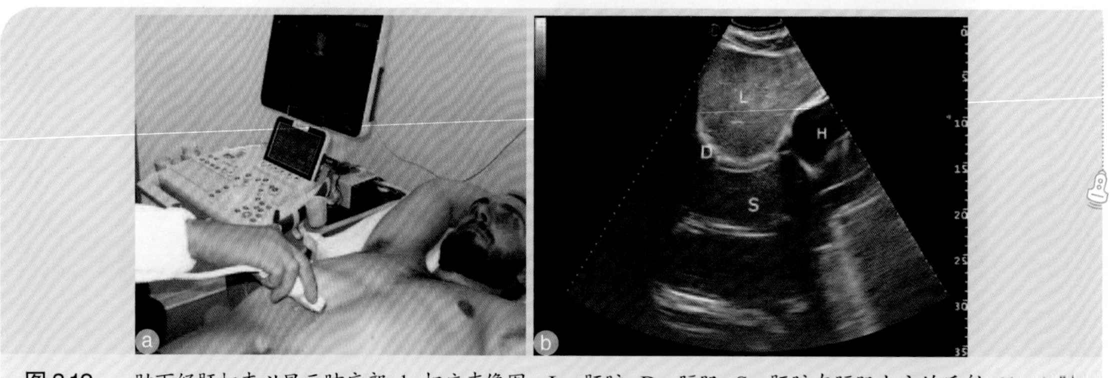

图 3.12 a. 肋下经肝扫查以显示肺底部；b. 相应声像图。L：肝脏；D：膈肌；S：肝脏在膈肌上方的反射；H：心脏

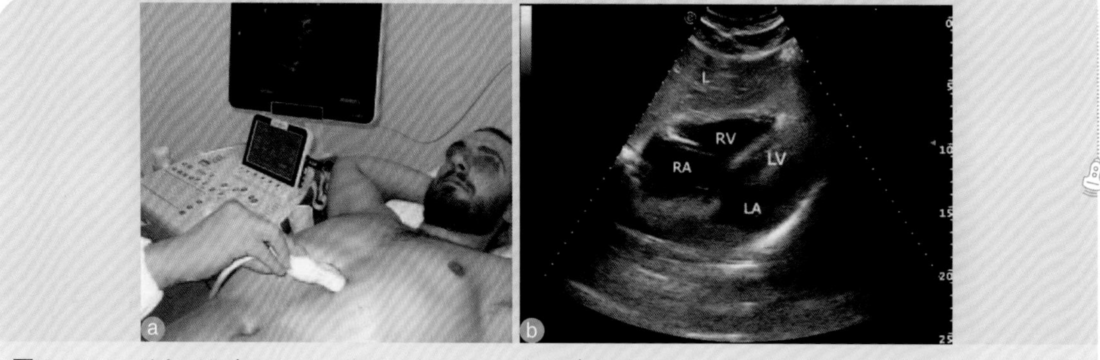

图 3.13 a. 剑突下扫查以识别可能的心包积液；b. 相应声像图。RA：右心房；RV：右心室；LA：左心房；LV：左心室；L：肝脏

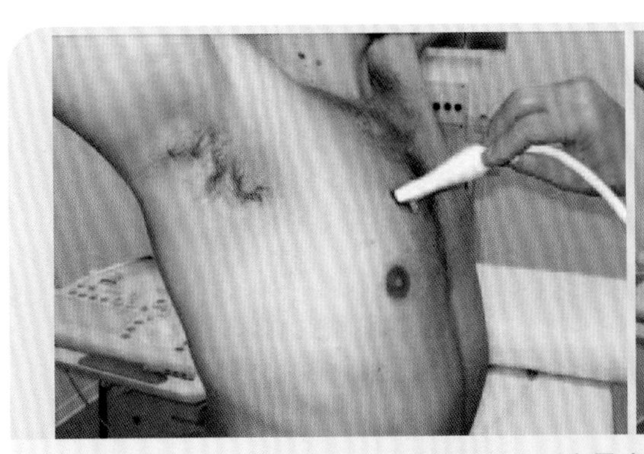
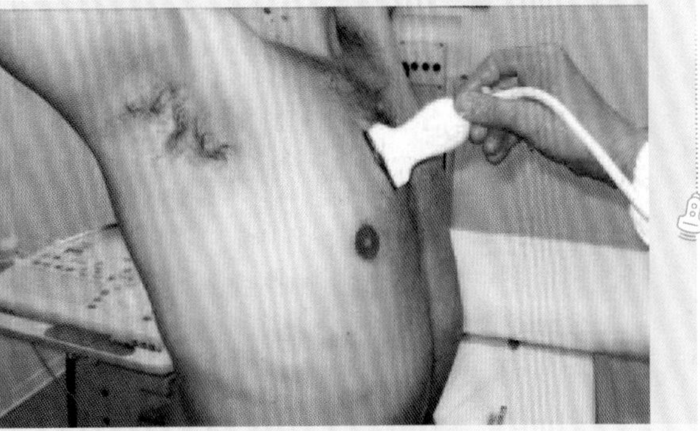

图 3.14 胸骨旁的横向和纵向扫查

3.5 危重患者的扫查

无法或不宜移动患者，例如，在多发性创伤的情况下，扫查必须限制在患者处于仰卧位的情况下才能进行。必须考虑到，当患者处于仰卧位时，空气倾向于出现在特伦德伦伯卧位，因此胸骨旁和心脏旁位置可能会出现小的气胸，无须移动患者即可使用TUS进行轻松评估。

在对重症监护室患者进行扫查评估时，如果临床条件允许，可寻求在有资质人员的帮助下进行移动操作，这些移动操作应符合侧卧位或斜卧位的TUS扫查要求，以扫查到肺部和胸膜的后部区域。

3.6 新生儿肺部的扫查

在新生儿和早产儿患者中，当没有专用的高频（5 ~ 8 MHz）儿科探头时，可以使用类似于胸壁和成人外周肺区的高频（5 ~ 10 MHz）线阵探头。由于要探查的体积减小，这样就可以对胸腔进行最佳化的检查。凸阵探头仍可用于大量胸腔积液的定量评估。

3.7 TUS 培训策略

相比于其他解剖区域的超声技术，TUS就其多种应用而言是一种相对简单的方法且较易学习。然而，只有接受过适当的超声符号学理论和实践培训的医师才能正确解释TUS模式，不仅包括真实图像，还包括A线和B线等人工图像。

模拟环境和动物及人工或混合人体模型的使用可以整合到教学课程中，以帮助学习TUS和超声引导的侵入性手术（图3.15）。借助这些工具，可以准确再现正常和病理TUS检查结果，并允许进行有控制、有监督的学习，同时提供即时反馈。在超声引导下进行的操作训练中，使用模拟环境和人体模型可以让学生能够无风险地获得手眼协调技能，并学习快速识别胸部解剖结构和立即识别气胸等并发症。

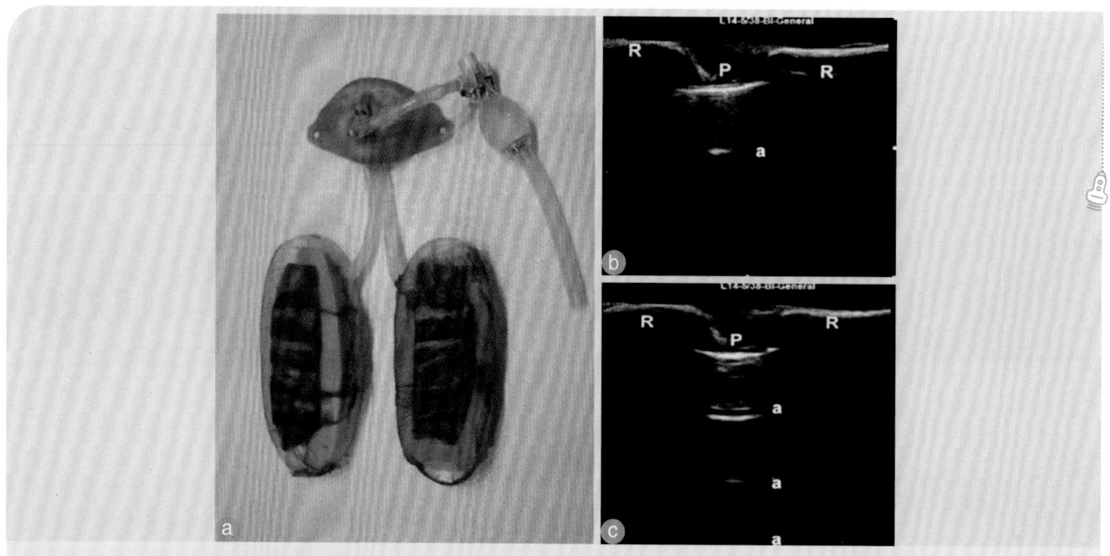

图 3.15 a. 肺部的混合仿真模拟模型（泡沫材料与Ioban™敷料包裹的猪肋骨相连）；b. 泡沫的肋间声像图；c. 泡沫上方的肋骨架升高（气胸）。R：肋骨；P：胸膜；a：A 线

（经许可转载自Wojtczak JA[20]）

3.8 结论

操作者每次都必须根据临床问题选择探头、患者定位和声窗。在实际操作中进行TUS时，从身体各部位分布区分以下区域是很有用的：心尖、前外侧、背侧和基底。在研究危重患者和新生儿时，由于患者的活动能力下降和胸腔尺寸缩小，因此对其研究须有特别的考虑。

（王涵、黄斌　译）

参考文献

第二部分

症状与成像篇

2

第四章

肺实变

4.1 肺部炎症性实变

4.1.1 肺炎

经初步的临床问诊及体格检查后，通过肺部超声检查可以快速诊断肺炎。胸部超声在肺炎中的应用价值在于评估伴发的胸腔积液，及时发现诊断肺脓肿，以及超声引导下的病原学采集，尤其在孕妇和儿童肺炎的评估治疗方面有优势。

4.1.2 肺炎形态学

肺部浸润有许多超声影像标准，在疾病的不同阶段表现并不相同。

超声特性：在疾病的早期充血阶段，肺炎的超声特性与肝脏或其它组织相似。肺炎表现出奇怪的结构，很少像肺梗死那样分段，也很少像癌和转移瘤那样呈圆形。肺炎的特点是边缘不规则、呈锯齿状且有些模糊。

支气管影：在70%～87%的病例中发现了明显的树状支气管影。在肺炎的各个阶段，在胸膜线之前经常观察到大量大小为几毫米的透镜状回波反射（图4.1），支气管充气影比肺栓塞时更加明显。在肺炎治疗阶段，超声波上显示高回声部分增加，同时病变部分缩小（图4.2）。病毒性肺炎通常通气量低和（或）支气管充气影不显著。与细菌性肺炎相比更小、更加紧密，更像大片肺梗死影像，但与肺梗死相比血液灌流更加明显（图4.3）。支气管

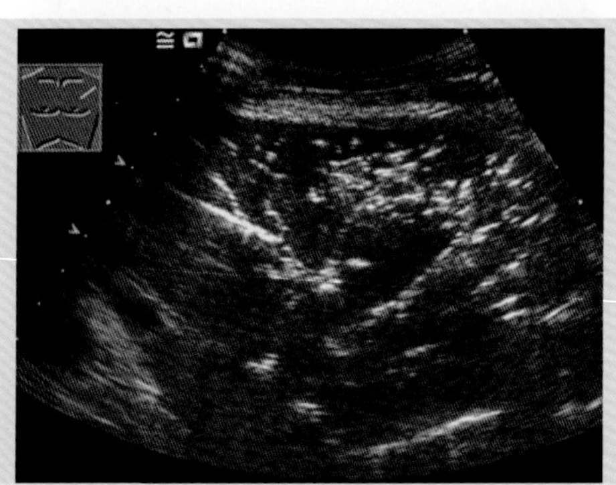

左侧肺上叶有肝样实变伴支气管充气征

图 4.1　68 岁男性重症患者，伴有急性肺炎的临床表现

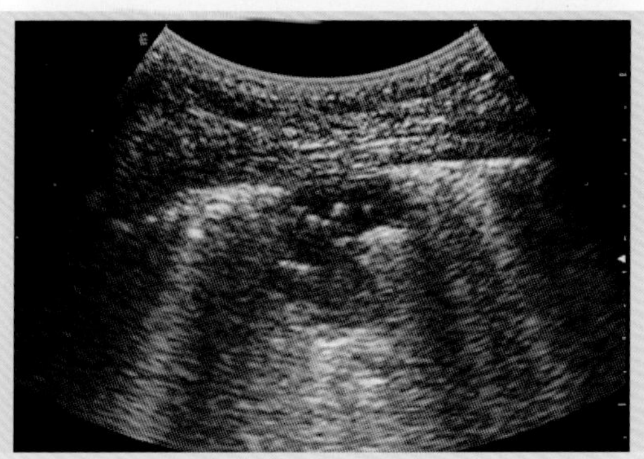

胸膜上方有小支气管气影，边缘有一些B线

图 4.2　H1N1 感染后的肺炎

影是依赖呼吸运动的动态方式，这与阻塞性肺不张有明显不同，后者是静态的，并且不伴有明显的支气管充气征。

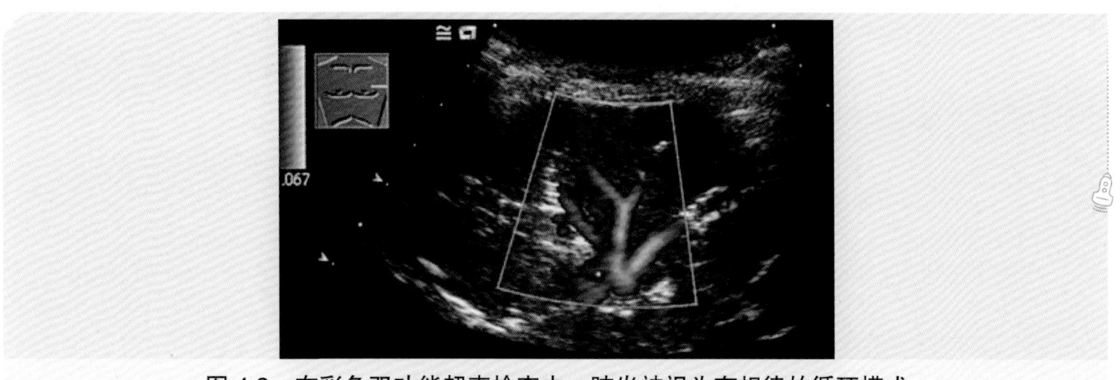

图 4.3 在彩色双功能超声检查中，肺炎被视为有规律的循环模式

液体支气管影：液体支气管影沿着支气管束呈现无回声的管状结构。支气管壁在超声下有回声显像，液体在肺段支气管内呈低回声。支气管周围的回声要比血管壁周围的回声更宽。如果分辨力好，支气管壁呈肋状，血管壁则比较光滑。因此，管状结构可以很容易地在B模式上区分。对于那些可疑病例，彩色多普勒超声有助于区分血管和支气管。液体支气管影约在8%的肺炎患者中出现或者是在分泌物堵塞支气管的疾病早期出现。持续液体支气管影通常是阻塞性肺炎的表现，并且是行支气管镜检查的适应证（表4.1）。

表 4.1 肺炎的声像学

肺炎的声像学
早期呈肝样或组织样
支气管充气征
扁平形状的条纹
液性支气管影（狭窄后？）
边缘模糊或锯齿状
边缘回声
存在脓肿时为低回声至无回声
规则血管化
超声造影早期及强化期

血管影：在彩色多普勒超声中，肺炎有其独特的影像特点。循环会均匀地增加和分叉，血管运行则正常。实际上，在胸膜下整个血液循环会增加（图4.3，图4.4），这可以用来区别血流不良或无血流的肺梗死甚至是不规则的肿瘤，癌的边缘有大量的血管。由于新生血管，癌边缘的血管具有典型的螺旋形特征。在使用超声造影剂后，肺炎可见造影剂快速聚集，并在仅4～10秒后达到强化饱和，所以可以用来区分炎症和梗死性胸膜下微小实变（图4.5）。

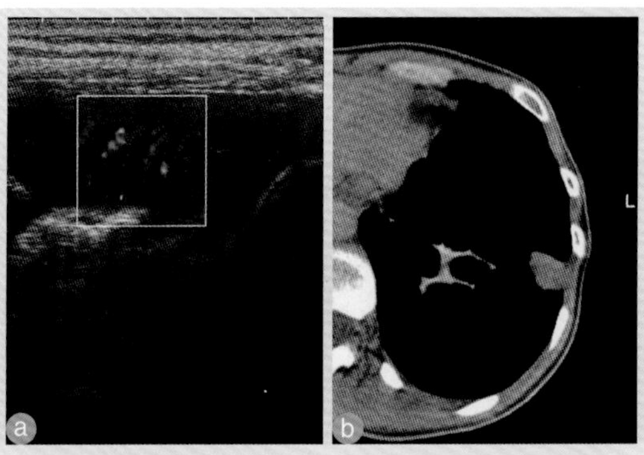

a.超声检查显示实变伴少量支气管充气征，但血管正常。b.相应肺CT。最终诊断：病毒性肺炎

图 4.4　52 岁女性，吸气疼痛、发热、咯血

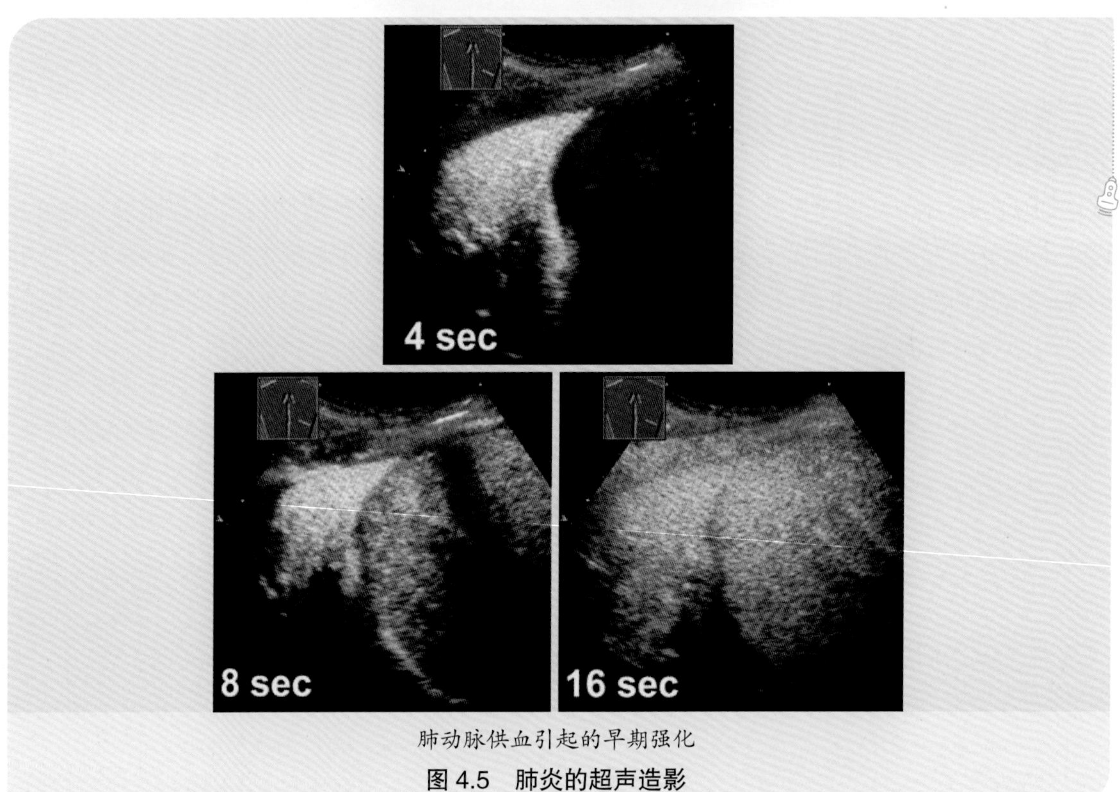

肺动脉供血引起的早期强化

图 4.5　肺炎的超声造影

胸腔积液：与常规X射线相比，对胸腔积液的成像超声波效果更好（55%*vs*.25%）。胸腔积液需要密切监测其变化，以便及时行胸腔穿刺引流或者胸腔镜治疗（图4.6）。

脓肿形成：细菌性肺炎倾向于液化并形成脓肿。肺脓肿在超声下表现为圆形或椭圆形，多为无回声改变，约6%的大叶性肺炎表现如此，更常显示微脓肿（图4.7）。考虑到从痰液或支气管灌洗液中获得的细菌数量稀少，通过超声引导抽取标本进行病原体的检测是有效的。肺脓肿引流可在超声或CT引导下进行，斜行穿过胸壁或者脓肿靠近胸壁，此时气胸的风险会降到最低。当使用正确的穿刺路径即不进入呼吸区域时，可以最大限度降低支气管胸膜瘘的风险。

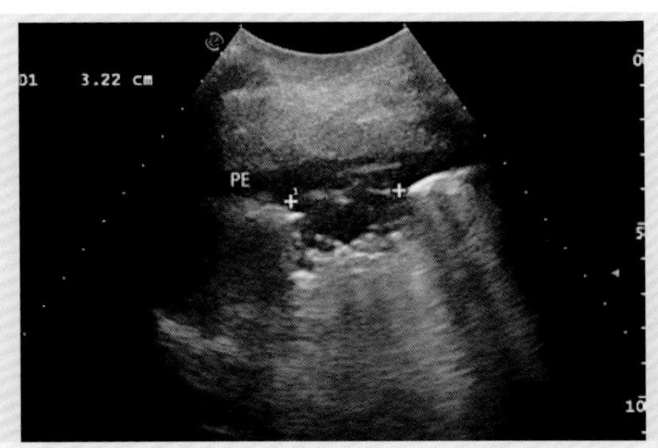

图 4.6 肺炎旁积液（PE）。肺炎（+－+）。超声下可见缓解情况

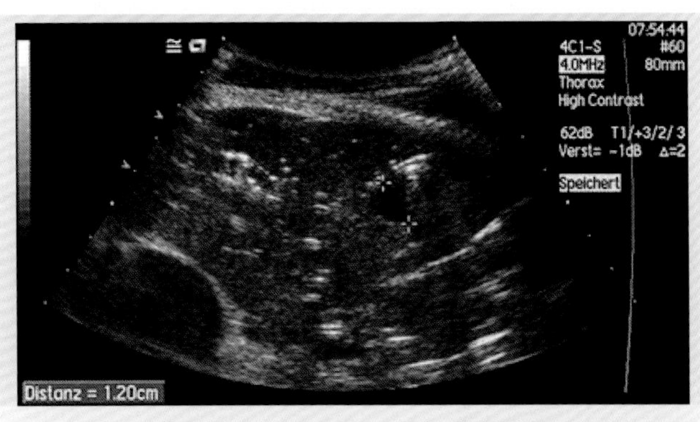

超声引导下抽吸发现结核杆菌数量惊人

图 4.7 持续性发热（+－+）的脓肿患者

4.1.3 诊断价值

在8项对社区获得性肺炎肺部超声的Meta分析中，总体敏感性（85%～97%）和特异性（80%～96%）非常高，准确率超过90%。因此，肺部超声可以诊断肺炎，但不能排除肺炎。

对于临床持续怀疑为肺炎的病例，还需要进行进一步的放射学检查。然而，经过临床调查和获得有关炎症参数所需的实验室数据后，可以在几乎所有地方立即进行抗生素治疗，如医务室、急诊室、重症监护病房，以及针对脑卒中患者等。在合并多种疾病的急诊老年病房，特别是身体条件差的患者，肺部超声对肺炎的诊断要比X线更加准确。床旁急诊肺部超声是诊断肺炎的可靠工具，诊断更快速，同时可以及时指导临床治疗。

4.1.4 肺结核

在肺结核中，超声检查有助于检测胸腔积液、胸膜下实变和肺炎浸润，此时超声引导下的诊断穿刺有重要的临床意义。X线及CT检查同样是必不可少的，肺结核病变可表现为圆形或不规则结构，纹理相对均匀，根据病变的大小，这些浸润也可能伴有呼吸道感染，如肺炎。与粟粒性结核一样，结节播散可被视为多个大小仅为几毫米的胸膜下结节。胸腔内的气体会影响显像，可以看到胸腔内的少量胸腔积液，或者是胸膜增厚。胸膜增厚也可显示出来。可以通过肺部超声监测患者对抗结核治疗的反应，特别是胸膜和胸膜下结核病变的情况（图4.8）。

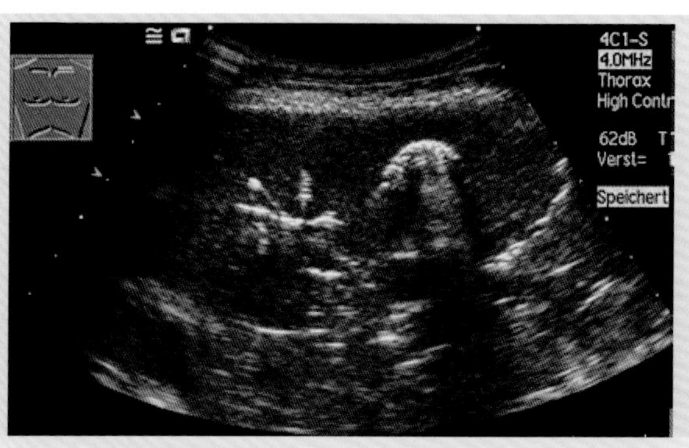

肺炎样实变伴回声空洞，为结核的典型表现。超声引导下活检指征

图 4.8　结核

4.1.5　肺间质性疾病

超声检查在技术上并不适合诊断肺部疾病，但这些疾病往往伴有胸膜炎，后者通过超声检查比其他检查手段更加敏感。以下征象有助于诊断：极少量的胸腔积液、碎片征和多条B线、胸膜下实变等（图4.9）。该方法的价值在于发现危及生命的严重情况，并将诊断人员的注意力转向特定的目标。存在少量胸腔积液和胸膜下浸润时，此时早期干预效果显著，在这方面超声要优于其他检查。

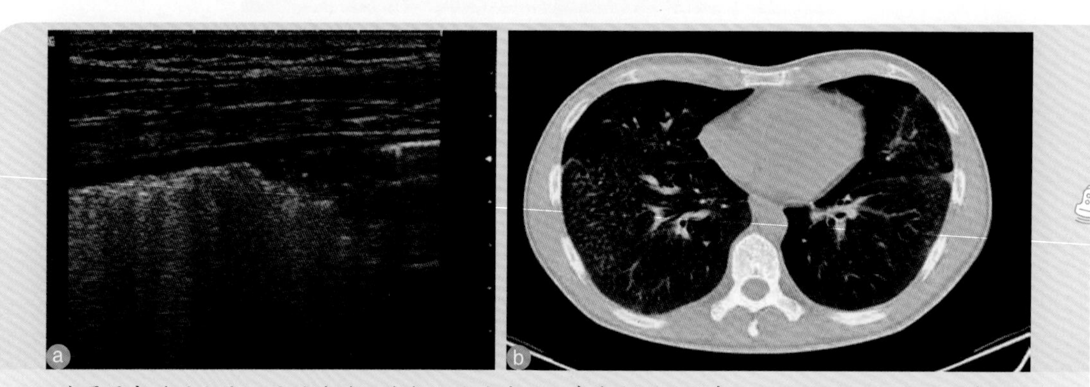

a.少量局部胸腔积液。脏层胸膜不均匀，呈碎片状，有多个混响回声。小的胸膜下实变。b.相应CT

图 4.9　结节病

4.2　肺肿瘤性实变

出现局部疼痛的情况下，超声可以及时提示肿瘤是引起疼痛的原因。另外，通常情况下对肺部肿瘤的检查是在其他检查明确后才进行的。然而，考虑到特定症状，有针对性的症状导向性的动态调查才是有意义的。

4.2.1　肺癌超声影像

肺癌和转移瘤只有在浸润到胸膜时才会被超声识别，因为此时声波才不会被肺内气体所反射。周围型肺癌在超声下通常显示轮廓相对清晰的边界、圆形或椭圆形低回声的占位性病变（图4.10），回声有时不均匀并且伴有无回声的坏死区域（图4.11）。相邻肺组织边缘可以呈现不规则或多结节的特点（表4.2）。

彩色多普勒超声沿着不规则混乱的血管路线识别血管移位和新生血管（图4.12，图4.13）。支气管肺癌的血液多由支气管动脉供应，与肺炎等炎性实变相比，在超声造影增强时出现造影剂延迟（图4.14）。

在许多病例中，仅仅可以鉴别中央型支气管肺癌的阻塞性肺不张及阻塞性肺炎。对于长期气道阻塞的患者，可以见到无回声的、手指状的分支管状结构，在支气管内可见有大量分泌物的液体支气管影。在某些病例中，中央型肺癌可以通过B线和超声信号的放大与肺不张区分开来。此外，肺不张的坏死部位可以通过增强超声显示出来。与急性炎症浸润相反，恶性

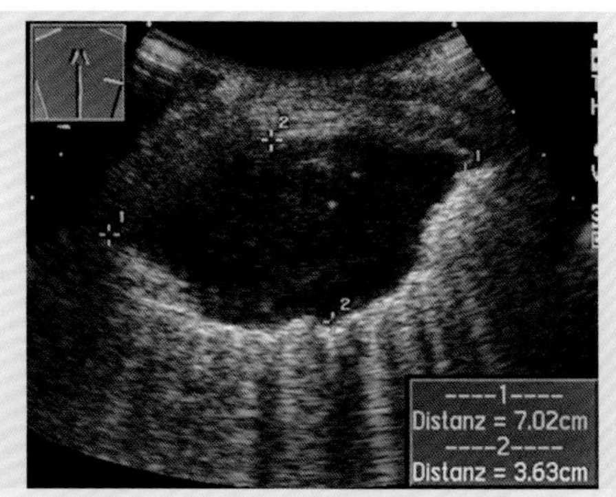

图 4.10　表皮样肺癌浸润胸壁

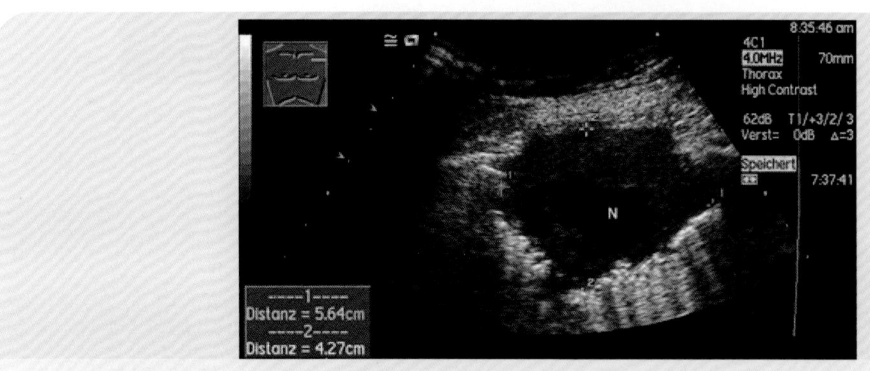

图 4.11　表皮样肺癌伴中心坏死（N）

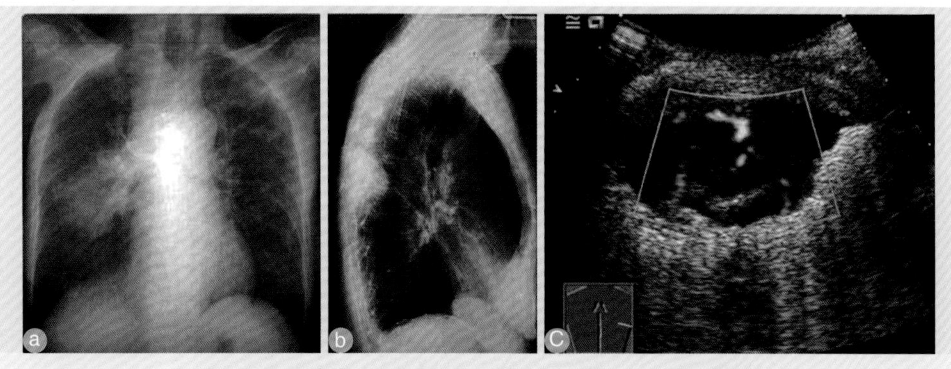

图 4.12　伴有不规则新生血管的腺癌——“血管炎”

肿瘤的声像形态学在短期内不会改变。慢性肉芽肿性肺炎和外周胼胝瘢痕性病变在鉴别诊断方面存在困难，有时难以与肿瘤区分。

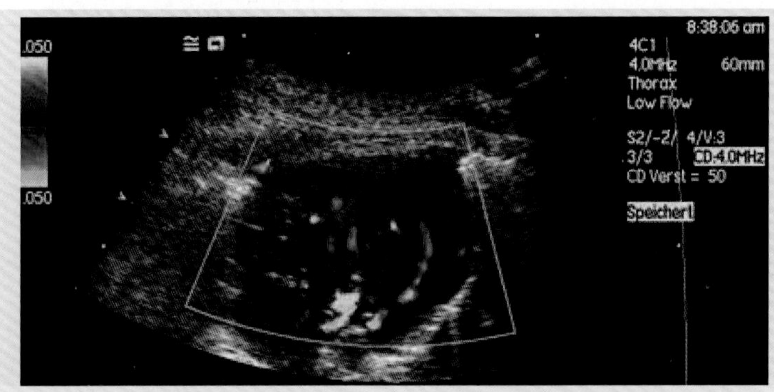

图 4.13　或多或少但总是不规则的血管化是恶性肿瘤的特征性表现

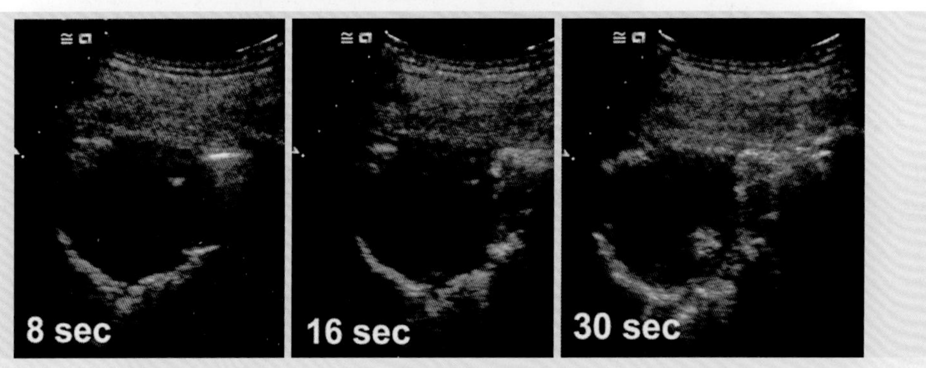

图 4.14　在超声造影 (CEUS) 中，肺癌表现为延迟增强。这是体循环的标志性征象

表 4.2　肺癌的声像形态学

形态学	回声特征	血管	复杂结构
边缘锋利	回声均匀	血管移位	空洞
圆形	低回声	血管被破坏	边缘区肺炎
息肉状	少回声	血管中断	实性占位性病变/肺炎
分枝状	无回声	新生血管生成	细菌/真菌定植
锯齿状边缘	坏死区		大面积坏死

4.2.2　肺转移癌

当肺癌转移到肺边缘时可以被超声所发现，但是因为超声波易被肺内空气反射，超声并不是理想的检查手段。转移癌内没有气体，呈现均一的低回声影。有时，它们的分支会延伸到组织中，病变血管主要位于瘤体的边缘（图4.15）。

4.2.3　超声在肺癌分期的应用

只有当没有充气组织阻碍回声传输时，才能在超声检查中看到肺实变。对于恶性肺部疾病的分期和诊治还需要CT或MRI检查的协助。通常情况下，超声检查是在已知各种影像学检查得到结果后进行的。然而，针对特定的症状，针对性的调查也很有意义（图4.16）。

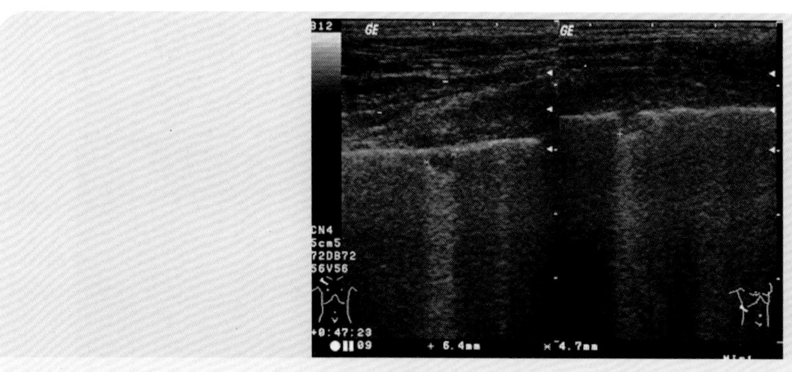

图 4.15　直肠癌引起的肺部小转移灶，胸片不显像

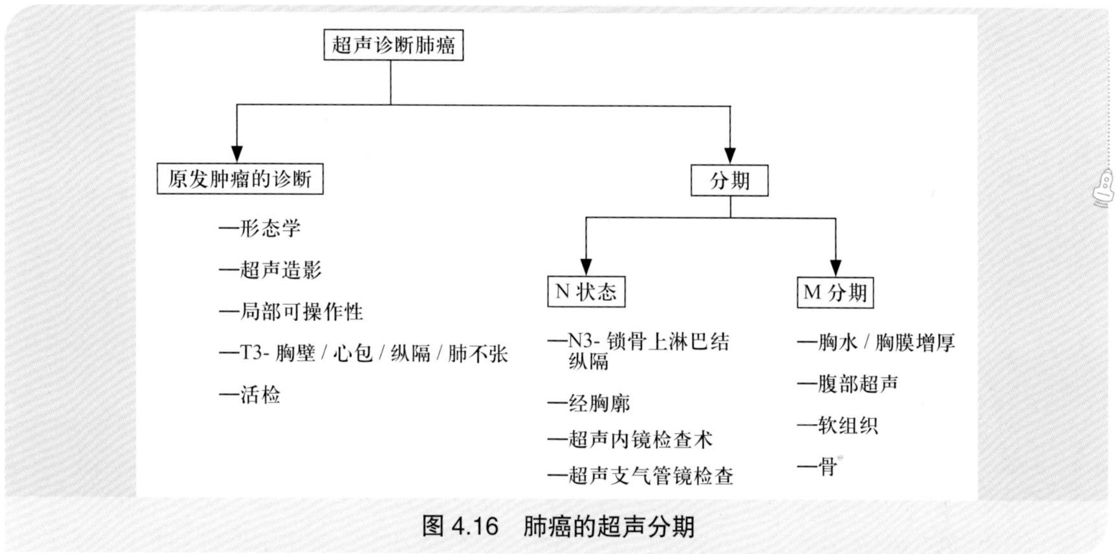

图 4.16　肺癌的超声分期

最新的国际指南和建议已经将超声列入肺癌诊断的一部分。由于其良好的分辨率，超声在研究侵袭胸壁的肿瘤时已被证明与磁共振断层成像的价值相当。超声引导下穿刺是诊断和治疗的可靠方法。支气管内和食管内超声是纵隔淋巴结受累分期的最新技术。

T分级：侵犯胸壁结构是提示恶性生长十分可靠的迹象，因此，目前的指南建议使用超声来进行分级。胸壁浸润被定义为T3期，在多达6%的患者被诊断为非小细胞肺癌时被发现。了解肿瘤是广泛固定在壁层胸膜上，还是与肺结合可自由移动很重要。同CT相比，超声可以很灵敏地将肿瘤及非通气肺组织鉴别开（图4.17）。由于其出色的分辨率及动态显像的效果，甚至可以区分肿瘤是否浸润壁层心包膜。在鉴别诊断方面，这里只可能出现一种疾病，即放线菌病或诺卡菌病。

N分级：经食管超声和经支气管超声已经被纳入专科诊治。经食管超声可以辅助食管旁淋巴结的活检，而经支气管超声可以辅助气管旁淋巴结、下淋巴结和肺门淋巴结的活检。锁骨上和颈下淋巴结超声在支气管肺癌的分期中具有特殊的作用，因为16%～26%的患者发现了淋巴结转移。对非小细胞肺癌而言，锁骨上淋巴结转移属于N3级别，此级别无法手术（图4.18）。

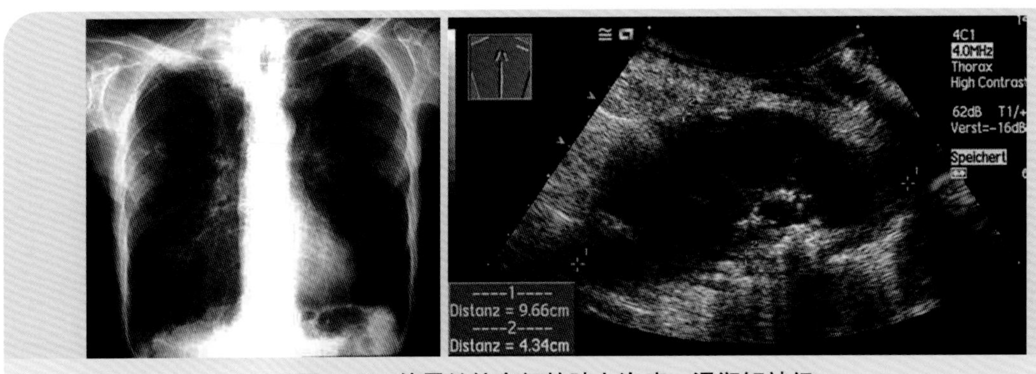

图 4.17　伴霍纳综合征的肺上沟瘤，浸润鳃神经

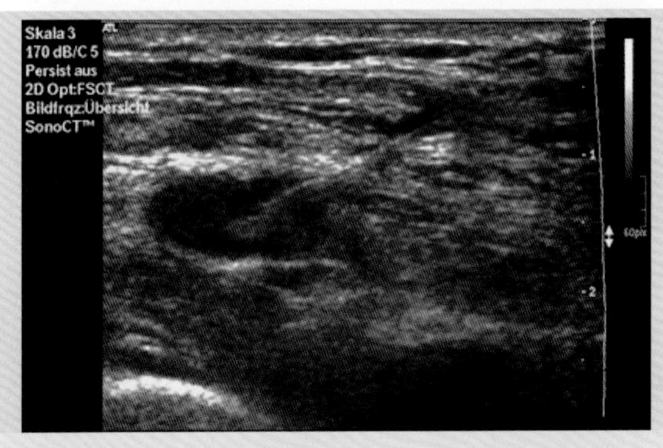

通过细针活检确定，CT未显像（Courtesy Helmut Prosch）

图 4.18　未触及的锁骨上淋巴结转移

M分期：为了识别转移，基本的诊断流程必须包含腹部超声。在支气管肺癌患者的肝脏和肾上腺中发现远处转移更常见（图4.19）。软组织转移或胰腺、脾脏或肾脏的转移通常只发生在非常晚期的肿瘤阶段。通过腹部超声也可以识别良性病变或者不明性质的病变。

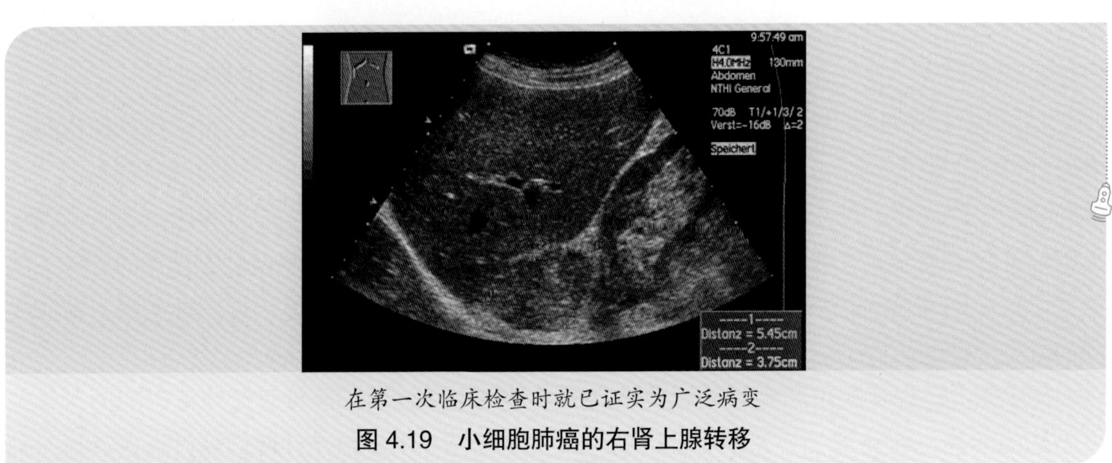

在第一次临床检查时就已证实为广泛病变

图 4.19　小细胞肺癌的右肾上腺转移

在诊断不明的肺癌病例中，超声可以作为重要的辅助检查，帮助临床医师决定后续的诊疗方式，是立即采用超声辅助活检还是作为辅助成像方法选择合适的手术。

4.3 肺栓塞

肺栓塞是临床上最常见的非确诊死因。临床症状较少且多为轻症或不典型症状，胸部X线片对判断肺栓塞并不敏感，即使目前进行CT检查仍有40%的肺栓塞未确诊，其诊断的关键首先考虑诊断流程。尽管目前临床医师的诊断方法增加，死亡率逐渐下降，但死亡率仍有15%。

4.3.1 肺栓塞的影像学

4.3.1.1 形态及回声纹理

与栓塞相关的肺实变是低回声且在超声上基本均匀一致。病变形状主要是三角形，有一个胸膜基部，向肺门轻微突出，病灶朝向肺门可呈圆形或多边形。病变边缘通常很清晰，最初可能有些模糊（图4.20，图4.21）。

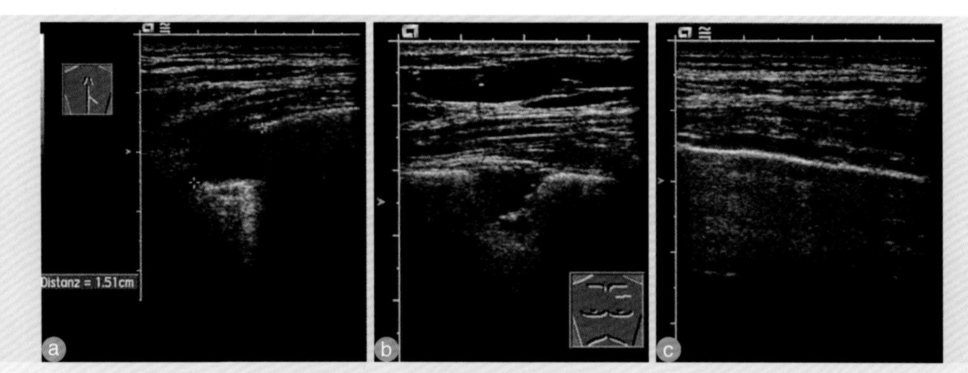

图4.20 a、b.典型的三角形肺梗死，胸膜突出；c.狭窄局灶性胸腔积液

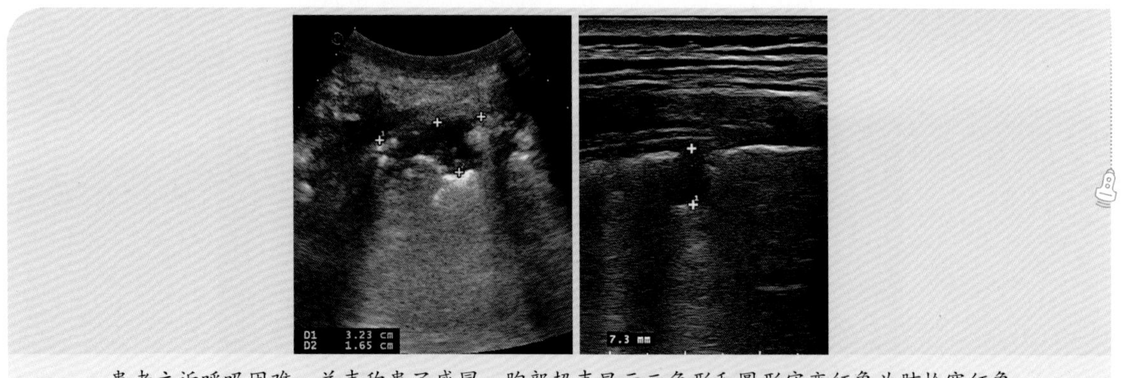

患者主诉呼吸困难，并声称患了感冒。胸部超声显示三角形和圆形实变征象为肺栓塞征象

图 4.21 52 岁女性，腹膜脂肪肉瘤

4.3.1.2 定位

有2/3的肺梗死位于肺下叶的背部，更多的发生在右侧而非左侧。这是由解剖因素和血流动力学所决定：基底肺动脉笔直，而上叶动脉拥有接近垂直的分支。背基底区特别容易进行经皮超声检查。

4.3.1.3　**数量**

目前，超声分辨率的提高使肺栓塞的检出率提高，在肺栓塞患者中通过超声可以发现平均2.4个肺梗死。考虑到两个或两个以上的病变和肺栓塞的临床可能性，超声检查的特异性为97%。在身材消瘦的患者可以使用高频探头检查胸膜反射（图4.22）。

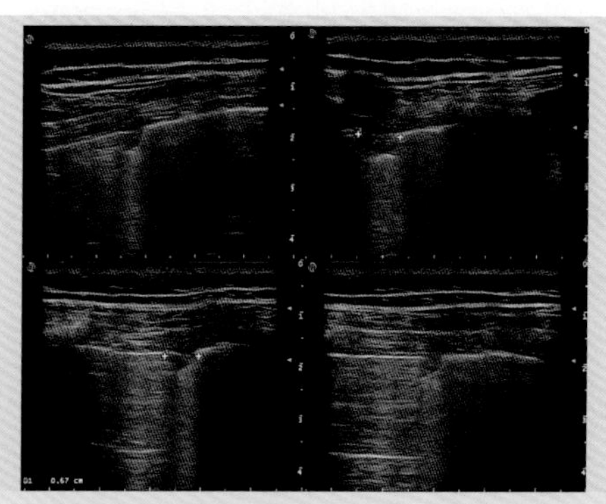

超声检查示下肢深静脉和盆腔血栓形成，以及数个近1 cm的小肺栓塞

图 4.22　24 岁孕妇，有轻微呼吸困难

4.3.1.4　**大小**

肺梗死的平均大小为12 mm × 16 mm（范围为5 ~ 70 mm），小于5 mm的可能是瘢痕，而不应该被考虑在内。胸膜炎有时会表现为相似的影像，但是胸膜炎在疼痛定位处发现，通常表现为广泛碎裂的胸膜反射。如果出现肺梗死，就应该监测其影像学变化。

4.3.1.5　**血管信号**

在某些情况下，可以在B模式图像上发现一条血管的无回声带。血管束带从病变的尖端一直延伸到肺门。与在CT检查中看到的一样，其对应于一条血栓栓塞而充血的肺动脉分支（图4.23）。

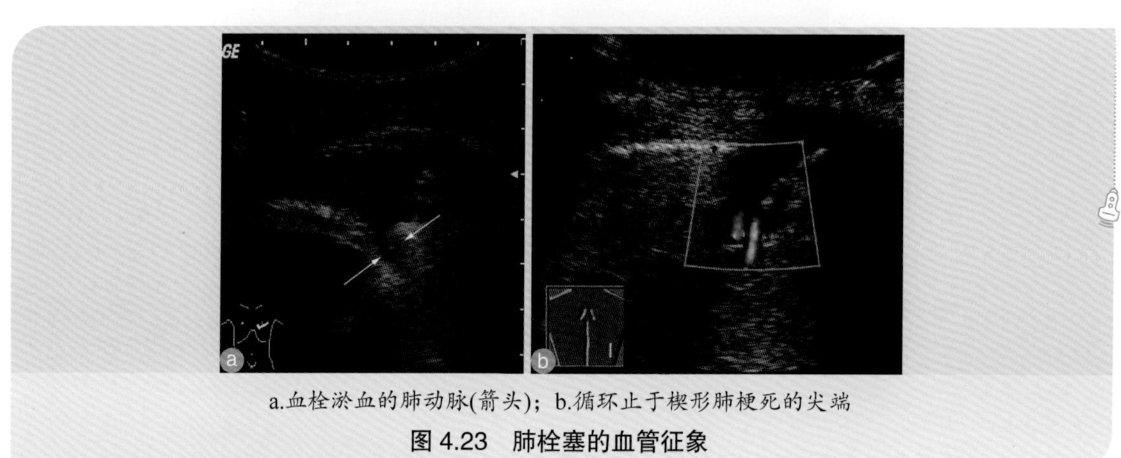

a.血栓淤血的肺动脉(箭头)；b.循环止于楔形肺梗死的尖端

图 4.23　肺栓塞的血管征象

4.3.1.6　**胸腔积液**

在接近一半的病例中，发现在病灶上方或胸膜隐窝内有少量胸腔积液。积液主要为无回声且较梗死灶小，这可以作为压迫性肺不张的重要鉴别点（图4.20）。

4.3.1.7 肺栓塞信号

大面积肺栓塞往往伴有小的栓塞，然后表现为信号性栓塞。这样的小病变可能是即将发生肺栓塞的先兆，甚至可能与大面积的肺中心栓塞同时出现，从而在TUS检查不出中心栓塞的情况下证实了诊断。由于中间有空气干扰，所以没有被发现。

4.3.2 肺栓塞中的彩色多普勒

少数情况下，可以通过彩色多普勒超声看到栓塞导致的血管循环停止（图4.23b）。这种限制有以下原因：呼吸困难患者无法长期屏气；很难把供应血管定位在正确的位置上；当再灌注迅速发生时会在早期进行血管重建。然而，彩色多普勒超声仍是鉴别胸膜下肺病变的重要工具。

4.3.3 造影剂辅助超声

由肺栓塞引起的梗死和出血在超声下表现为缺乏血液循环，造影剂辅助超声和彩色多普勒超声均无显影。在病变边缘，因该处由支气管动脉供血，可能出现增强延迟或增强效果不佳。另外，肺动脉供血的胸膜炎和肺炎造影剂显影更早、更加明显。若无法确定，可通过使用信号增强超声将胸膜实变与栓塞性实变区分开来（图4.24）。

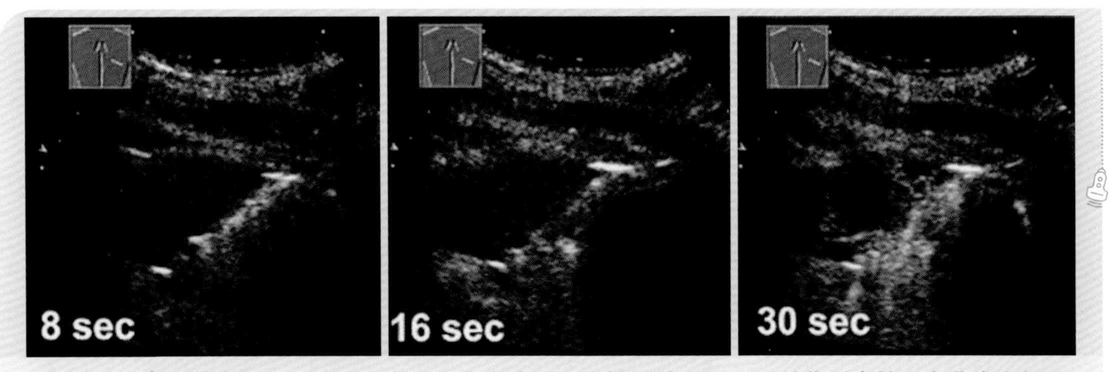

图 4.24 在超声造影中，肺栓塞表现为非常晚且强度较低的增强，这对鉴别炎性实变非常有好处

4.3.4 胸部超声诊断肺栓塞的准确性

一项包括352名患者在内的大型多中心研究表明，包括经验不足的调查人员，3/4的肺栓塞患者在超声检查中显示有典型的外周病变。特异性高达95%，这与在病理研究中证明外周肺栓塞的数据一致，但如果不检查背侧区域，结果会更糟。

依据针对652/887名患者的两项Mate分析，其特异性和灵敏度分别为80%～87%和82%～93%。作者得出的结论是鉴于CT检查数量的增加、辐射增加和特定临床情况（急诊、妊娠、肾功能衰竭和造影剂过敏），TUS可作为CT的诊断替代方案，这也是实际会议和指南中推荐的。

注意：正常的TUS不能排除肺栓塞的存在，对于CT阴性或D-二聚体检测阴性也是如此。

4.3.5 血栓栓塞症中的三脏器超声

在几个解剖位置，超声已成为诊断血栓栓塞症的首选方法。在单一的检查步骤中，有经验的研究者能够使用单一的成像检查身体的多个区域。他能够研究栓塞事件的来源、途径和靶点。

4.3.6　下肢静脉的双路超声检查

超过一半的肺栓塞起源于下肢静脉。加压超声检查是一种安全的操作，可以确定栓子来源于下肢深静脉。对于疑似深静脉血栓形成或加压超声阴性的患者，停止抗凝的不良事件发生率较低。

超声发现血栓影及血流缺失是下肢静脉血栓形成的直接征象（图4.25）。彩色多普勒超声的应用有利于改善超声的应用。有血栓的静脉无法被压迫或仅部分可压迫，这表明此处有阻塞的凝血，然而可压迫性的迹象只有在腹股沟或腘窝区发现时才是可靠的。

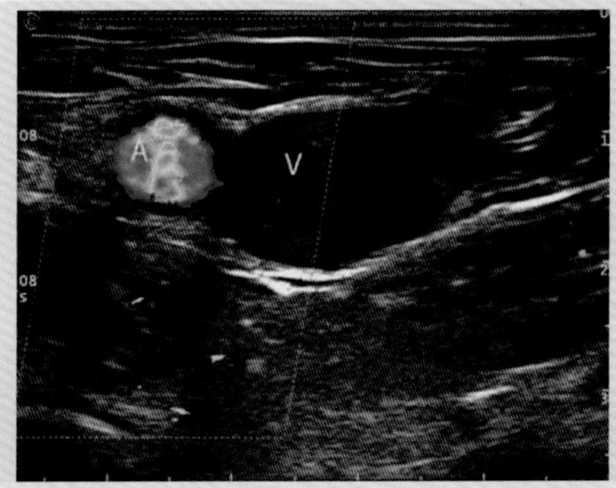

图4.25　栓塞来源的寻找：下肢静脉血栓形成在股静脉。静脉(V)比动脉(A)大，充血有强回声物质，不能被压缩

4.3.7　超声心动图

大约40%的急性肺栓塞患者有右心超负荷，尤其是那些血流动力学不稳定的患者，其必须接受溶栓或栓塞切除术来挽救生命。症状出现后的最初几个小时对于血流动力学相关肺栓塞的预后具有决定性影响，通过超声心动图可以快速了解患者的风险程度并制订治疗计划。

以下参数用于评估急性右心负荷：右心室大小、右心室壁收缩、室间隔的运动、右心房的大小、右心内是否有附壁血栓、排除心房黏液瘤。

对于血流动力学稳定、血压正常且疑似（非高危）肺栓塞的患者，不建议将超声心动图作为诊断检查的一部分。这与高危肺栓塞相反，其没有右心室负荷过重或功能障碍，实际上排除了肺栓塞作为血流动力学不稳定的原因。后者超声心动图可通过检测心脏压塞、急性心包功能障碍、严重的整体或瓣膜功能障碍、左心室功能障碍、主动脉夹层或低血容量来进一步帮助鉴别诊断休克的原因。

自从引进经食管超声心动图后，人们越来越多地在心脏中寻找栓塞的来源。经胸超声心动图可能显示右心房内无蒂和漂浮的血栓。通过经食管超声还可以在肺动脉的中央主干中发现血栓。无论是在急诊室还是ICU，超声检查的一个主要优点在于其多种适用性和灵活性。肺部超声、超声心动图和下肢静脉加压彩超对肺栓塞的敏感性>90%。

4.4 其他肺实变

肺不张是指在肺部分区域或整个肺内无其他流通。这种情况可以是短暂的或永久的、部分的或完全的、获得性的或先天性的。

4.4.1 压迫性肺不张

压迫性肺不张的超声表现为：中度或大量的胸腔积液、肺下缘的低回声实变、相对于更小的渗出、单面或双面凹陷、像一只弯曲的手漂浮在渗出液中、通气肺边缘模糊、吸气时部分换气、抽取积液后部分再通气（图4.26）。

存在渗出性积液、纤维蛋白、多房性胸腔积液的情况下，在肺组织弹性减低时常观察到通气不良，这被称为肺“萎缩”。炎性充血限制了肺的吸气，积液引流后的通气不能排除中央型占位性病变。

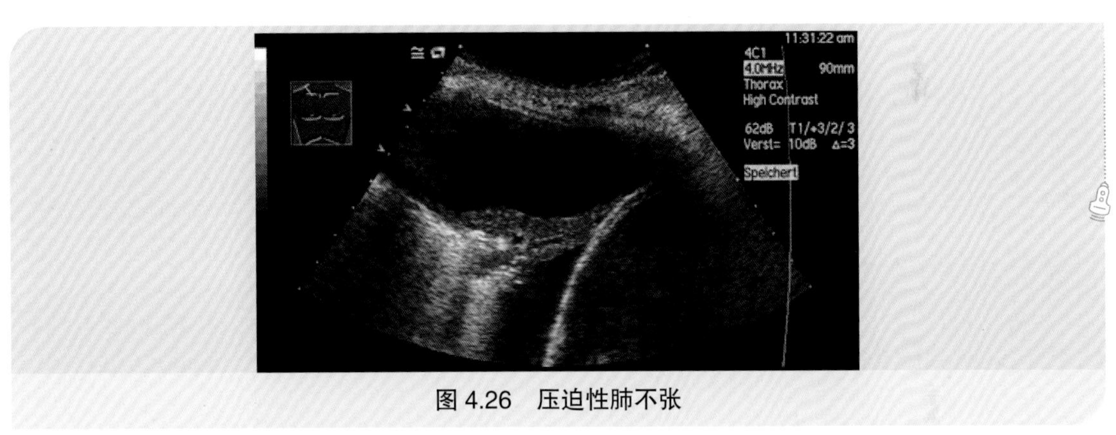

图 4.26　压迫性肺不张

4.4.2 阻塞性肺不张

阻塞性肺不张的形态学标准：实变伴肝脏样回声、支气管造影较肺炎少、低回声反射（液体支气管征）、彩色多普勒超声常规血管化、无积液或积液很少。

在阻塞性肺不张中经常发现局灶性病变，因分泌物充血导致支气管扩张，有时会在巩固的肺实质中发现小的无回声、低回声甚至回声病变。回声是扩张的支气管壁和支气管空气壁，偶尔出现在微脓肿中。无回声或非常低回声是液化和微脓肿。超声引导下穿刺可以辅助诊断。彩色多普勒超声有助于区分肺肿瘤和阻塞性肺组织，因为肿瘤组织的特点是血流信号较差（图4.27）。

4.4.3 肺挫伤

在胸部外伤患者中，特别是连续肋骨骨折，肺挫伤超声检查比X线片显示更好。肺挫伤在18%的钝性胸部创伤中会出现。外伤引起的肺水肿和肺泡出血表现为中度低回声、模糊、苍白、边缘模糊（图4.28），在伴有少量胸腔积液时会更加明显，若无胸腔积液时也可以显像。如果发生胸部外伤，应行胸部X线和超声检查。与CT扫描相比，如果存在B线（85%），TUS可以准确预测钝性创伤患者的肺挫伤。

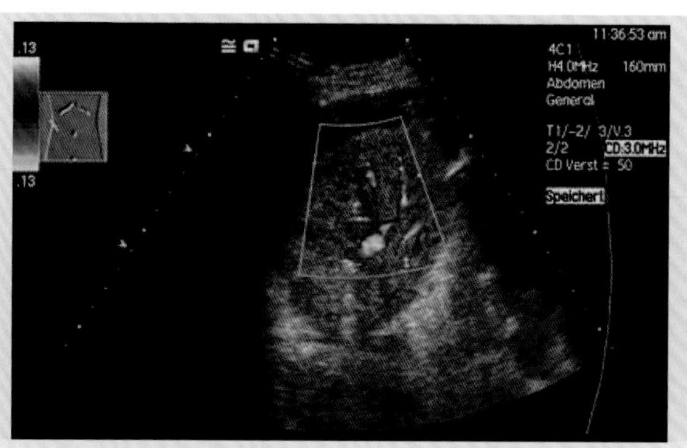

回声呈肝样，支气管充气征少，血管规则，少量胸腔积液

图 4.27　阻塞性肺不张

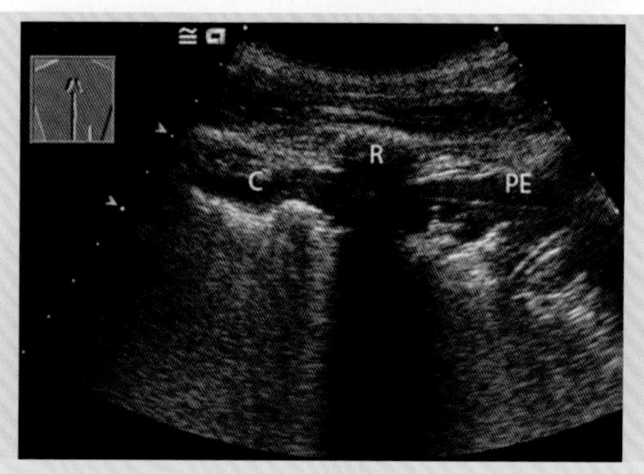

C：扁平实变；PE：少量胸腔积液；R：肋骨阴影

图 4.28　肺挫伤

4.4.4　先天性肺隔离症

罕见的先天性肺隔离症强调TUS在新生儿学和儿科学的价值和重要性。新生儿患有呼吸困难并有非特异性收缩期杂音。在胸部X线片上可见肿瘤状的阴影。肺隔离症的超声回声与肝脏相似，有较宽动脉和静脉。彩色超声可以识别特定的供应动脉，从而确定诊断，而CT并不能提供更多的有用信息。如果超声显像良好即可避免血管造影。

（赵云鹏、童洪杰　译）

参考文献

扫码观看

M. Sperandeo
and G. Rea

第五章 弥漫性实质性肺疾病

5.1 引言

在过去的几年里，TUS作为一种有用的无创诊断工具，用于研究包括弥漫性实质性肺疾病在内的许多胸膜肺疾病，重新引起了临床医师和放射科医师的兴趣。这种成像技术的主要优点是可以允许实时检查，并且可以在不使用电离辐射的情况下进行。胸廓的解剖结构和空气相关伪影的持续存在强烈地限制其性能。只有70%的胸膜表面可以通过TUS进行评估，因此，只能观察到涉及该胸膜部分的改变或病变。

B线和其他伪影可能与许多弥漫性实质性肺疾病（包括特发性肺病）中的肺或胸膜改变有关，包括特发性肺纤维化、系统性硬化病、间质性肺炎、类风湿关节炎、肾病综合征、急性呼吸窘迫综合征和放射性纤维化。

5.2 从解剖到伪影

脏层和壁层胸膜的厚度各有30 ~ 40 μm，其具有相似的病理特征，并被一个含有胸腔积液的薄胸膜腔隔开。每个胸膜由两层组成：一个间皮层[（16.4 ± 6.8）~（41.9 ± 9.5）μm]面向胸膜空间和结缔组织层（10 μm）。结缔组织本身由4层组成：间皮下结缔组织；表面弹性层；厚而松散的胸膜下结缔组织层，含有多种细胞、淋巴管和血管；最后是一个深的纤维弹性层。

5.2.1 高回声胸膜线

超声扫描仪在软组织中以均匀且恒定的声速（约1540 m/s）进行校准。然而，由于间质插入，超声波在空气中的传播速度为330 m/s，在肺部的传播速度约为440 m/s。因此，胸壁和肺气之间声学上的巨大阻抗差异会产生伪影。超过96%的超声光束被组织/空气界面反射，因此无法用于进一步成像。结果是呼吸期间移动的高回声胸膜线（滑行或滑动标志）。超声的胸膜线是一种高回声伪影，内有壁层胸膜、脏层胸膜、虚拟空间、间皮层和结缔组织层的总和，并且由于声阻抗的差异，比其实际解剖尺寸厚200 ~ 250 μm，相当于0.2 ~ 0.25 mm。

胸膜线是一条连续的锐线，界限清楚，呈高回声。根据健康受试者胸膜线的厚度，使用不同的胸部超声机器设置（增益控制：40% ~ 50%；谐波成像；电子聚焦：胸膜线），0.7 ~ 1.8 mm（sd ± 0.2 mm）使用 8 ~ 12 MHz高频探头（图5.1a）；1.2 ~ 2.8 mm（sd ± 0.2 mm）使用3.5 ~ 5 MHz凸阵探头（图5.1b）。这是因为高回声胸膜线不符合正常肺的解剖结构。

5.2.2 B线

首先，存在于正常肺实质中的伪影也可能在肺切除术后的空间中可见，其中包含残留的空气、液膜和（或）水肿，以及瘢痕组织（图5.1c，图5.1d）。

术语“彗星尾征”“B线”“环形下降”在文献中以不同的方式定义相同的物理伪影。Lichtenstein等指出B线起源于增厚的胸膜下小叶间隔（一种低阻抗结构，四周由空气包围，具有高声学特点），其会反射超声波束，产生类似彗星的伪影。另外，Kohzaki等将这些伪影的起源归结为一种不同的机制，即气泡和液体簇之间的共振，称为“振铃”。

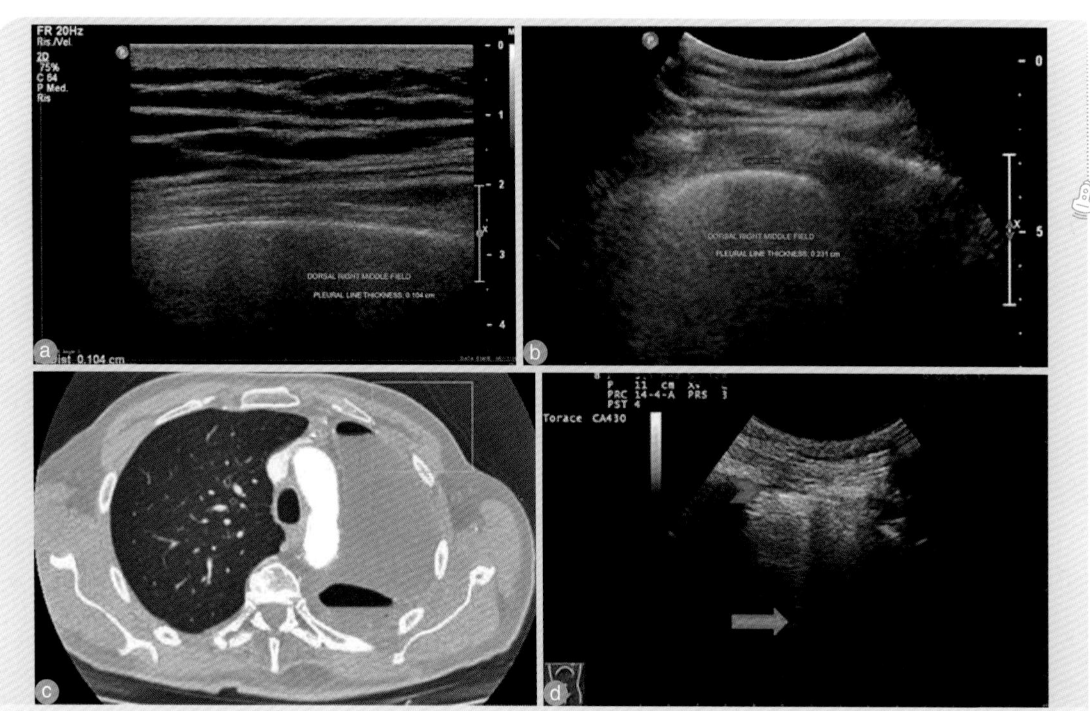

图5.1 a.使用L12-5线阵探头（右下叶的上段）的超声显示胸膜线的曲线、规则和高回声，胸膜线厚度为0.104 cm（约1 mm，sd±0.2 mm），如果使用线阵探头，这是正常值；b.使用C1-6凸阵探头（与使用线阵探头评估的解剖水平相同）的超声显示，与使用线阵探头获得的胸膜线相比，胸膜线的厚度增加，具有轻微的"粗面"，胸膜线的厚度为0.231 cm（约2 mm，sd±0.2 mm），如果使用凸阵探头，这是正常值；c.患者的相应CT（全肺切除术后）；d.接受全肺切除术患者的超声左前扫描显示一条B线（箭头）和固定的高回声线，类似于胸膜线，但在呼吸过程中静止（三角箭头），这条高回声线的物理解释是软组织和含气腔之间的声阻抗存在显著差异

Soldati等和Spinelli等精心设计的实验似乎证实B线是混响，最常见的是源于肺的充气和组织/充满液体的部分之间关系的体积变化，很少来自增厚的小叶间隔。然而，可视化和B线的数量会受到机器设置和信号处理的影响，包括使用化合物。根据学者的经验，使用中低频（3.5～5.0 MHz）凸阵探头比使用高频（8.0～12.5 MHz）线阵探头时B线的数量更多。

为了理解B线的作用，必须非常仔细地考虑所有这些元素。B线的特异性有限，水肿的B线不能容易地与间质性肺纤维化相关的纤维化B线区分开来，如在系统性硬化病中表现。此外，皮下肺气肿或病态肥胖会降低图像质量。尽管最近许多学者尝试诊断肺水肿或任何血管外肺水，但这些伪影缺乏任何疾病特异性。

这也是使用超声诊断胸膜肺疾病时，必须应用胸部X线和（或）肺CT来严格互补的主要原因。特别强调，世界指南推荐高分辨率CT（high resolution computed tomography，HRCT）仍然是肺间质病变的准确检查、特征描述、病情随访和多学科管理的"金标准"。

5.3 胸部超声在纤维化肺疾病应用的未来展望

TUS正在日复一日地开辟新的应用领域。例如，TUS被视为一种有价值的补充工具，用于早期检测系统性硬化病患者的肺纤维化。在系统性硬化病中，肺纤维化通常从肺间质组织的外周和下/后部位开始，随着疾病的进展向上和向外扩散。

尽管有一些限制，但肺部的这些区域在很大程度上可以通过超声波进行检测。例如，在胸膜炎、水疱、肺气肿、肥胖和其他心肺并发症的情况下，这种技术在早期成功诊断肺纤维化中的能力大大降低。有研究调查了超声在间质性肺疾病中的作用。肺纤维化患者具有典型但不特定的体征，例如，胸膜线和胸膜下结节弥漫性和（或）不规则增厚。

研究者将175名根据ACR/EULAR标准诊断的系统性硬化病患者的TUS检查结果与HRCT扫描结果进行了比较，在没有HRCT间质受累迹象的患者中，胸膜线厚度低于3.0 mm。此外，在肺功能检查和肺一氧化碳弥散量正常的95名无症状患者中，26名患者的HRCT特征正常，胸膜线厚度约等于3 mm，而69名胸膜线增厚的患者有且仅限于基底区域的网状或网状结节HRCT影像特征。基于HRCT检查结果， 根据肺部超声胸膜线厚度（图5.2a，图5.2b）识别肺间质病变的敏感度范围分别为：网状结节的宽 度 >3.5 mm ，敏感度为74.3%；3mm< 网状图形的宽 度≤5 mm ，敏感度为80%；蜂窝状结节宽度>5.0 mm，则敏感度达到90.1%。

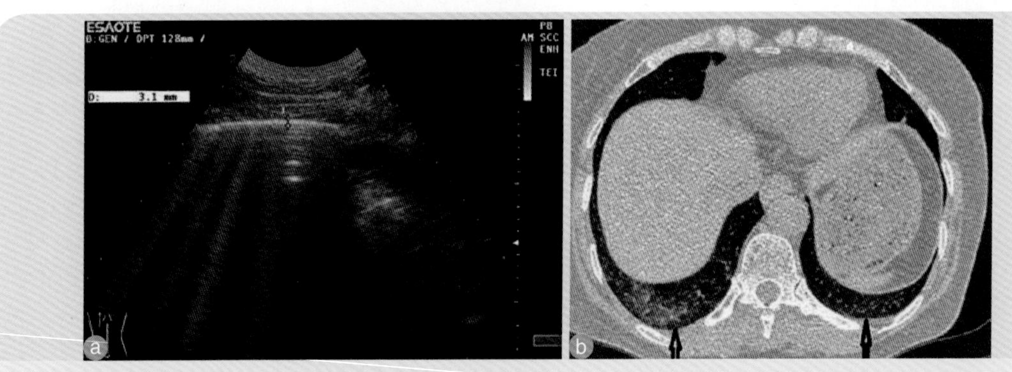

图 5.2 a. 后基底 TUS 扫描显示 B 线和胸膜线增厚（3.1 mm），继发于系统性硬化病的初始肺纤维化患者；b. 患者的 HRCT 显示后基底早期纤维化，双侧（箭头）

5.4 肺浸润性疾病：HRCT 与胸部超声

肺浸润性疾病（包括严格定义上的间质性肺病）是一大类疾病，其中大部分仅限于肺部。通常可能存在重叠疾病（如与吸烟相关的间质性肺病）会导致难以解释的影像学表现。

胸部X线片是胸部检查中的第一项检查，然而，其对于检测细微的间质变化的敏感性和特异性较低。HRCT是一种非常有价值的诊断间质性肺病的解决方案。HRCT可用于通过识别（如果是病理性增厚）小叶间隔来有效发现间质改变，该小叶间隔为0.1 mm，如果其不受不同性质改变（如液体或纤维化变化）的影响则不可见。此外，体积取样允许在所有空间平面上重建（多参数采集），允许正确跟踪支气管结构，并为晚期纤维化改变的患者提供牵引性支气管扩张和蜂窝状纤维化之间的最佳鉴别诊断评估。然而，该类检查除了获得的明显优势外，人们更加关注这种成像方法电离辐射的相关临床风险，尽管提供给患者的辐射剂量显著减少（≤50%，含低剂量和超低剂量HRCT）。

尽管TUS存在局限性，但研究者仍将尝试阐明与弥漫性浸润性疾病相关的TUS伪影，以便后续的HRCT研究可以为相关疾病做出可靠的诊断。

2013年指南更新，美国胸科学会/欧洲呼吸学会官方声明：特发性间质性肺炎的国际多学科分类更新，包括将特发性间质性肺炎重新分类为4个主要组：慢性纤维化特发性间质性肺炎（特发性肺纤维化和非特异性间质性肺炎）、与吸烟有关的特发性间质性肺炎（脱屑性间质性肺炎、呼吸性细支气管炎－相关间质性肺疾病）、急性和亚急性特发性间质性肺炎（隐源性机化性肺炎、急性间质性肺炎）和罕见的特发性间质性肺炎（淋巴样间质性肺炎、特发性胸膜肺实质弹力纤维增生症）。另一个考虑因素是最近引入了称为“不可分类”的间质性肺病类别，因为在某些情况下无法达到一致的临床和放射学诊断。2013年修订版指南表明，间质性肺病的管理需要仔细的临床和放射学评估，并且在某些情况下无法解决。因此，作者希望提供与间质性和主要弥漫性浸润性肺病高度相关和最常见疾病的临床–放射学–病理学评估。希望提供TUS评估和HRCT评估之间的密切相关性，以便读者了解源自胸膜下肺表面这种相关性的局限性和诊断的可能性。因此，大多数临床图像将与矩阵线性多频换能器、线性多频探头和凸面多频探头相关联。读者可以检查与HRCT图像的相关性、与在同一患者中使用不同换能器有关的差异及不同超声模式的明显差异。

5.5 慢性纤维化特发性间质性肺炎（特发性肺纤维化、非特异性间质性肺炎）

特发性肺纤维化

特发性肺纤维化的特征在于HRCT明确定义疾病的临床和放射学标志物。患者（通常为男性，年龄>65岁，既往或目前吸烟）通常表现为肺功能测试的改变，用力肺活量降低，肺一氧化碳弥散量轻度、中度或重度降低。最相关的症状是劳累或休息时呼吸困难（当病情处于晚期时）。典型的听诊结果是胸下区的噼啪声（“velcro啰音”）。这些发现在胸膜下区域，主要是由于网状结构继续通过牵引蜂窝毛细血管扩张症。特发性肺纤维化涉及次级小叶（间隔隔室）的外围部分，其进展决定了整个小叶的整体结构改变，造成节段和亚节段细支气管（下叶占优势）的变形，导致小结构类似于“蜂窝肺”最终框架中的囊肿（图5.3～图5.8）。

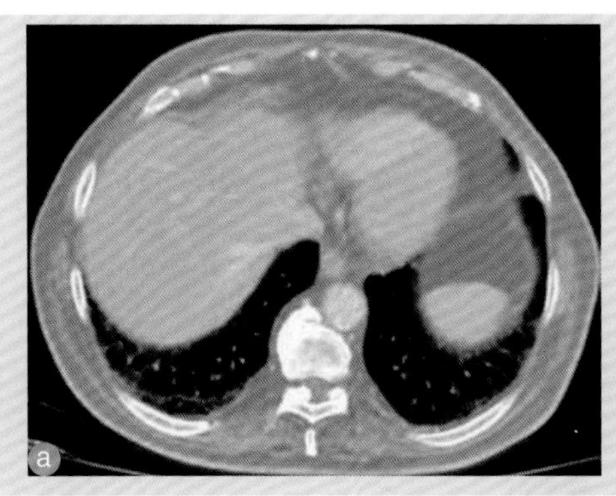

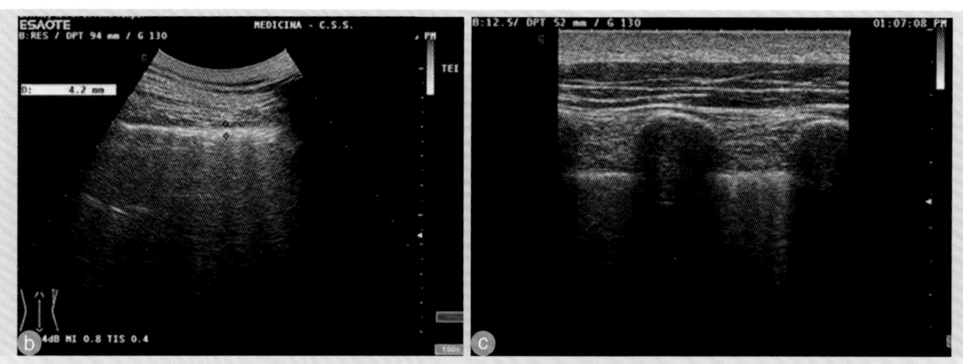

图 5.3　a.HRCT 显示胸膜下区域纤维化瘢痕，小叶间隔轻度网状胸膜下增厚；b. 使用凸阵探头（与下叶 HRCT 图像相同水平）显示不规则和增厚胸膜线（＞4 mm），B 线也可见；c. 使用线阵探头（与凸阵探头图像相同水平）可以更好地观察轻微的不规则和增加的胸膜线厚度，伪影的可见性很差

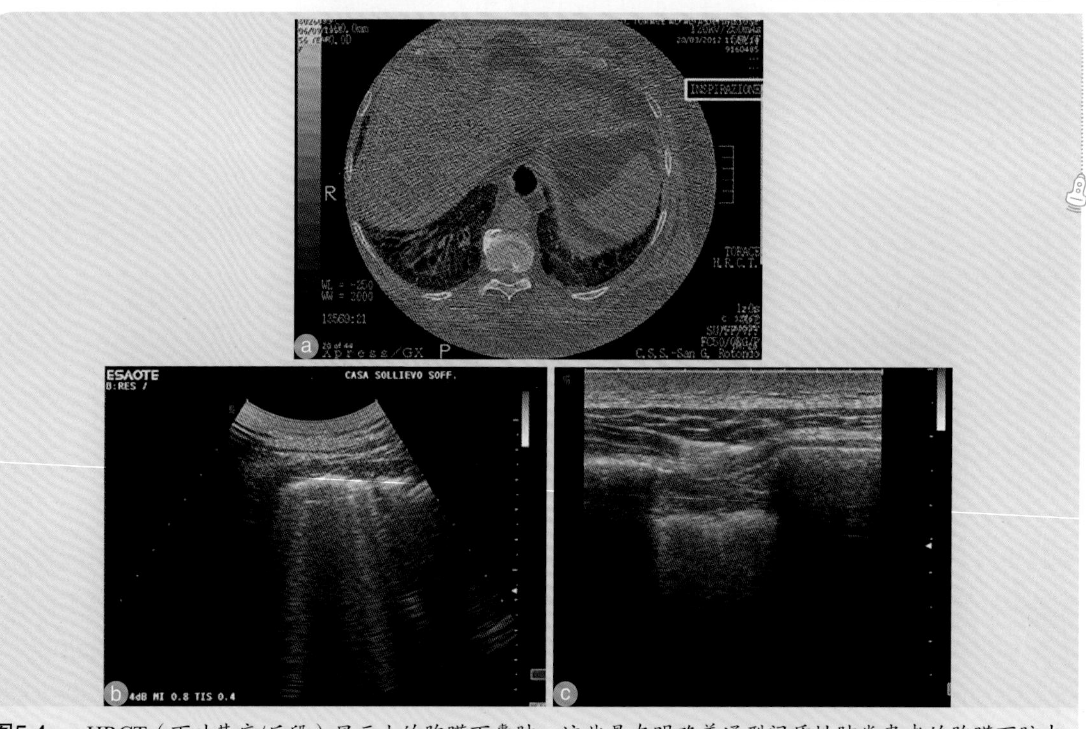

图5.4　a.HRCT（下叶基底/后段）显示小的胸膜下囊肿，这些是在明确普通型间质性肺炎患者的胸膜下腔中发现的典型表现；b.使用凸阵探头（与下叶HRCT图像水平相同）显示不规则和增厚的胸膜线（>3 mm）与显著B线；c.使用线阵探头（与下叶凸阵探头图像水平相同）观察不规则和增厚的胸膜线（>2 mm）

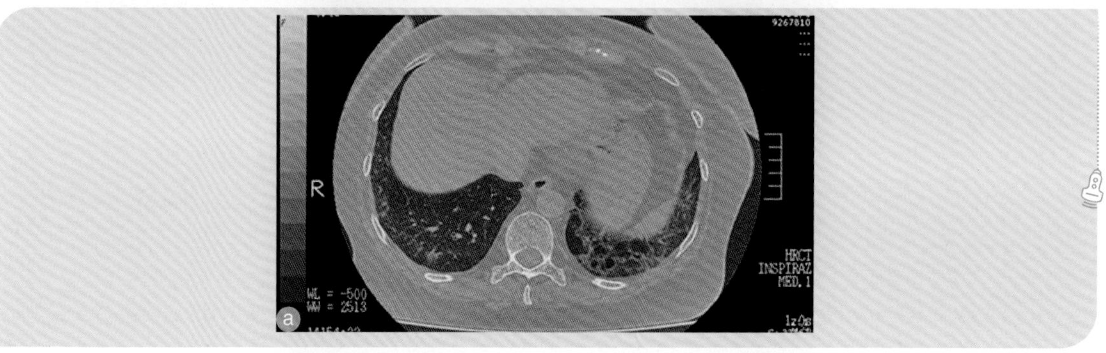

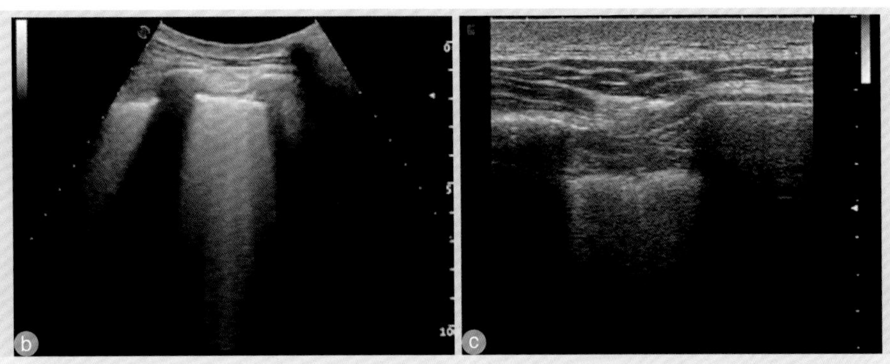

图5.5　a.HRCT（下叶基底/后段）显示小的牵引性亚段细支气管扩张（左侧），具有网状图案和小叶内增厚；b.使用凸阵探头（与左下叶HRCT图像水平相同）显示轻度不规则性和增加的胸膜线厚度，还可以看到B线；c.使用线阵探头（与右下叶凸阵探头图像水平相同）可以更好地观察胸膜线的明显不规则性，并且显示某些部分的厚度增加

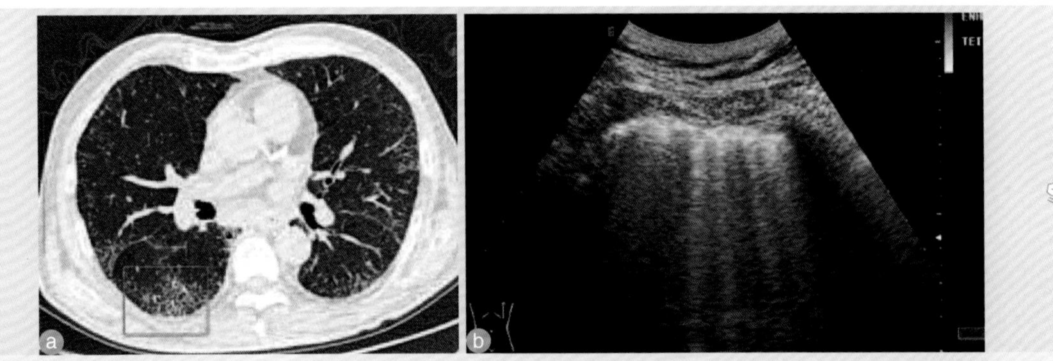

图5.6　a.HRCT（下叶上段）显示胸膜下小叶内/小叶间间质轻度增厚（右侧），伴有轻微牵拉的亚段细支气管扩张，无蜂窝状；b.使用凸阵探头（与右下叶的HRCT图像相同）显示不规则和增厚的胸膜线（>4 mm），也可以看到B线

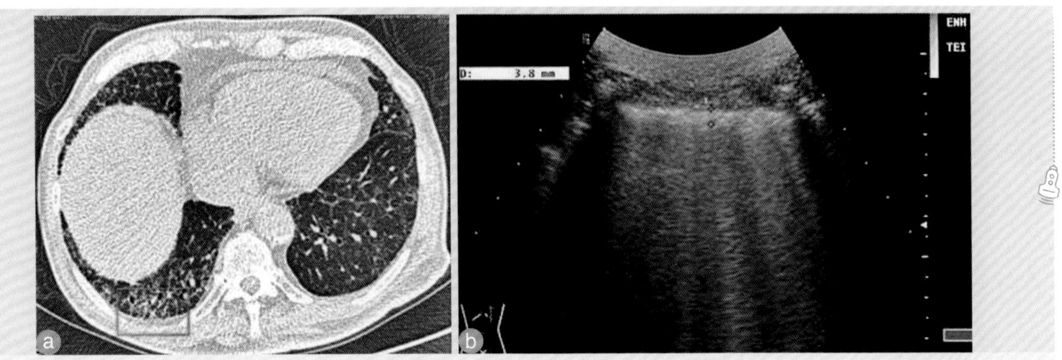

图5.7　a.HRCT（下叶后段）显示非常轻微的胸膜下小叶内/小叶间质增厚（第1天），无蜂窝状和轻微的纤维化磨玻璃影；b.TUS使用凸阵探头（与右下叶HRCT图像水平相同）显示模糊的轻度不规则、碎裂和增厚的胸膜线（>2 mm），模糊伪影数量增加

小结

从一个有明确特发性肺纤维化的临床相关病史，并且以HRCT与病理诊断（视频辅助胸腔镜手术）明确的普通型间质性肺炎，去理解TUS与HRCT相关的内容（以及不与HRCT精确关联的情况下进行超声诊断的局限性和陷阱）很重要。一些重要的考虑因素如下。

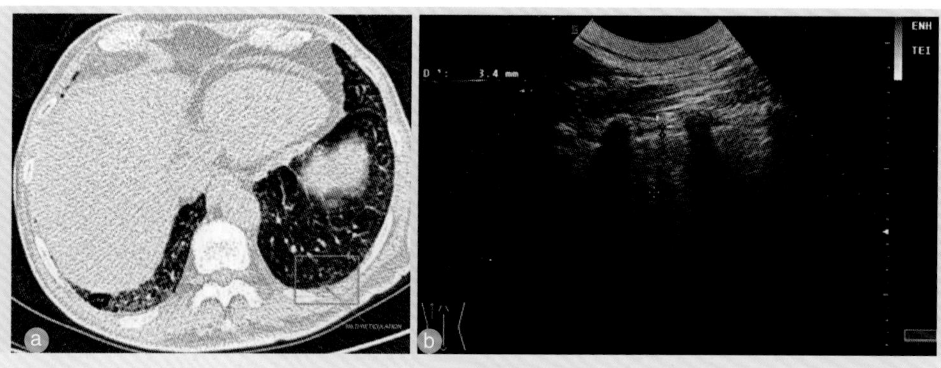

图5.8 a.HRCT（下叶后段）显示轻微局灶性小叶间增厚（左侧），无牵拉性细支气管扩张和（或）蜂窝状；b.凸阵探头（与右下叶HRCT图像相同）显示轻度不规则和增厚胸膜线轻度（>3 mm），B线伪影也可见

- TUS可以观察到纤维化病变，表现为高回声不规则和增厚的胸膜线。在健康个体中未观察到这些影像。
- 胸膜线的不规则在最大的区域似乎很明显和可见扭曲的纤维化改变。胸膜线通常模糊、增厚和支离破碎。
- 蜂窝状区域和牵引性细支气管扩张或间质小叶内增厚和小叶内磨玻璃影改变的区域不能用超声来区分。这些区域可以产生相同的超声影像，会有严重程度的不同，具体取决于扭曲的程度，但超声不会像HRCT那样去区分不同病理变化的肺间质性病变。
- 超声凸阵探头显示了表浅结构最差的空间分辨率，另外还显示胸膜线增厚。
- 肺纤维化的超声影像有时难以相互区分。因此，肺间质性病变可能有很多种不同的超声影像表现，但其无法被高精度识别或量化。因此，必须极其谨慎地评估普通型间质性肺炎。

5.6 非特异性间质性肺炎

非特异性间质性肺炎是几种纤维化间质性肺疾病的潜在演变。其鉴别诊断主要为普通型间质性肺炎/特发性肺纤维化，可以是原发性或继发性（结缔组织疾病、慢性过敏性肺炎、药物毒性）。根据支气管肺泡灌洗液，非特异性间质性肺炎通常预后良好（以淋巴细胞增多为主）。非特异性间质性肺炎对治疗非常敏感，因此可能会被皮质类固醇逆转。然而，侵袭性的非特异性间质性肺炎（支气管肺泡灌洗液显示显性中性粒细胞增多）对皮质类固醇治疗无效，预后较差，类似于普通型间质性肺炎/特发性肺纤维化。

1994年，Katzeinstein和Fiorelli首次描述了非特异性间质性肺炎。非特异性间质性肺炎组织学特征是肺内不同程度和实体的炎症与纤维化，肺泡壁常受累。与HRCT显示的普通型间质性肺炎/特发性肺纤维化影像相比其典型特征如下。

- 变化的时间和空间同质性。
- 在“细胞”而非“纤维化”形式的疾病中以磨玻璃影为主导模式。
- 广泛扩展到中央和胸膜下肺区域。
- 颅尾平面的解剖梯度始终显示下叶的主要改变。这些改变可能仅限于双肺的下部。

• 在轴向平面中，20%～40%的病例观察到轻微的胸膜下保留。

很难基于病理去区分非特异性间质性肺炎和经典普通型间质性肺炎/特发性肺纤维化表现形式的不同。轻度磨玻璃影，严重间质性增厚、网状形成、细支气管扩张和蜂窝状纤维化是严重肺纤维化预后不良的原因。

听诊的特征是噼啪声和“velcro啰音”，其强度低于经典的普通型间质性肺炎/特发性肺纤维化听诊声音。对于肺活量和肺–氧化碳弥散量降低的肺活量测定结果表现为限制性增加或降低。在纵向评估中，磨玻璃影的范围随着疾病的发展而缩小，但网状异常的范围可以持续或扩大（直到达到普通型间质性肺炎模式）。具有非特异性间质性肺炎的HRCT病理结果的患者比具有普通型间质性肺炎的HRCT方面的患者具有更长的生存期。HRCT是检测、特征描述和纵向评估非特异性间质性肺炎的“金标准”。然而，特发性非特异性间质性肺炎的结论性诊断需要多学科团队进行仔细的临床–放射学–病理学评估。

小结

从所呈现的细胞性非特异性间质性肺炎的案例中可以明显看出，鉴于超声诊断时的局限性和陷阱不足，超声诊断与HRCT比较没有精确的关联性，理解超声影像所能显示HRCT相关的内容很重要。一些关键的考虑因素如下。

• 广泛的磨玻璃影变化区域显示，使用凸阵探头的胸膜线厚度仅适度增加（在下叶更明显）。

• 与扭曲和纤维化变化相比，磨玻璃影区域不能确定胸膜线的明显不规则或碎裂（看起来相当线性）。

• 尽管磨玻璃影有病理变化，但可能无法检测到大量伪影。

• 在这方面，更多的研究应该很重要，以澄清或重新考虑TUS在这种情况的早期诊断中的可能作用。

• 尽管有明确的肺泡间质受累，但在HRCT上仍清晰可见。

5.7 慢性过敏性肺炎

慢性过敏性肺炎是一种复杂的慢性炎症性疾病，会影响肺泡/肺的间质和小气道隔室。它是由反复暴露、环境或其他因素（如螨虫、霉菌或灰尘）引起的，能够导致抗原激活。慢性过敏性肺炎分为急性、亚急性和慢性。慢性形式特征是或多或少严重的病理实体的纤维化变化，其中的元素可以“记住”慢性过敏性肺炎的先前阶段（小叶中心结节、空气滞留区域和肺囊肿）。在相同的临床放射学背景下，并且支气管肺泡灌洗液显示淋巴细胞增多症（>30%），慢性过敏性肺炎的诊断是毫无疑问的。诊断的基础是在上叶、轴向/支气管周围纤维化和空气滞留区域中检测到的改变。如果单个叶中至少有三个空气滞留区域，并且这种模式发生在至少四个叶中，同时伴有纤维化改变，那么慢性过敏性肺炎诊断的可能性很大（并且在某些情况下是病理性的）。如果下叶占优势，并且没有明显的多个空气滞留区域，那么通常很难将慢性过敏性肺炎中的普通型间质性肺炎与特发性肺纤维化中的普通型间质性肺炎区分开来。

使用HRCT的慢性过敏性肺炎的主要发现如下。

- 肺中上部区域的改变占优势。
- 支气管周围分布。
- 空气滞留。
- 牵引性细支气管扩张。
- “蜂窝状”（后期）（图5.9，图5.10）。

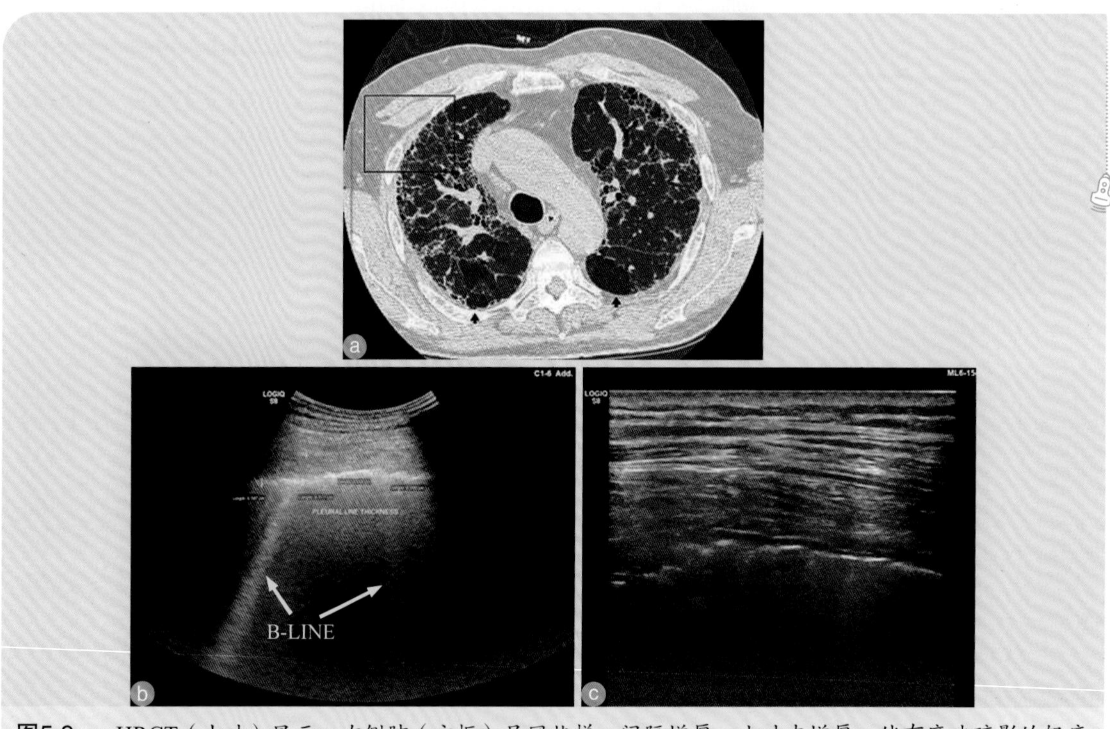

图5.9 a.HRCT（上叶）显示，右侧肺（方框）呈网状样，间隔增厚，小叶内增厚，伴有磨玻璃影的轻度纤维化区域，胸膜下区散在小囊肿，还可以观察到衰减密度降低的小区域，这是空气滞留的典型发现（黑箭头）；b.使用S8 C1-6凸阵探头（与右上叶前段HRCT图像相同水平）显示模糊的、轻度不规则的胸膜线厚度略增加，还存在少量B线；c.使用ML6-15矩阵线阵探头（与右上叶HRCT图像相同水平）可以更好地观察明显不规则和多片断的胸膜线，某些部分的厚度略有增加，模糊伪影的可见度非常差，并且完全无法区分小叶内/小叶间增厚和胸膜下囊肿，这些特征仅在HRCT上可见。B-LINE：B线

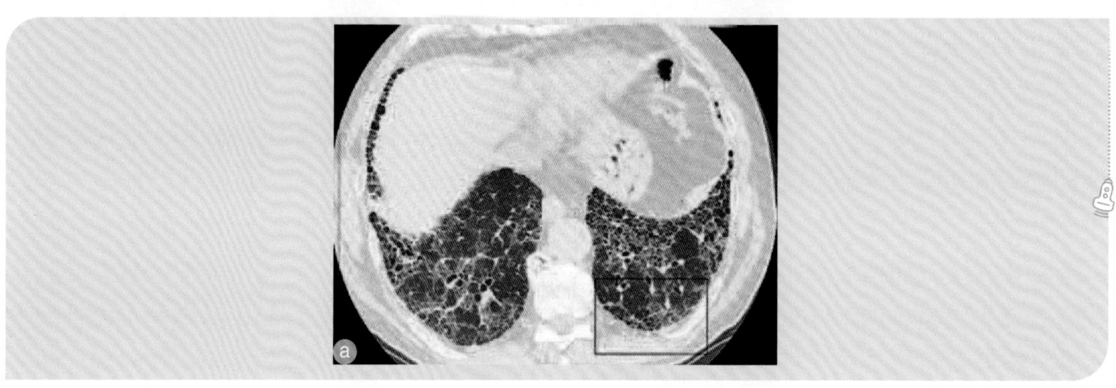

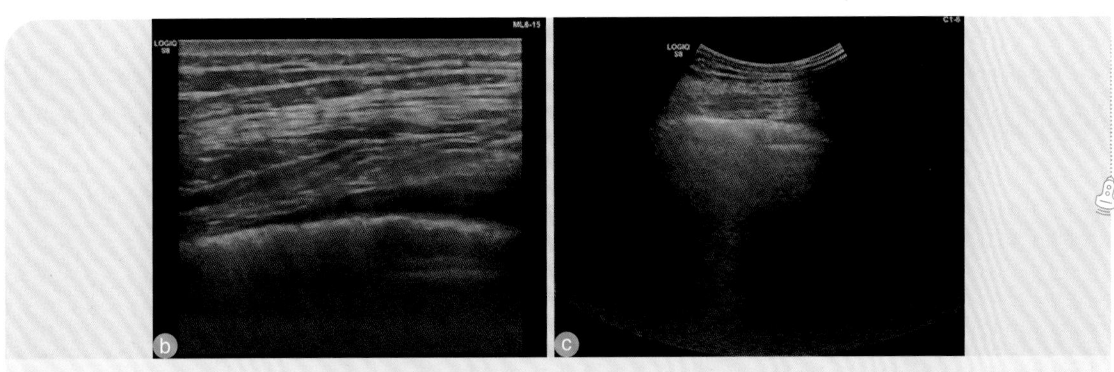

图5.10　a.HRCT（下肺叶）在左侧肺（方框）显示严重网状结构伴间隔增厚、小叶内增厚伴磨玻璃影的附加纤维化区域、牵拉性细支气管扩张和胸膜下区轻微蜂窝状结构，也可以看到衰减密度降低（空气滞留）的小区域；b.TUS使用ML6-15矩阵线阵探头（与右下叶HRCT图像相同水平）显示了明显不规则、略微增厚（>2 mm）胸膜线；c.使用C1-6凸阵探头（与左下叶HRCT图像相同水平）显示模糊和增厚的胸膜线（>3 mm），B线伪影不存在，但在屏幕右侧可以看到A线伪影

小结

- 在超声检查中，纤维化改变可以观察到不规则的、增厚的高回声胸膜线。在健康个体中没有观察到这些特征。
- 胸膜线的不规则在最严重的区域更加明显可见。扭曲的纤维化变化。胸膜线常常模糊、增厚和支离破碎。
- “蜂窝状”区域、牵引性细支气管扩张和（或）间质小叶内增厚与磨玻璃影改变。慢性过敏性肺炎的鉴别不能仅使用超声检查。超声检查或多或少可以产生相同的超声伪像，这取决于干扰的严重程度。超声不能区分从一种病理状态到另一种病理的改变，只能通过HRCT实现。
- 线阵探头可以对胸膜线进行更好和更明确的评估，但在某些情况下，其可能不利于显示伪影（如普通型间质性肺炎/特发性肺纤维化）。
- TUS凸阵探头显示浅表结构最差的空间分辨率。其显示了胸膜线厚度的不真实和自相矛盾的增加，胸膜线看起来更粗，不易区分。在左下叶明显失真的区域，超声也可能检测到混响伪影，这些A线与HRCT的纤维化改变的影像是不相关的。

5.8 脱屑性间质性肺炎

在特发性间质性肺炎的分类中，脱屑性间质性肺炎是一种与吸烟有关的间质性肺疾病，其特征是在富含色素的肺泡巨噬细胞中积聚。在由刺激性/化学烟雾引起的急性中毒中也观察到脱屑性间质性肺炎样改变。HRCT影像的特点如下。

- 广泛分布的磨玻璃影结节。
- 小叶间隔增厚。
- 下区优势占75%，胸膜下分布占60%，随机分布占25%。
- 散在的肺囊肿（20%）。
- 线状和网状混浊。

• 牵引性细支气管扩张和蜂窝状（<10%的病例为末期脱屑性间质性肺炎）。

脱屑性间质性肺炎需要与非特异性间质性肺炎鉴别诊断，其中牵引性细支气管扩张和体积减小通常可见。吸烟史和支气管肺泡灌洗液中的巨噬细胞史支持脱屑性间质性肺炎的诊断（图5.11）。

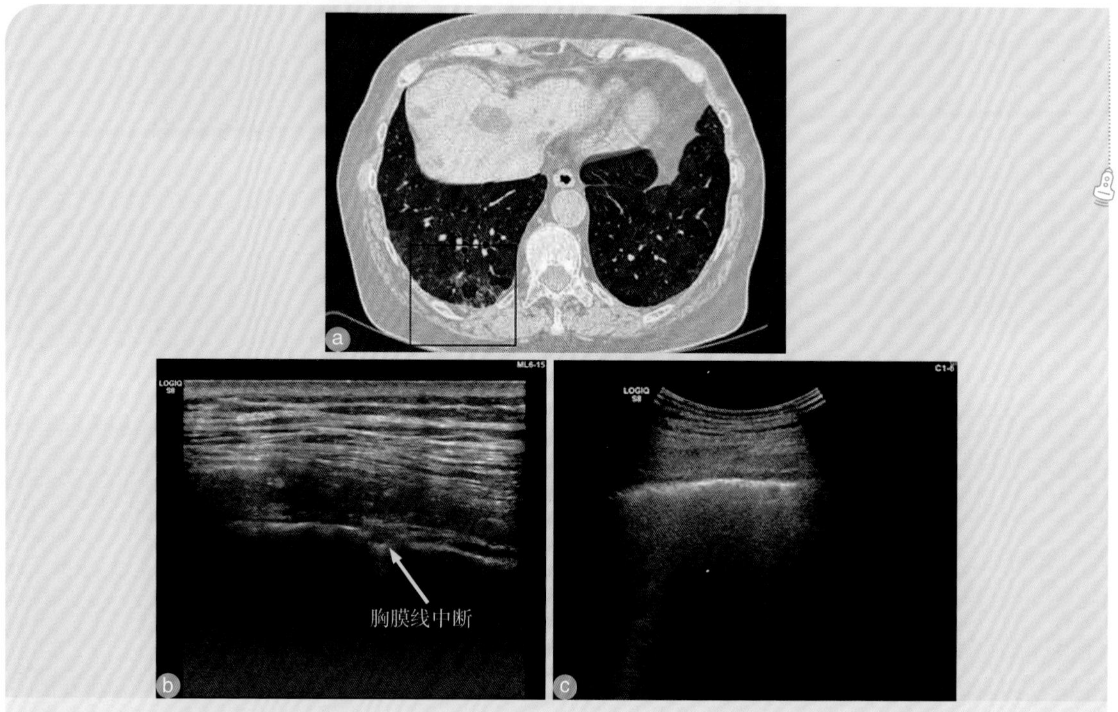

图5.11 a.HRCT（下叶），右侧（方框）双肺大面积磨玻璃影，右肺占优势。轻度网状组织，间质增厚，但无牵拉性细支气管扩张或蜂窝状。衰减轻度降低的小区域可能与吸烟有关。可以观察到右下叶后段的局灶性不规则胸膜增厚；b.使用C1-6凸阵探头（与HRCT图像相同水平），在左下叶显示某些部位的胸膜线轻度模糊和增厚（>3 mm）。在屏幕的右侧可以观察到一个轻度不规则低回声区，还存在少量B线；c.使用ML6-15矩阵线阵探头（与左下叶HRCT图像相同水平）可以更好地观察胸膜线，在某些部分胸膜线轻度不规则、模糊、碎片化和轻微增厚（>2 mm）

小结

TUS必须与HRCT密切相关才能做出正确的诊断，一些重要的考虑因素如下。

• HRCT广泛的磨玻璃影区域可能与某些部位胸膜线的厚度增加有关。

• 超声的线阵探头由于其分辨率能力，可以对胸膜线进行更好和更明确的评估。

• 使用超声凸阵探头突出了胸膜线的厚度增加，该线具有不明确且粗糙的图案。

5.9 其他浸润性肺疾病

结节病

结节病是一种全身性特发性疾病，主要影响肺部。病理“关键发现”是非坏死性肉芽肿，其在许多器官中发展，也可能会消失或可能进展导致终末期肺纤维化的纤维化改变。

典型的症状是疲劳、盗汗和进行性体重减轻。2/3的患者可以得到缓解，而在1/3的患者中，疾病会恶化，从而确定对肺、脑、心脏、皮肤、肝脏或脾脏的损害，尽管疾病分期（Ⅰ～Ⅳ期）是基于胸部X线片。胸部HRCT是诊断结节病的“金标准”，因为结节病的特征是特定的嗜性和“贪婪”淋巴组织（淋巴结、裂隙、小叶间隔和胸膜室）。因此结节位于这些结构旁边（经典的外淋巴分布）。鉴别诊断包括慢性过敏性肺炎、特发性胸膜肺实质弹力纤维增生症、放射性肺炎、肺结核、滑石粉病和硅沉着病。在结节病末期，蜂窝状大囊肿很明显。

（1）主要发现

- 上/中肺区域有周围淋巴分布和优势的小结节，以及中央分布的裂隙和小叶间隔。
- 纵隔淋巴结受累，有时伴有钙化。
- 大结节和（或）星系征的合并。
- 许多小结节决定了磨玻璃影的特征（非典型发现）（图5.12，图5.13）。

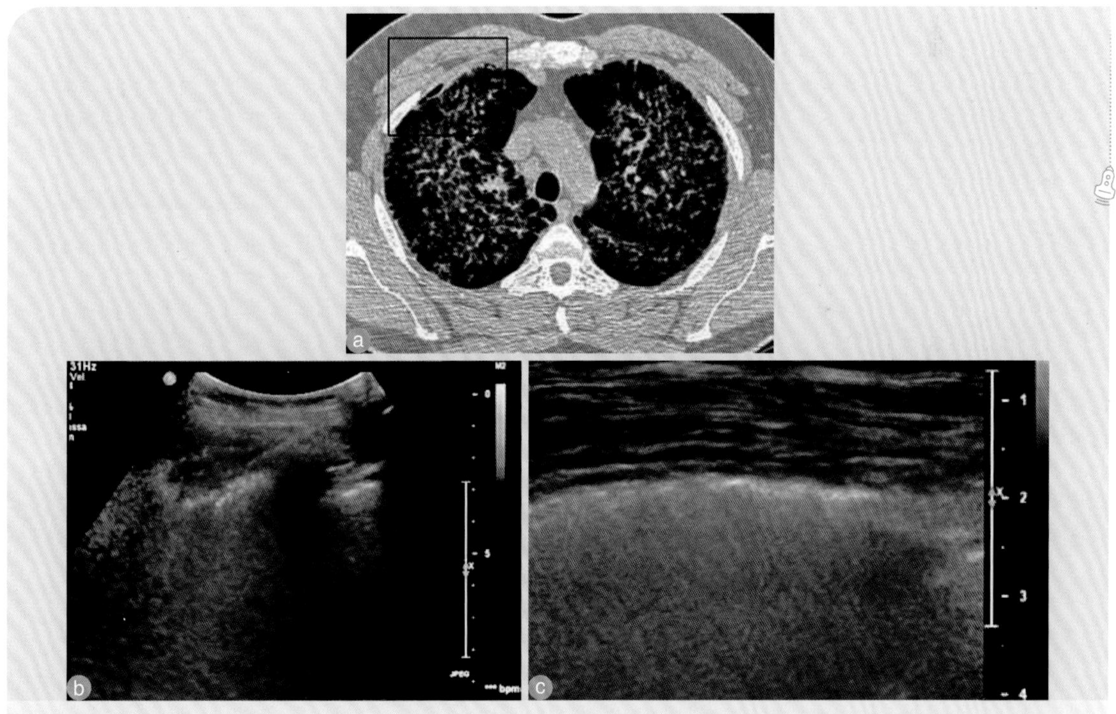

图5.12 a.HRCT（上叶），右侧（方框）显著间隔增厚，小结节呈淋巴管分布。在上肺叶（右上肺叶前段）的胸膜下区域附近可见粗大和不规则的网状混浊；b.在与HRCT图像相同的水平上，使用C1-5凸阵探头显示多片断、不规则和增厚（>3 mm）的胸膜线，该超声影像不是结节病特有的；c.在与HRCT图像相同的水平上，使用L12-5线阵探头显示不规则、变钝、破碎和增厚（>2 mm）的胸膜线

（2）小结

- 结节病的特征在于肺和胸膜腔的网状（间隔室和淋巴管周围型）和结节性改变。因此，超声可以显示胸膜线的轻微或显著不规则改变，表现为外观模糊、破碎和增厚，尤其是在胸部的上、中1/3处。
- 使用凸阵和线阵探头，胸膜线的局部厚度增加可能更明显。

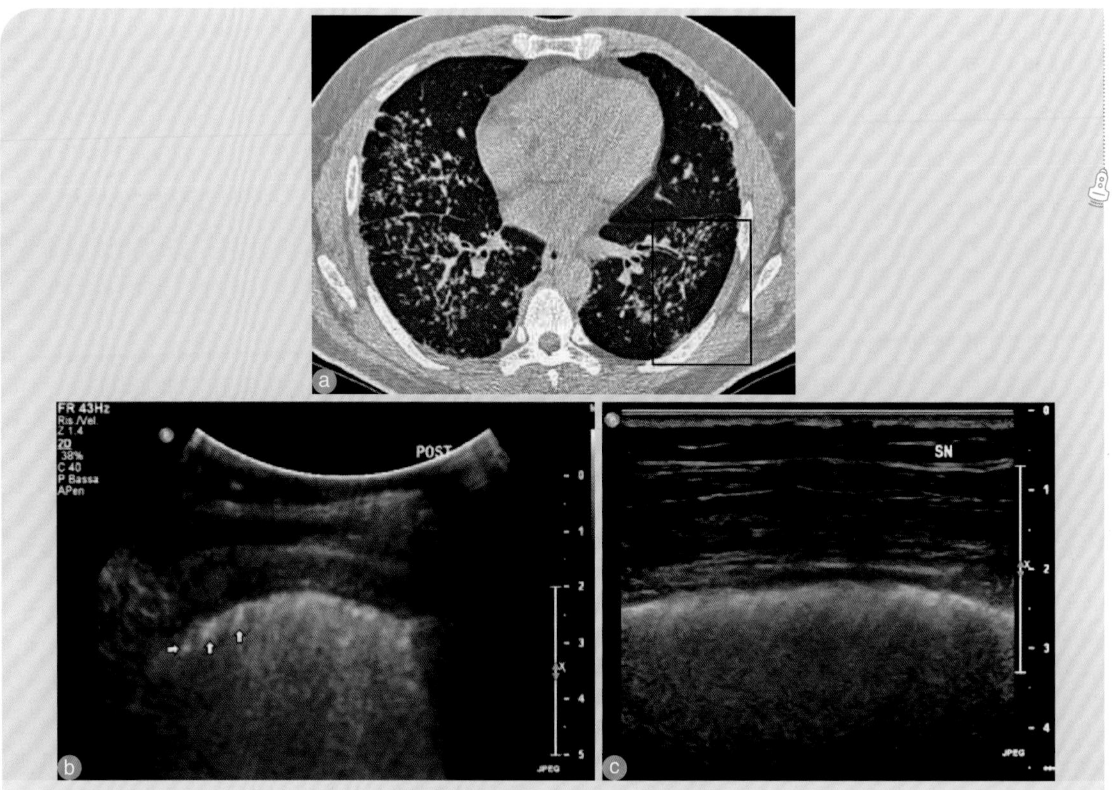

图5.13 a.HRCT（下叶），左侧（方框）为外淋巴分布的小结节，在左肺叶的胸膜下隔室中可见粗大和不规则条状网状混浊和少数结节，对称分布的改变和一些未定义的伪影是明显的证据；b.在与HRCT图像相同的水平上，使用C1-5凸阵探头突出显示在破碎的胸膜线的某些部分，厚度略有增加（>3 mm），该超声影像不是结节病特有的，彗尾（箭头）和一些未定义的B线伪影很明显；c.在与HRCT图像相同的水平上，使用L12-5线阵探头显示不规则、模糊、破碎和增厚（>2 mm）的胸膜线

5.10 结核病

结核病是一种特别严重的传染病。结核病的临床和放射学表现取决于免疫状态、年龄和以前接触过结核分枝杆菌。结核病主要发生在具有天然免疫力的个体中。具有获得性特异性免疫的人可能会发生原发性肺结核。

临床和影像学表现有发热、咳嗽、乏力、体重减轻、咯血、支气管肺炎浸润、胸腔积液、空洞实变、结节，以及小气道和纵隔淋巴结的改变。原发性肺结核通常涉及上叶。与原发性肺结核相比，这是一种急性/亚急性疾病，原发性结核病通常是慢性的，进展缓慢，如果治疗不当，会导致高发病率和高死亡率。胸腔积液在原发性肺结核中更常见，通常是单侧发生的。原发性肺结核的后遗症可能是局部肺纤维化（纤维胸腔）、支气管扩张症、气蚀、钙化、肉芽肿、致密的纤维化带，以及由缩窄性细支气管炎、支气管胸膜瘘或肺癌引起的空气滞留区域。

5.11 粟粒性结核

粟粒性结核的特征是多发小结节（直径为3～5 mm），边缘明确，分布在肺2/3以上，呈随机分布。这种模式是由大量血行播散性结核引起的（图5.14，图5.15）。

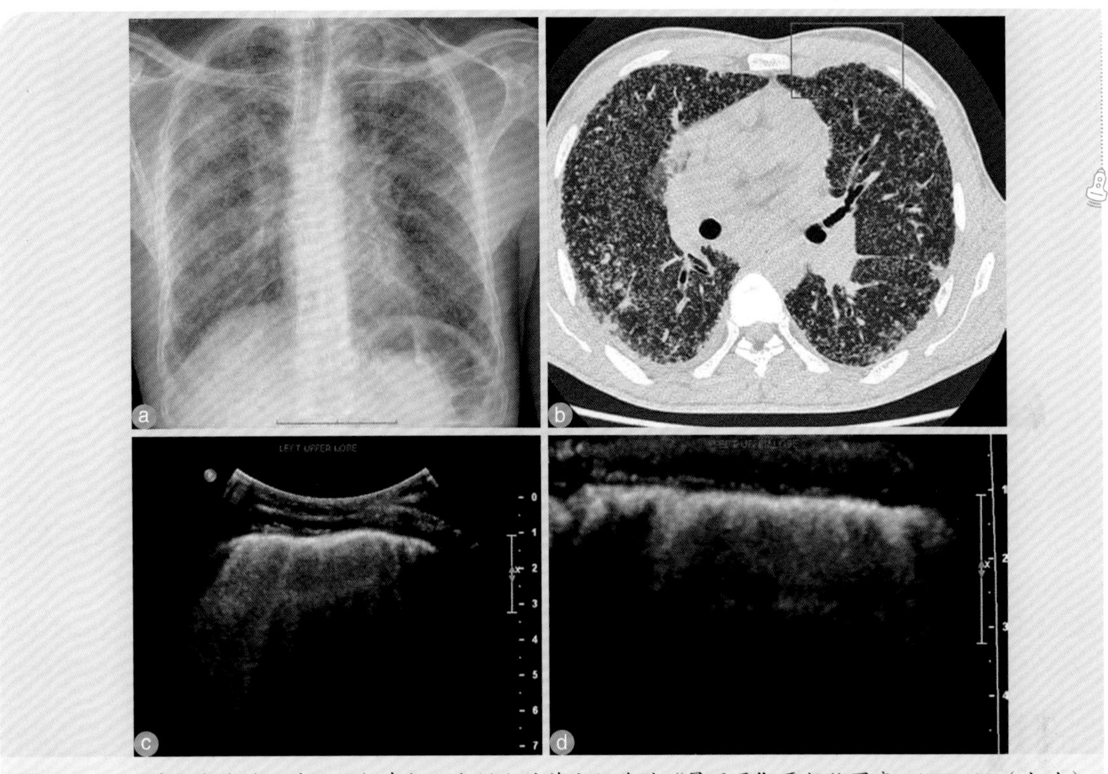

图5.14　a.胸部X线片（后前位观）有数百个微小结节和经典的"暴风雪"粟粒状图案；b.HRCT（上叶）在左侧（方框）显示随机分布的多个结节的证据，直到胸膜线清晰可见；c.在与HRCT图像相同水平上，使用C1-5凸阵探头突出显示了一条增厚的胸膜线（>3 mm），这与胸膜层的实际增加无关（图5.13），可以看到多个（一些发散的）彗尾和B线/环形下降现象；d.在与HRCT图像相同水平上，L12-5线阵探头指出不规则、模糊、破碎和增厚（>2mm）的胸膜线。因此，不可能将粟粒性结核与另一种类型肺病（如肺纤维化中的网状或结节病中的结节状）区分开来

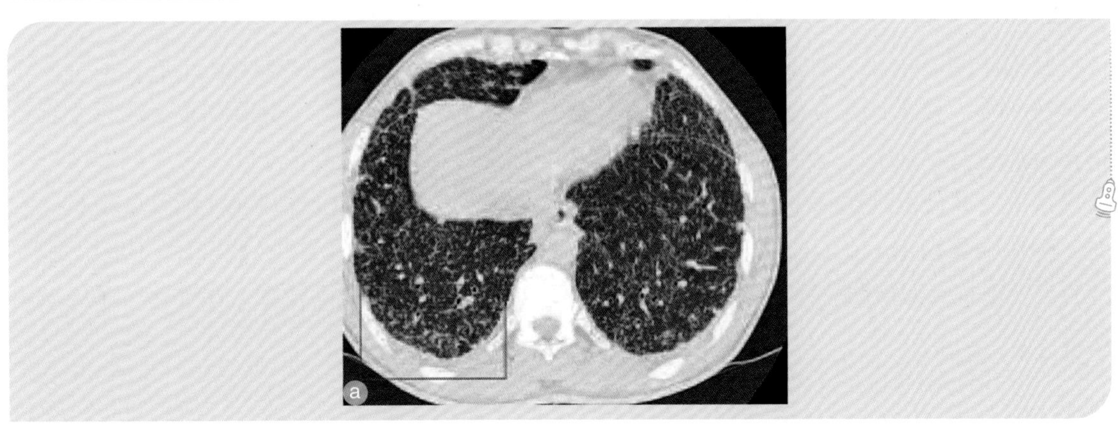

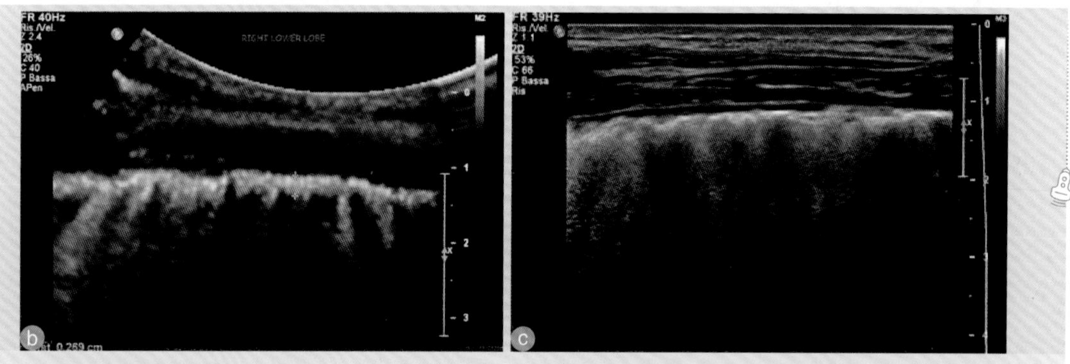

图5.15 a.HRCT（上叶）在右侧（方框）显示随机分布的多个微小结节，直至胸膜线；b.在与HRCT图像相同水平上，使用C1-5凸阵探头显示多个（一些发散的）无角、聚结、模糊、彗尾和B线，正常的高回声胸膜线（0.28 mm）和增厚的胸膜线（>3 mm，某些情况下）清晰可见，从HRCT可以清楚地观察到，附着在胸膜上的结节与之前分析的可能的纤维化变化（如普通型间质性肺炎、非特异性间质性肺炎、脱屑性间质性肺炎或慢性过敏性肺炎的模式）无法区分，结节也可以产生彗尾、环、模糊或合并伪影，这与许多其他条件具有相同的超声影像；c.在与HRCT图像相同水平上，使用12-5L线阵探头指出一条不规则、模糊、破碎和增厚（>2 mm）的胸膜线

小结

• 粟粒性结核的特征是在双肺中随机分布数百个微小结节。许多靠近裂隙和胸膜层。因此，超声可以突出显示高回声的轻微或显著不规则的胸膜线，其特征是从肺尖到肺底部的模糊外观、碎裂和增厚。

• 比较超声和HRCT扫描，很明显，超声无法区分附着在胸膜上的结节与之前分析的纤维化变化（如普通型间质性肺炎、非特异性间质性肺炎、脱屑性间质性肺炎和慢性过敏性肺炎的模式）。此外，结节可以确定B线和模糊/合并共存的非特异性模式。

• 在超声影像下，胸膜线的显著变化为外观模糊和破碎，可能提示侵袭性或晚期纤维化疾病。因此，超声模式可能是一个混杂因素。只有临床评估、实验室数据和HRCT才能正确诊断粟粒性结核。

5.12 肺泡微结石病

肺泡微结石病是一种罕见的特发性疾病，其特点是在肺泡内弥漫性地分布着多个微小的钙沉积物。胸部HRCT被认为是肺泡微结石病诊断的“金标准”。HRCT显示数百个具有钙化特征的微小结节，呈粟粒状分布，具有“沙尘暴”特征。结节在中叶、右中叶和下叶呈高患病率。其他发现包括中隔增厚、磨玻璃影，以及在某些区域出现“疯狂铺路”模式。有时，存在胸膜钙化。在TUS中，尽管间质/肺泡受累严重，但未检测到A线和B线伪影。唯一的TUS发现是高回声胸膜线（图5.16，图5.17）的厚度增加和不规则轮廓（在背侧下肺区域更明显）。

小结

肺泡微结石病的特征是双肺随机分布的小结节。超声可以显示轻微或明显不规则的高回声胸膜线，其特征是双肺外观模糊和增厚。

尽管间质/肺泡受累严重，但没有观察到水平混响（A线）或垂直伪影（B线）。唯一的TUS发现是高回声胸膜线的厚度增加和不规则轮廓（在背侧下肺区域更明显；仅使用凸面换能器可见）。这一发现可能是由于直接位于增厚胸膜下方的微囊变化（“微蜂窝”）。附着在胸膜上的结节（从HRCT中看到）与可能的纤维化变化（如普通型间质性肺炎、非特异性间质性肺炎、脱屑性间质性肺炎和慢性过敏性肺炎的模式中所见）没有区别。

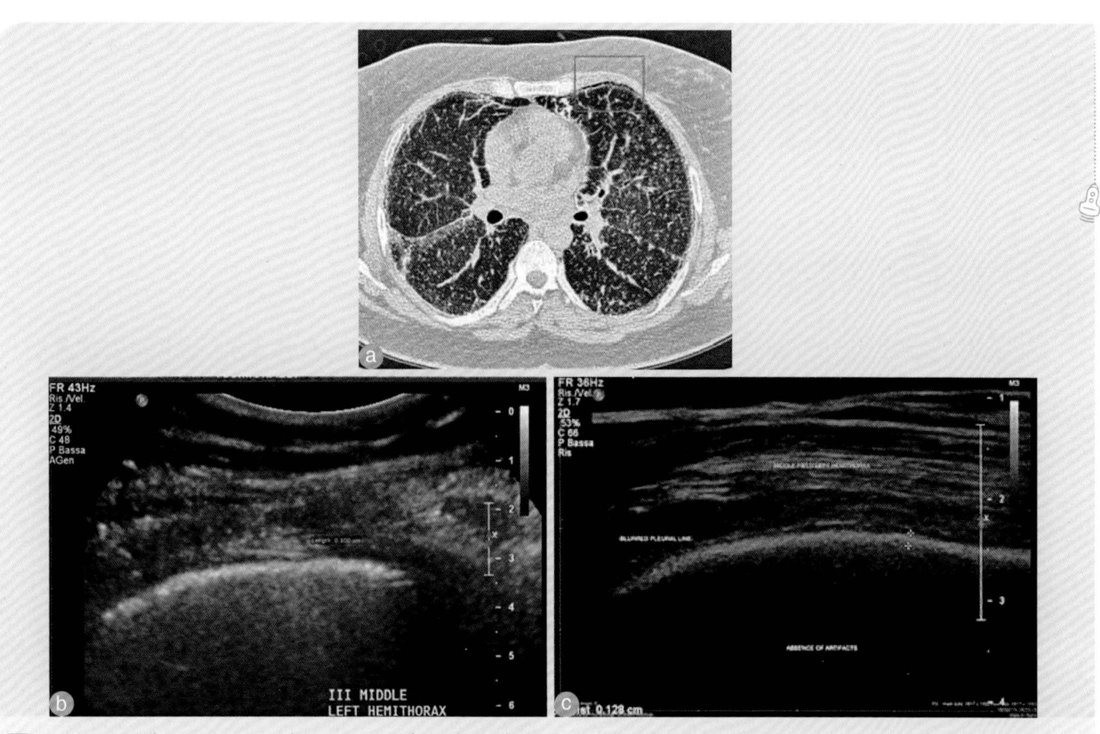

图5.16 a.胸部HRCT显示多个微小结节和磨玻璃影（“砂岩样”）的弥漫性随机分布，高度提示上肺叶肺泡微结石病，双侧胸膜腹侧区域也有细微的囊性变化，并被确定为胸膜暗线，此外，双肺中存在多个微小结节和光滑的小叶间隔增厚；b.使用C1-5凸阵探头（与HRCT图像相同水平）显示高回声胸膜线正常值的最大极限——3 mm（这与HRCT上显示的胸膜层的实际增加无关），与HRCT上明显的大体病理（结节性和间质性）证据相比，存在无法解释的伪影缺失；c.使用L12-5线阵探头（与HRCT图像相同水平）可以更好地观察模糊的胸膜线，此外，胸膜线以下有不确定的伪影缺失

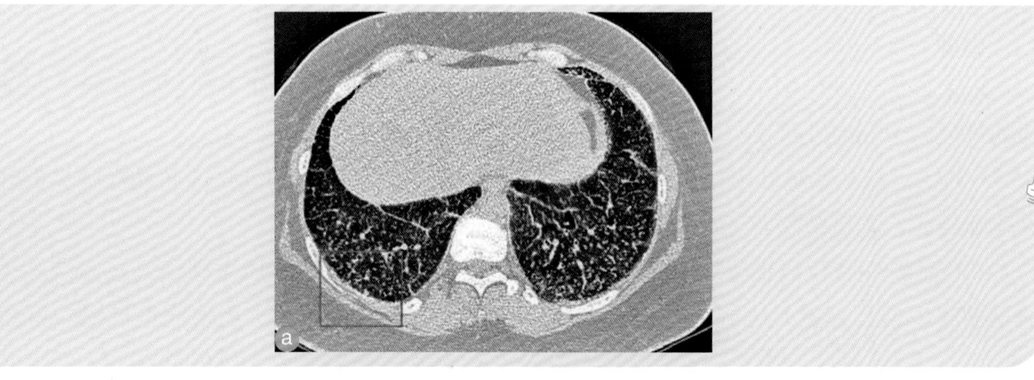

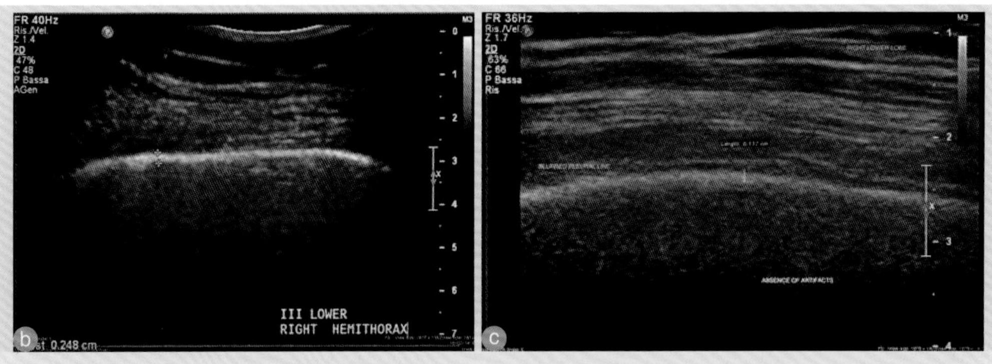

图5.17 a.胸部HRCT显示多个微小结节和磨玻璃影（“沙尘暴”特征）的弥漫性随机分布，高度提示上肺叶肺泡微结石病，双侧胸膜下腹侧区域也有细微的囊性变化，并被确定为胸膜暗线。此外，双肺中存在多个微小结节和光滑的小叶间隔增厚。b.使用C1-5凸阵探头（与HRCT图像相同水平）显示正常的高回声胸膜线——2.4 mm（这与HRCT上显示的胸膜层有关）。与HRCT上明显的混合型（结节性和间质性）疾病的证据相比，没有任何证据。c.使用L12-5线阵探头（与HRCT图像相同水平）显示没有胸膜线下方具有模糊方面的假象

5.13 结缔组织病相关间质性肺病

肺受累是结缔组织病最常见的关节外特征之一。间质性肺病在系统性硬化病中很常见。在系统性硬化病中，肺纤维化通常始于肺的外周下部胸膜下部位。间质组织中的这种纤维化反应通常伴随（在可变时间范围内）急性肺泡炎。

系统性硬化病患者最常见的HRCT模式是非特异性间质性肺炎，磨玻璃影比例较大，粗网状结构程度较低。但是，在极少数情况下，也可以看到普通型间质性肺炎模式。蜂窝状囊肿可见于多达1/3的系统性硬化相关间质性肺病患者，并且在局限性皮肤系统性硬化病患者中更为常见。HRCT影像表现可预测潜在的组织病理学，网状组织代表活检中的潜在纤维化，而实变代表炎症。

在系统性硬化病患者中，肺纤维化最初累及下胸膜下区域肺，尽管有一些限制，但在很大程度上可以通过超声进入（参见5.3）。学者们调查了超声在间质性肺病中的应用。TUS可能是系统性硬化病管理中一种有用的补充方法，因为其作为间质性肺病的筛查工具比肺功能检查更敏感。因此，研究者认为，至少在没有肺和心脏并发症的患者中，超声可能是一种有价值的工具，用于在疾病的早期阶段和治疗的后续阶段选择进行胸部HRCT，并显著节省成本和减少辐射暴露。

小结

• 在系统性硬化病中，肺纤维化通常从胸膜下肺组织的外周和下部位置开始，并随着疾病的进展向上和向外扩散。

• TUS可能是系统性硬化病管理中一种有用的补充方法，因为其作为间质性肺炎的筛查工具比肺功能检查更敏感。

• 在系统性硬化病患者中看到的HRCT模式通常是非特异性间质性肺炎，在系统性硬化病的早期和中期具有更大比例的磨玻璃影和更低程度的粗网状结构。当疾病进展时，网状结构

和变形增加，室间隔/小叶间/小叶内增厚导致牵引性细支气管扩张，最后，在极少数情况下，呈现蜂窝状。

- HRCT上看到的影像可以预测潜在的组织病理学，网状组织代表活检中的潜在纤维化，而实变代表炎症。
- HRCT是诊断结缔组织病相关间质性肺病的“金标准”。

5.14 结论

某些情况下发现超声对间质性肺病很敏感（但不是特定的）。间质性肺病可在早期借助HRCT进行诊断。TUS是HRCT和传统放射学用于研究胸膜和间质性肺病的有用补充工具。另一方面，在最重要的科学指南中尚未引用在间质性肺疾病中可能出现的TUS标志。此外，必须深入掌握超声的物理原理、机器设置、基于超声的解剖学和超声影像的一般原理，并且具有操作TUS的长期经验，才可以避免误诊。

（汪洋、袁佳辉　译）

参考文献

Francesco Feletti,
Bruna Malta,
and Andrea Aliverti

第六章

胸膜病变

6.1 引言

TUS可以识别、评估和控制胸腔积液与气胸，还可以为炎症和肿瘤性胸膜疾病提供有用的信息。使用超声检查胸膜情况需要对超声信号和正常的表现有清楚的了解。

6.1.1 胸膜线

胸膜由一层间皮细胞和一层薄的支撑性支架组成，支架与体循环的毛细血管网络、淋巴管和神经末梢相连，后者仅存在于壁层胸膜中。

在正常情况下，脏层的小叶组织和壁层胸膜在TUS中是无法区分的，表现为一条高回声线，称为胸膜线（图6.1）。

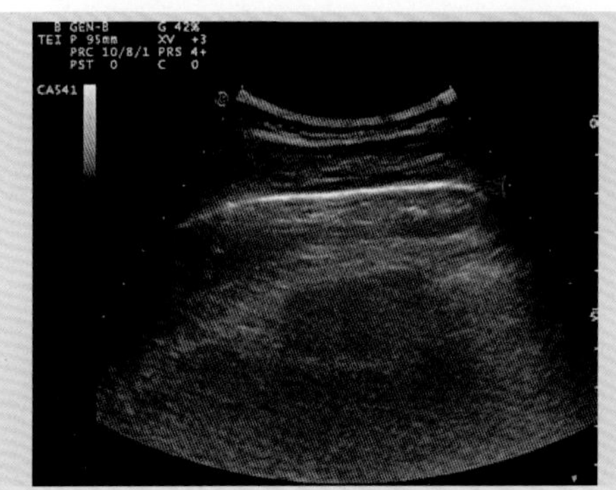

在生理条件下，脏层胸膜和壁层胸膜在TUS上无法区分，表现为一条清晰的高回声线（箭头）

图 6.1 胸膜线

6.1.2 肺滑动

在呼吸运动中，可见脏层胸膜沿胸膜线向壁层胸膜滑动，这种正常的表现称为肺滑动或胸膜滑动征。如果两层胸膜不能相互移动，就像瘢痕粘连、肺不张或呼吸暂停，则没有肺滑动。此外，当壁层胸膜下的脏层胸膜缺失时，肺滑动消失，即气胸或肺切除术。

6.1.3 A线

A线是生理条件下存在的典型混响，当超声的声阻在胸膜线处突然发生改变——从软组织（平均声阻抗约为1.5 g/cm^2）到空气（声阻抗为42.8 g/cm^2）。

超声声束被强烈反射并返回到换能器，超声屏幕显示胸膜线的图像。换能器可以反射大部分的超声波并再次传播到胸膜线，在那里重复反射，形成胸膜线的第二次显示。根据第一次发射超声波和第二个回波信号之间的时间，第二次显示在屏幕上显示的深度是第一次的两倍（参见第1章和第2章）。超声波在超声探头和胸膜线之间反弹，直到被完全吸收，产生一系列更弱和更深的超声信号。

这些平行于胸膜线且回声随着深度的增加而降低的线状图像称为A线（图6.2）。在某些条件下，构成胸壁组织层之间的界面也有助于A线的形成。

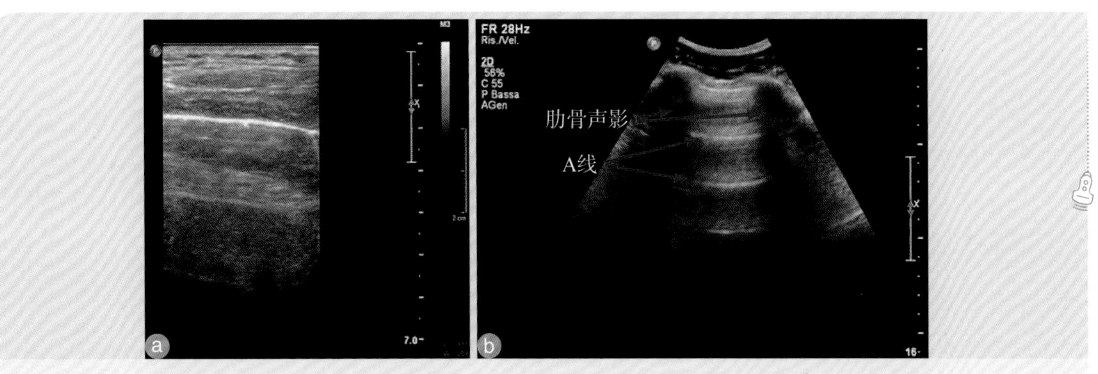

a、b.线阵和凸阵探头声像图，A线的正常表现，这取决于软组织和空气的不同声阻抗所产生的混响，表现为与胸膜线平行的线状图像，并随着深度回声逐渐减弱

图 6.2　A 线的正常表现

6.1.4　Z线

Z线是从胸膜线开始并向下垂直的线。Z线较短，长度为1 ~ 3 cm，相对于胸膜滑动固定，可与A线共存。由于这些特点，Z线很容易与B线区分开来，B线更长，随着肺部滑动而移动，通常取代A线。尽管来源不明，但它们是超声正常发现的一部分，它们的形状像彗星尾巴，很可能与由壁层胸膜微钙化或小脂肪组织增厚引起的内部混响有关。

6.2　胸腔积液

在正常的生理条件下，脏壁两层胸膜之间存在一层薄薄的液膜，通过在肺和胸壁之间建立一个机械耦合系统来保证它们的相互流动。一般来说，胸膜腔内有约5 mL液体，主要由壁层胸膜产生，这是由于毛细血管静水压与胸膜腔负压之间存在梯度。壁层胸膜约占胸腔引流的75%。它的淋巴管可以使其吸收能力增加20倍，必要时可在不同情况下改变，确保有显著的安全边际防止胸腔积液形成。

胸腔积液的量是根据静水压和胶体渗透压之间的平衡来调节的（Starling定律）。胸腔内液体产生的增加可能导致胸腔积液，这可能取决于毛细血管通透性的增加，如炎症性疾病中的炎性渗出物或静水压的增加，如心力衰竭中的渗出物。胸腔积液也可由重吸收减少引起，如肿瘤浸润性胸膜血管阻塞，或全身静脉压力升高导致淋巴回流减少。

引起胸腔积液的一种罕见原因是低钠血症，相反，肺不张可能增加胸腔负压，导致胸腔积液增多。最后，胸腔积液可能起源于腹膜，并通过不连续的膈肌或膈淋巴管到达胸膜。

6.2.1　超声方面

胸腔积液可能具有相同的声像图表现，无论其来源和化学物理成分如何。在TUS中，胸腔积液呈四角形、梭形、半月形或圆形，其深侧为脏层胸膜，称为肺线。当积液下方的肺通气时，由于声波被完全反射，因此没有后方的强化。相反，如果肺是实变的，则有不同程度的后方强化。

呼吸循环经常改变积液的分布，导致胸膜层移动；在M型模式下，这会产生正弦曲线，也称为正弦波征。对于TUS，为了更好地显示后肋裂窦内的微小积液，患者可能会被要求采取坐位或轻微弯腰。通过这样的体位，积液会在低垂部位积聚，并更容易被超声发现。

有时，彩色多普勒超声可能对小的胸腔积液有进一步的帮助，因为其可以检测到与呼吸周期或心跳同步的小液体位移：这是液体彩色征象，其敏感性为89.2%，特异性为100%。

在超声研究中，血清-胸腔积液一般表现为无回声空间，随着呼吸运动，其空间排列迅速改变。大多数炎性胸膜积液（图6.3）常与胸膜增厚或肺实变有关，并可能含有小颗粒悬浮物，也可能表现为低回声或分隔（图6.4）。

肿瘤性积液几乎总是富含悬浮微粒物质，并通常有纤维蛋白缝隙或分支。

血胸（图6.5）和脓胸典型的回声分布均匀；然而，它们也可能最终以非回声空间的形式出现。

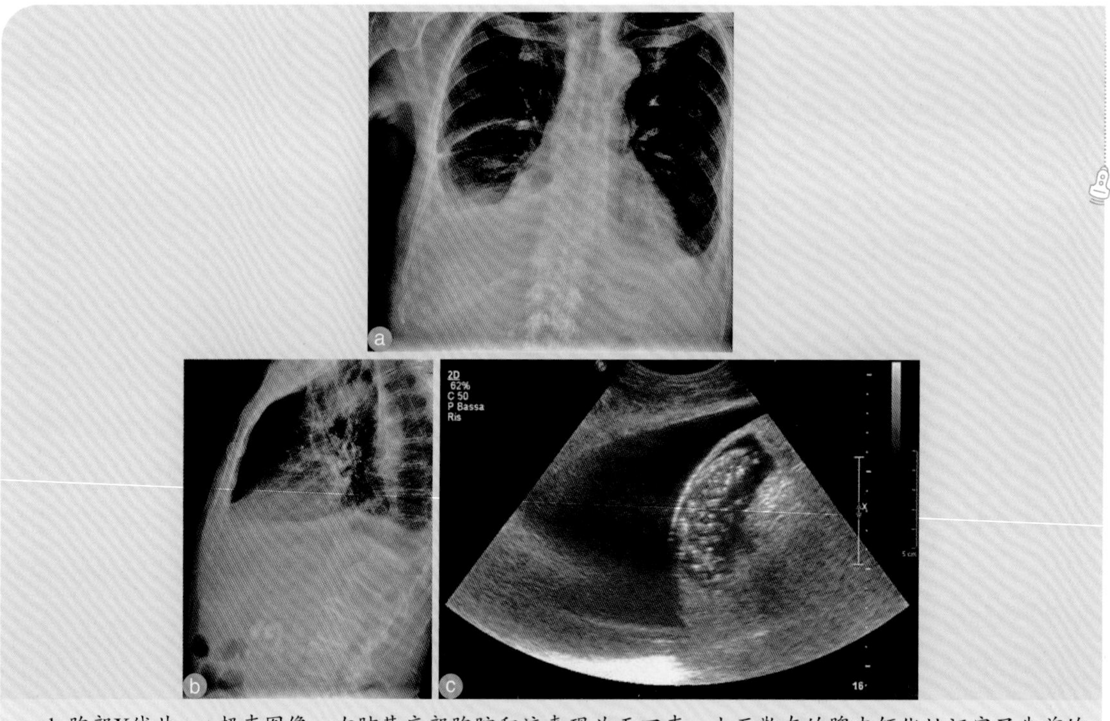

a、b.胸部X线片；c.超声图像。右肺基底部胸腔积液表现为无回声，小而散在的脾内钙化灶证实了先前的病理结果，该患者曾因结核病接受过右肾切除手术

图 6.3　54 岁粟粒性结核患者的胸腔积液表现

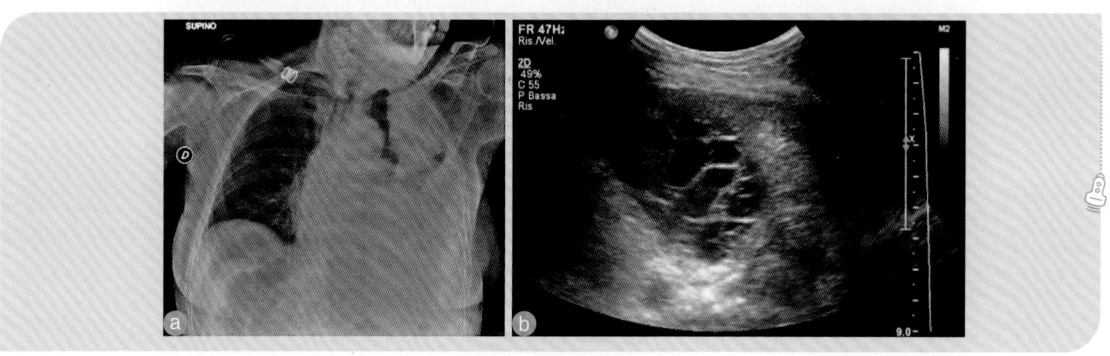

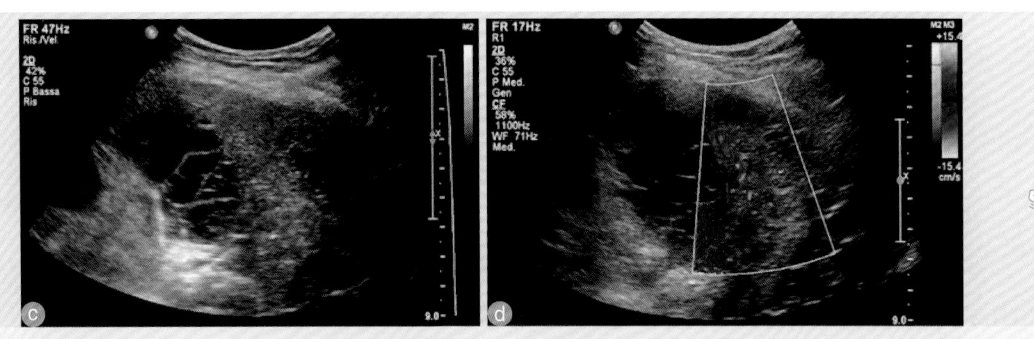

a.白肺的X线片；b.超声扫描显示了渗出液的包裹性质；c.超声能区分胸腔积液和相关的肺不张部分；d.在发生肺不张时，彩色多普勒超声能更好地显示血管，这些血管平行排列，证明肺容积减少

图 6.4 大量胸腔积液

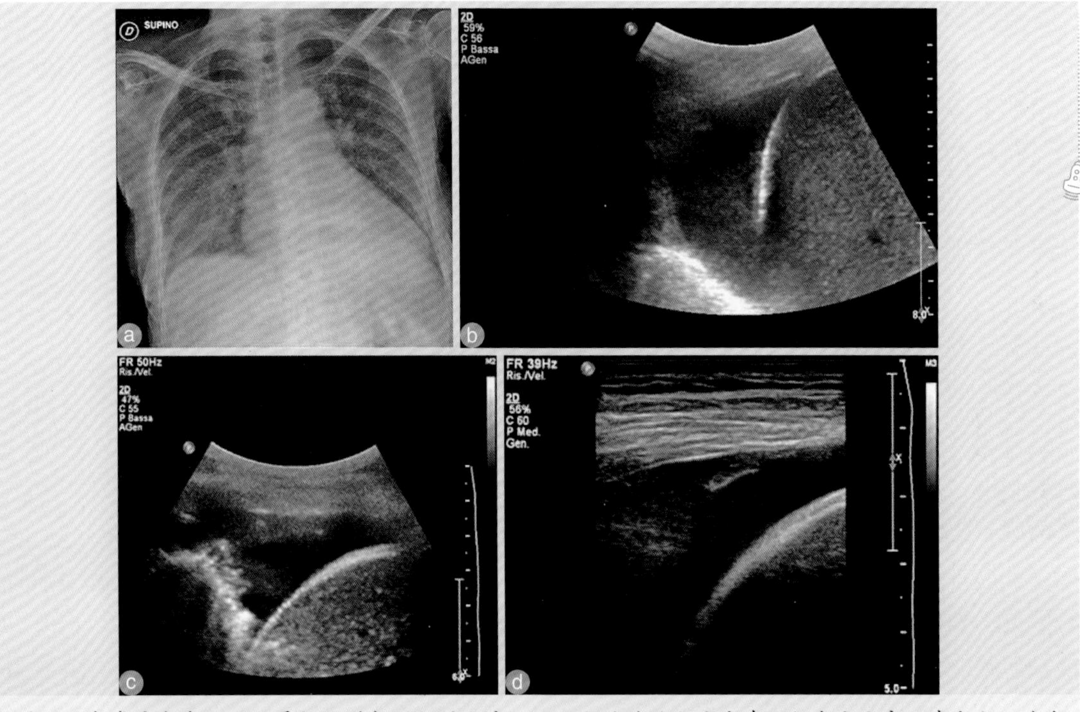

转移性黑色素瘤患者，因肋骨损伤引起医师的注意，TUS上的胸腔积液内有颗粒成分和高回声成分，其中一些成分随着呼吸运动和卧姿而变化，表明有纤维芽和凝块

图 6.5 血胸 X 线片（图 a）与 TUS（图 b ~ 图 d）的相关性

虽然渗出液总是无回声的，但非回声积液也可以是渗出液。事实上，通过超声，可以证明积液中存在物质，但不能证明其化学成分，鉴别诊断需要在超声引导下胸腔穿刺抽吸样本，以获得积液中LDH蛋白的含量（表6.1）。

表 6.1　渗出液的诊断标准

渗出液的诊断标准		敏感度（%）	特异度（%）
Light标准	至少满足以下3个标准中的1个	98	83
胸腔积液中蛋白浓度/血清蛋白浓度	>0.5	86	84
胸腔积液LDH（绝对值）	>血清LDH正常范围上限的2/3或>200 μL	90	82
胸腔积液中LDH含量/血清LDH	>0.6	82	89

根据这些标准，在服用利尿剂或进行慢性胸腔穿刺术的患者中，约1/4的漏出液被误诊为渗出液。因此，在不确定的病例中，检测血清–胸腔积液蛋白梯度可能是有意义的。

除了表中列出的Light标准外，下列生物标志物的常规剂量可能有助于诊断积液的性质：细菌感染时的C-反应蛋白、心力衰竭时的利钠肽、结核时的腺苷脱氨酶、肿瘤的间皮细胞、免疫细胞化学染色和纤维蛋白-3。

在计划进行胸腔穿刺术操作时，确定积液有无分隔是至关重要的。事实上，分隔腔的存在可能会阻碍或使胸腔穿刺术变得不合适，此时只能抽吸到一个或多个腔室的内容物。超声是分辨分隔和腔室最敏感的成像方法，因为液体/分隔界面代表镜面反射表面。

传统的放射学中，由于分辨率较低，且存在轮廓效应，使得不同结构相互接触的图像消失，因此不可能对囊性积液进行诊断。即使是CT，由于部分体积效应或低密度梯度，可能无法提供较细分支的真实图像。

6.2.2　胸部超声的作用

临床检查诊断胸腔积液的准确性有限，敏感性和特异性分别为69%和77%。因此，TUS是支持临床检查的一种有用方法。其允许检测3～5 mL积液，比传统放射学敏感得多。

为了在胸部X线片中获得半月形的图像并遮盖外侧肋裂间隙，在立位时至少需要200 mL胸腔积液。如果积液量很少，即使在侧卧位拍摄X线片也可能无法准确地诊断。此外，对于大量的肺下积液，即膈肌和下肺表面之间的积液，TUS在直立位比胸部X线片更敏感。

在这种情况下，正位X线片缺少半月形的征象，积液的轮廓在其上部凸出，无法与膈肌进行区分。如果积液是自由流动的，则可以通过侧卧位进一步进行X线片诊断。然而，积液也可能被包裹。此外，并非所有患者都可以采取侧卧位（图6.6），例如，创伤患者或大多数重症患者无法侧卧。总之，TUS是诊断胸腔积液的一种敏感方法，对于不能合作、创伤或住院的重症监护患者也是有用的。

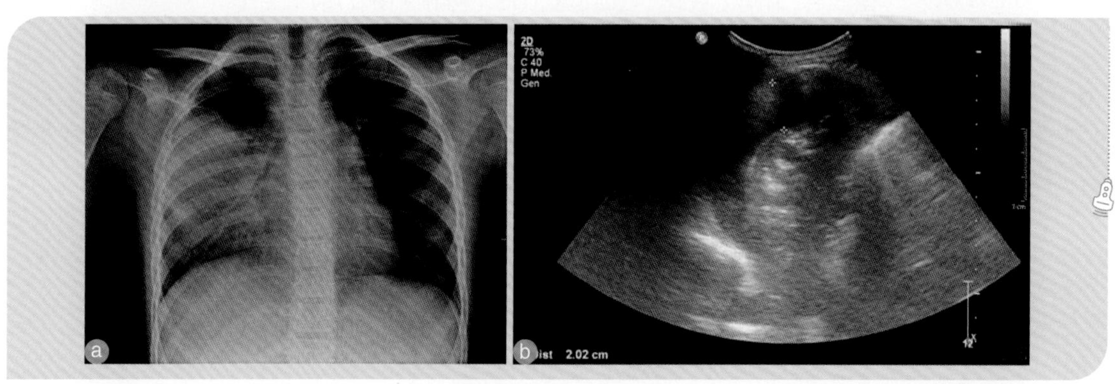

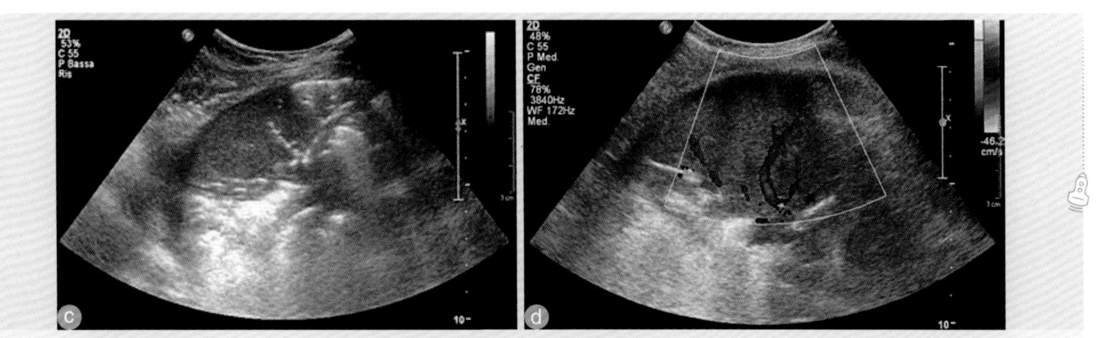

仰卧位X线片可见大范围实质性低间隔，并伴有空气支气管征，累及右侧中下肺的大部分。TUS表现为一层不明显的胸膜层，厚度为2 cm，放射学上不易被观察到

图 6.6　高热和咳痰的 8 岁女童的 X 线（图 a）和 TUS（图 b ~ 图 d）表现

6.2.3　放射学相关性

从放射学的角度来看，自由流动的胸腔积液可以模拟肺炎或肺叶塌陷。此外，当积液在肺叶周围，或积液局限在叶间裂水平或两个肺叶之间时，在传统的放射学中会产生无法解释的图像。同样，在胸部X线片上可能无法区分局限性积液和胸膜增厚，一般而言，积液会导致向肺凸起的影像，但这种征象既不是恒定的也不是特定的。

即使在直立位时，也可能会有少量自由流动的积液沿侧胸壁积聚或沿心脏边缘残留，模拟心脏轮廓的扩大。在这些情况下，TUS可以快速和安全的证明放射学可疑混浊的液体性质，其还可以更好地区分包裹性胸腔积液和胸膜增厚，即使是少量的胸腔积液也可以确定最合适的引流点。

然而，包裹性或剪状积液只有是周围性的或邻近肺不张或增厚的肺实质时，才能形成合适的声窗，此时才能被超声识别。出于这些原因，应用TUS寻找积液时，从不同点扫查整个胸廓表面是非常重要的，因为不能仅仅由肺底或外侧肋裂间隙不存在积液而排除胸腔积液。

有时解释一侧不透明的胸部影像学图像是困难的，由于不同的条件且有时是伴随的情况，此时超声可以区分肺实变和胸腔积液（图6.7）。在一侧不透明的胸部影像学中，TUS也可以显示积液的特征，并提示积液可能的原因，例如，TUS可以识别潜在的肺炎。

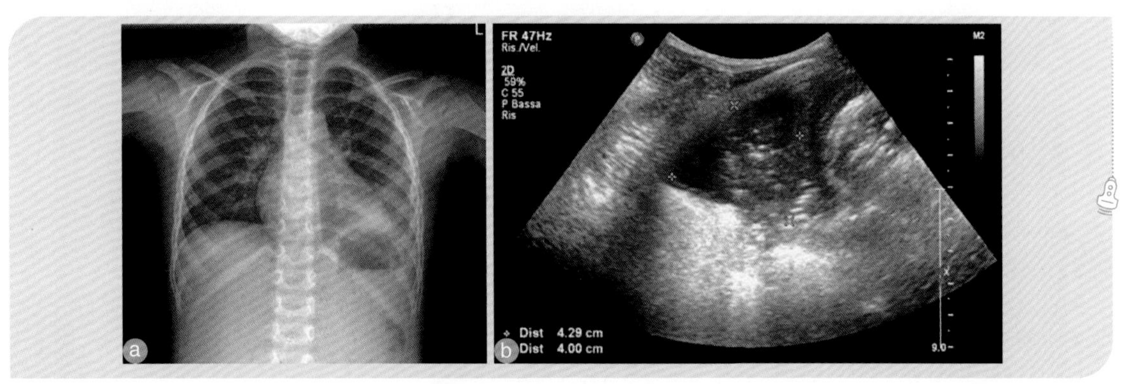

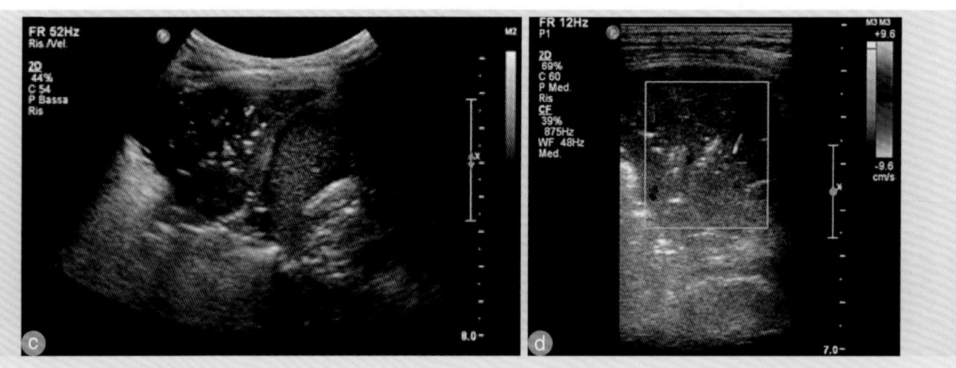

由于放射防护，在单个肺动脉投影中进行正位X线检查，在舌叶有一个三角形的膈下区域，TUS使区分实质成分和胸膜成分成为可能，评估其在确定放射不透明方面的相对贡献。随后，单独用TUS分析胸膜肺图像

图 6.7　患肺炎的年轻女孩的 X 线（图 a）和超声（图 b ~ 图 d）表现

6.2.4　胸腔积液定量

从放射学的观点来看，不可能将胸腔积液与实变区或肺不张区分开，即使在一般情况下，也不可能量化胸腔积液的成分。另一方面，TUS可以立即量化胸腔积液，因为其可以区分液体和塌陷的肺，也可以直接测量积液的厚度（图6.8）。

值得注意的是，测量包裹性的胸腔积液，特别是在充分探索其大小时，可能很简单，然而，由于胸膜腔的复杂几何形状，准确量化自由流动的胸腔积液是不可能的。因此，对积液的估计取决于操作者的近似目测，或者也可以测量积液的深度或其纵向直径，这通常与液体的量相关。

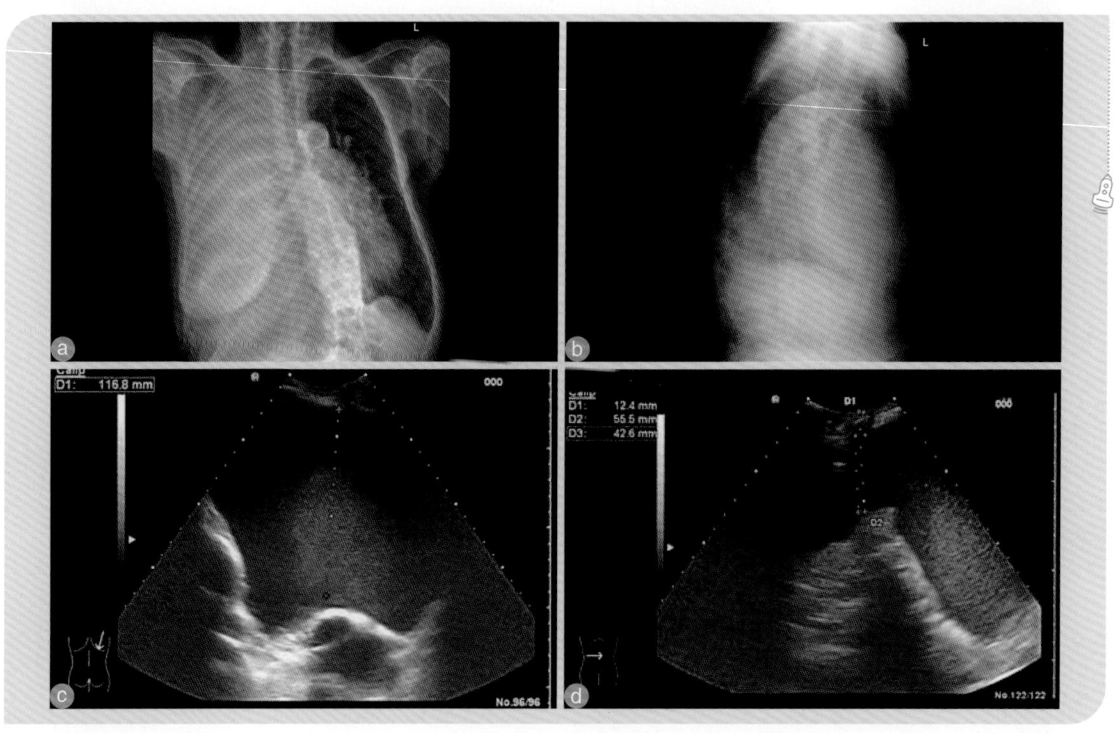

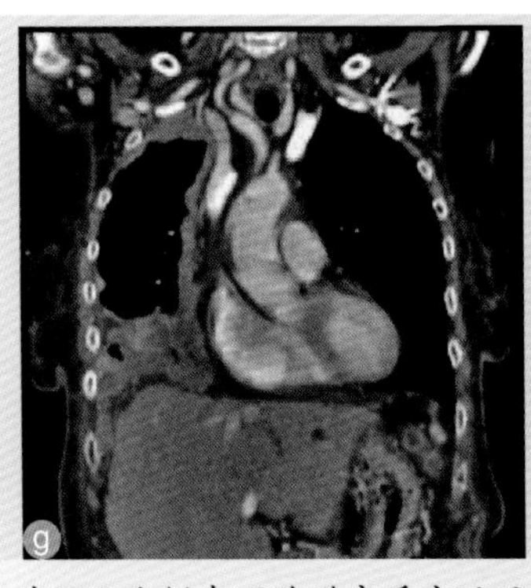

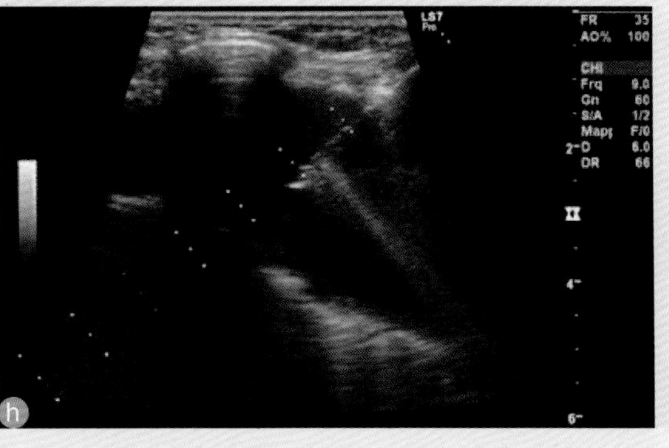

a.胸部X线片显示右侧中下胸膜实质广泛混浊；b～d.使用凸阵探头（图b，图c）和线阵探头（图d）的TUS显示胸膜粗大组织增厚，呈乳头状，厚度不等，伴有胸腔积液；e～g.注射造影剂后的轴位（图e，图f）和冠状位（图g）CT扫描证实胸膜明显的“皮片状”增厚，几乎完全累及右侧胸腔，基底部有肺不张区域；h.超声引导活检允许上皮样细胞间皮瘤的组织学定性和诊断

图 6.12 胸膜间皮瘤

胸膜斑是石棉暴露的后果之一，被认为是石棉接触的一个标志。与单独接触石棉相比，胸膜斑也与肿瘤风险增加有关，从而确定了恶性肿瘤的高危亚组。胸膜斑由胶原纤维凝聚而成，并由间皮细胞包裹，是相对无细胞和无血管的。在肺结核、血胸或胸部创伤后可发现孤立的胸膜斑，但典型部位的多发斑块几乎总是与暴露于石棉有关。

超声检查可以有效地发现胸膜斑，而不会出现典型的胸部X线片解释错误，即肋骨骨折、胸膜下脂肪沉积、前斜肌和外斜肌可能与胸膜斑混淆。在超声检查中，斑块表现为中等回声的胸膜增厚区域，不均匀地分布在壁层胸膜，脏层胸膜有规律地滑动；如果存在钙化，则表现为高反射增厚并伴有后方声影。超声还可以显示与石棉接触相关的其他症状，如圆形肺不张和石棉肺。圆形肺不张是由胸膜纤维化导致的肺实变所致，并影响肺后下叶。TUS表现为肝性低回声的胸膜肿块，后方强化；在86%的病例中，侵蚀和凹陷的胸膜线会从肿块的胸膜延伸出来。伴随而来的是邻近胸膜和胸膜外脂肪的增厚。

石棉肺是一种弥漫性肺纤维化，主要位于周围区域和下段，在TUS检查下，基底区域出现普遍的B线。由于与CT相比，TUS具有较高的敏感性、特异性，以及阳性预测值和阴性预测值，因此在初步CT评估后，可以考虑将其作为职业暴露于石棉的受试者胸膜斑和间质增厚随访的额外工具。

6.5.2 胸膜转移

当TUS发现胸膜增厚时，鉴别诊断主要是炎性和肿瘤性病变。一般来说，肿瘤浸润往往决定胸膜广泛而不规则的增厚。胸膜转移可表现为低回声结节，也可表现为圆形或息肉样结构，回声各异，有时甚至呈高回声。

尽管在已知的原发恶性肿瘤患者中，胸腔积液同时出现多个胸膜结节可以提示浆液性癌的转移，但在任何情况下，TUS都不允许对转移病灶和周围型原始肿瘤进行鉴别诊断。但是，必须始终考虑到TUS较弱的全景性、较小的胸膜病变难以显示，沿胸膜线有反射元件无法显示脏层胸膜病变等方面的限制。

6.6 结论

TUS为胸膜疾病的研究提供了一种简单、实用的方法，在许多情况下是对传统X线片的补充，其还可以作为具有诊断和治疗目的的介入手术支持。由于没有电离辐射，成本低，且无侵袭性，这种方法在常见疾病的诊断和随访中特别受用，如胸腔积液和气胸。

（宋佳　译）

参考文献

Francesco Feletti,
Bruna Malta,
and Andrea Aliverti

第七章

胸壁疾病

7.1 引言

7.1.1 学习技巧

TUS被越来越广泛地应用于胸壁及其软组织与骨骼成分病变的研究。由于胸壁的平均厚度为（27 ± 5）mm，因此须使用中–高频率（5 ~ 10 MHz）至高频率（ >10 MHz）的超声探头进行检查。

对于解决线阵探头穿透力不足与观察视野受限的问题，使用频率为3.5 ~ 5 MHz的凸阵探头可能较有优势，尤其是在大面积病灶或脂肪层较厚的情况下。在特定情况下，为确保诊断结果的可靠性，应对胸部两侧的相同部位进行对比扫查。

7.1.2 胸壁的正常超声表现

诊断胸壁病变的首要前提，是准确认识正常胸壁不同组织成分的超声表现。在肋间扫查时沿肋弓方向，位于皮肤下方的薄层回声是皮下结缔组织层，根据脂肪成分与含水量的不同呈现较大的高低回声差异。浅筋膜位于皮肤深层，在胸壁肌肉平面上方，表现为一线状高回声。胸壁肌肉显示为条纹状结构（典型的骨骼肌回声），在胸壁的不同部位，呈不同的肌肉厚度。在胸壁肌肉下方，于瘦弱型受检查者中，可发现胸内筋膜。超声表现为位于胸膜与薄层脂肪组织间的线状回声结构。将探头旋转垂直于肋骨长轴，可显示两条肋骨横断面间的肋间软组织（图7.1）。

通常情况下，胸廓骨结构因部分声波反射和声波吸收，可产生粗大的后方锥形声影。

肋骨的声影可作为参考标准，用于鉴别皮下气肿与肺气肿；当发生皮下气肿时，由于滞留于皮下软组织中的气体遮挡肋骨平面，无法显示肋骨声影。相反，肋骨声影变弱或肋骨内部结构显示时，意味着超声对骨组织的穿透性增强，可能提示有骨溶解病变。因此，当肋骨声影不明显或异常时，就需要行X线检查。

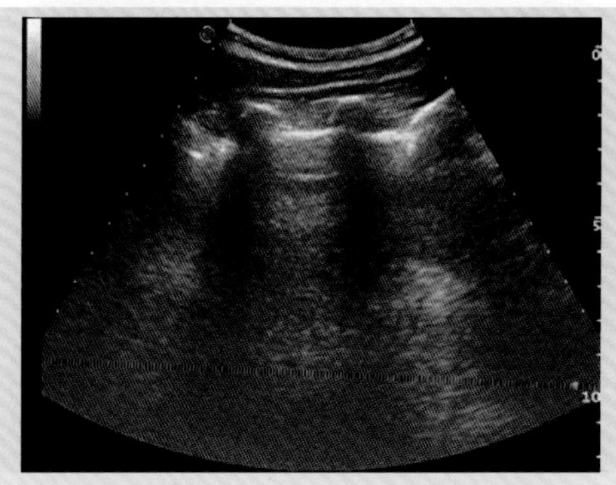

“蝙蝠征”是描述肋间横向声束的名词，肋骨的上缘类似于蝙蝠的翅膀，而向内突入的胸膜线代表蝙蝠身体

图 7.1 “蝙蝠征”

7.2 胸壁疾病的主要检查方法

相比胸部X线检查胸壁时无法显示或只能显示但难以鉴别或诊断微小的病灶，胸壁超声检

查能够详细和直接地显示胸壁软组织病灶。TUS同样可足够敏感地检测到骨骼结构的变化，如肋部骨折。

基于以上所述，TUS除诊断的可行性、无电离辐射、实时检测、快速获取信息和成本低廉外，还能够与临床体格检查和放射影像学一同使用，特别是能够用于胸痛或任何可触及的胸壁肿物的诊断。

7.2.1　胸痛

尽管脏层胸膜和肺对疼痛刺激不敏感，但胸痛是由胸壁和壁层胸膜的神经纤维介导传输的。通过TUS能够对胸壁和胸膜进行较为便捷的评估。因此，TUS和临床体格检查能够快速排除一些最常见的胸痛原因（表7.1），从而更合理地使用传统放射学和CT检查，提高诊断率、减少辐射并减轻经济方面的负担。

表 7.1　胸痛的常见原因（可能为 TUS 提供有价值的病因信息）

胸壁疾病	超声表现
肋骨骨折	“灯塔征”（图7.2） 骨皮质连续性中断 骨碎片
血肿	<24小时呈回声细密的等回声或强回声 24小时<血肿发生时间<72小时呈细密的低回声 >72小时呈复杂结构回声
胸壁肿瘤浸润	侵袭骨组织致回声改变 浸润性低回声肿块 局部组织软化
胸壁脓肿	结构复杂，有时伴有气体回声
胸膜炎	胸膜线中断 胸膜下浸润 伴或不伴胸腔积液
脓胸	有时出现血性胸腔积液
气胸	无气体滑动现象 出现A线
肺部疾病	
肺炎	肝炎，支气管充气征，新血管形成，胸腔积液，B线
肺栓塞	胸膜下低回声 胸腔积液，诊断需要实验室检查或肺血管CT检查
纵隔疾病	
急性主动脉夹层	胸骨上或胸骨旁扫查时可见主动脉扩张伴腔内游离瓣
心肌梗死	正常的胸壁声像图；诊断需要心电图和实验室检查；超声心动图可能有提示作用
心包炎	可能有少量心包积液 诊断需要心电图
食管破裂	TUS无诊断作用 诊断依赖X线或CT检查

7.2.2　胸壁可触及病灶的研究

在研究胸壁肿物时，TUS常作为首选。根据病例来源的不同，TUS可能是诊断流程的起点或中间步骤，有助于提示其他检查或确定基于病史和整体临床情况所进行的诊断。

以下讨论的诸多疾病为胸壁可触及肿物的临床案例。

7.2.3 局限性

胸壁超声研究的主要局限性是由于既往疾病影响，如皮下气肿、瘢痕或皮肤病变、使用医疗装置所产生的障碍物以及电极或外科敷料等用于胸部的外部装置，阻碍超声穿透或遮挡探头准确定位。

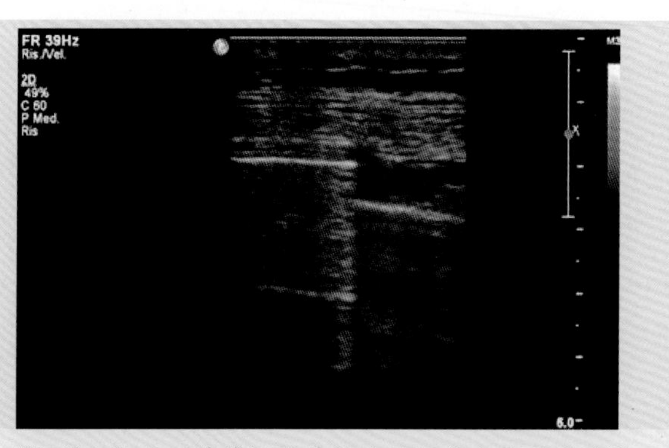

"灯塔征"是肋骨骨折的骨碎片之间产生的混响伪影

图 7.2 "灯塔征"

7.3 软组织病理学

7.3.1 血肿

血肿的超声表现随时间而改变。急性期时（创伤后12 ~ 24小时），胸壁血肿范围小而坚硬，回声信号均匀而细密（图7.3，图7.4）。随着红细胞溶解，血肿将表现为均匀低回声，有时可呈现不均匀回声，这与血栓的持续存在有关（图7.5）。

随时间推移，小血肿被重吸收。相反，较大的血肿呈现为以液体成分为主的复杂结构。在此阶段，血肿表现为椭圆形或融合椭圆形，边缘光滑，血肿壁可较薄或较厚。

7.3.2 蜂窝织炎和脓肿

典型的蜂窝织炎表现为"鹅卵石样"，而脓肿呈复杂性结构，其硬度、大小和回声均呈不均匀性分布（图7.6）。通常，病灶内的回声分布不随检查体位改变而改变，然而，这种评估方法很难获得理想的诊断结果。

将脓肿与血肿进行鉴别诊断。值得注意的是血肿可能继发感染成为脓肿。因此，超声诊断需始终结合病史、体格检查和实验室检查结果（图7.7）。

7.3.3 皮下积液

皮下积液是创伤后或术后游离或部分游离的淋巴群当淋巴囊肿充血时，淋巴管从阻塞处向上游扩张。皮下积液和淋巴囊肿均表现为无回声，或多或少呈细长结构，有侧方声影，后方回声增强（图7.8）。

当研究胸壁皮下积液时，通过胸膜进行定位检测至关重要，既能够了解病灶来源，也能够进行超声引导下介入或外科手术。

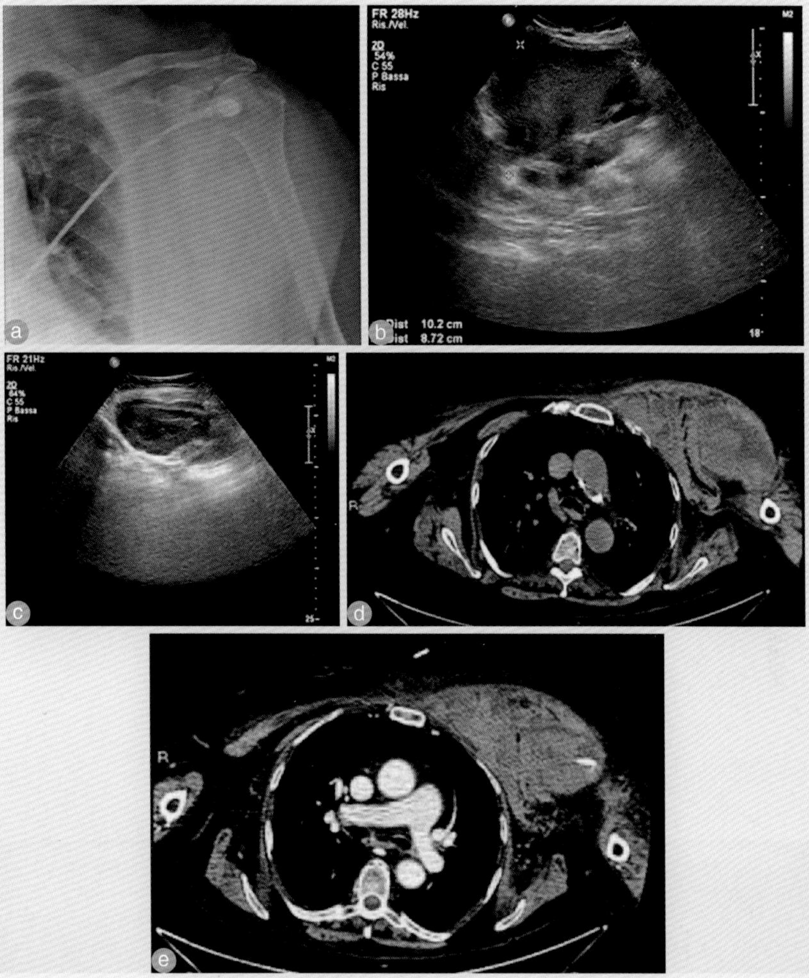

a.X线片显示软组织增厚；b、c.超声造影显示复杂的回声结构形成，结合病史，诊断为血肿；d、e.CT能够确定病灶与周围组织结构的解剖关系并识别活动性出血

图 7.3　胸肌血肿

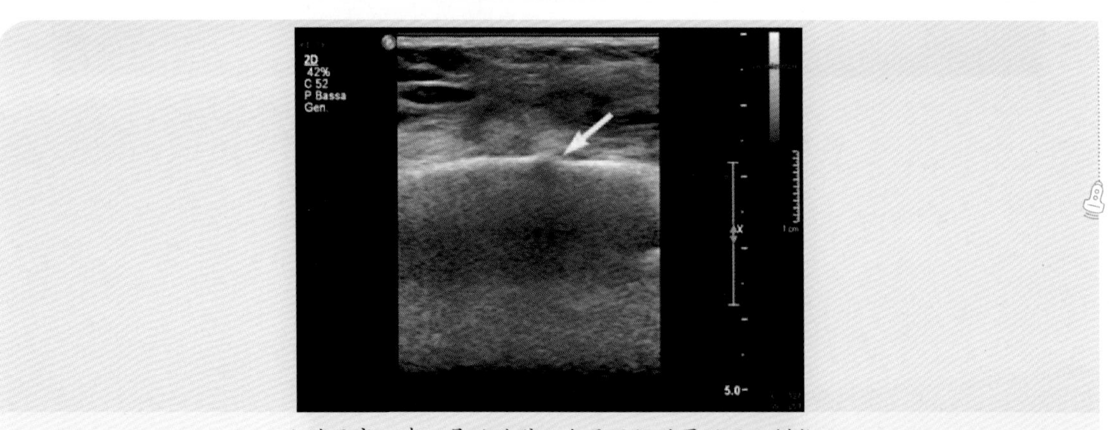

血肿呈高回声，导致胸壁肌肉平面间的界限显示模糊

图 7.4　肋骨骨折后出现出血性积液（箭头）

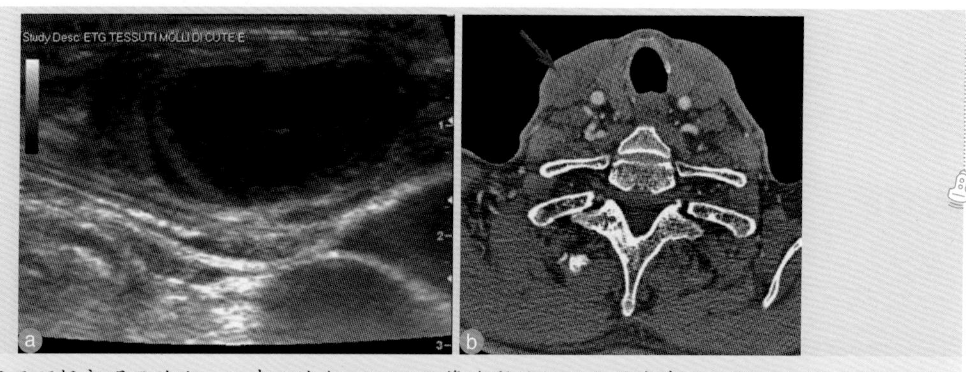

a.超声检查显示颈根部明显肿胀，回声不均匀；b.CT血管造影的组织分辨率有限，显示边界的能力不足（箭头），明显低于TUS，但CT血管造影可排除活动性出血，且无明显的造影剂溢出，可清晰显示病灶

图 7.5　胸锁乳突肌血肿

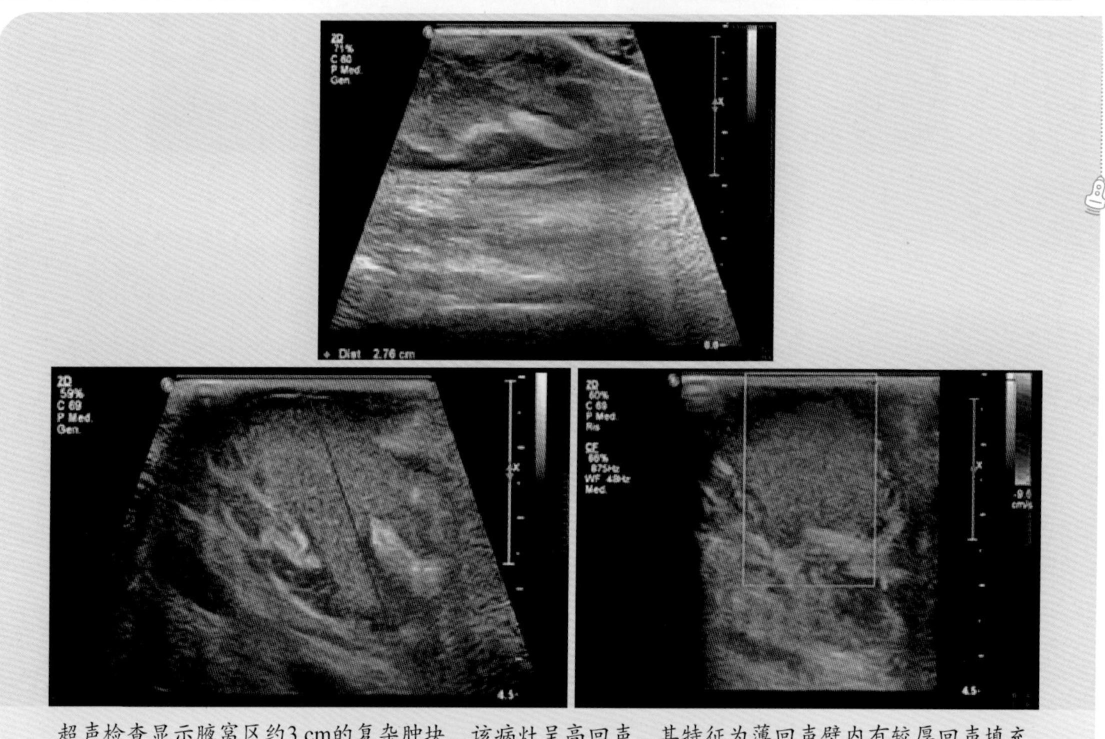

超声检查显示腋窝区约3 cm的复杂肿块，该病灶呈高回声，其特征为薄回声壁内有较厚回声填充

图 7.6　38 岁男性糖尿病患者的右侧背部皮下脓肿表现

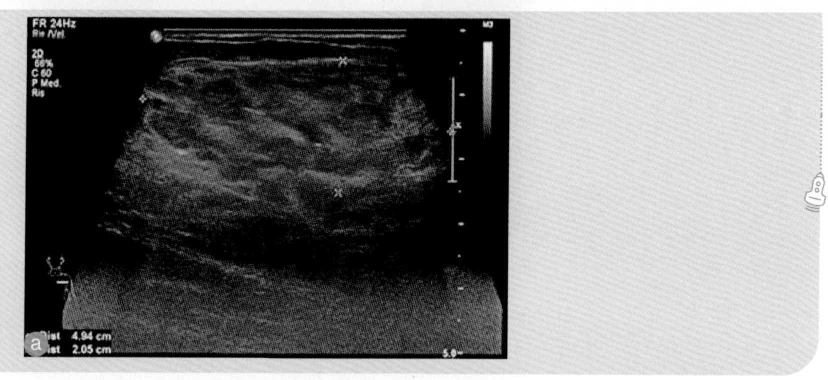

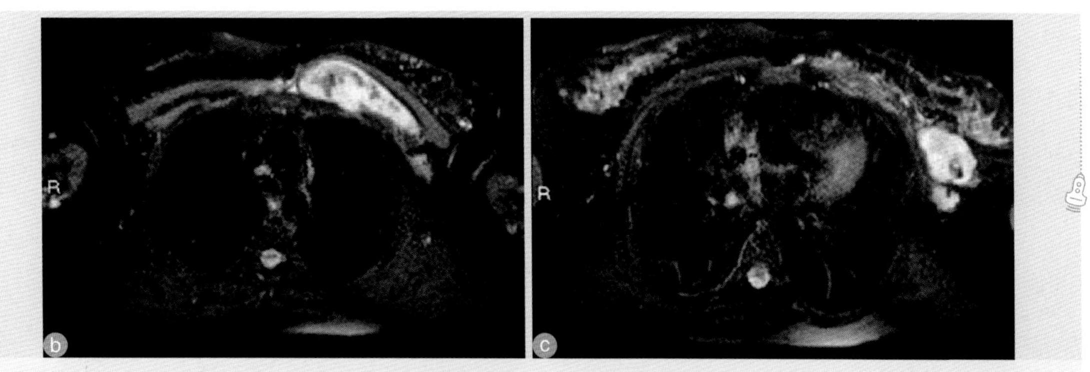

a.超声检查显示左侧锁骨下间隙直径约5 cm的复杂肿块，仅凭回声结构特征无法对血肿进行鉴别诊断；b、c.MRI显示肿块由筋膜下延伸至腋窝，T_2WI呈高信号，T_1WI呈低信号，以T_1WI中较明显的微小低信号为特征，可能与气体成分有关。造影后病灶呈边缘性低增强，该表现被称为合并性脓肿

图 7.7　胸壁脓肿

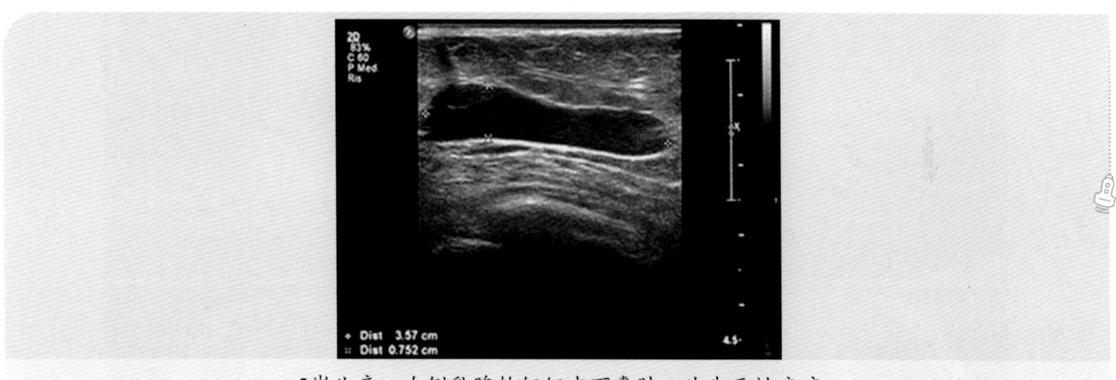

5岁儿童，左侧乳腺软组织皮下囊肿，为先天性疾病

图 7.8　发育不良性淋巴管囊肿

7.3.4　原发性良性病灶

起源于胸壁的肿瘤通常为间质肿瘤。也有起源于胸壁软组织的肿瘤样病变。TUS能够评估胸壁膨胀性病灶与胸膜的解剖关系，有助于确定病灶的胸外起源。胸膜形成一个界面，是肿瘤延伸的天然屏障，在不累及肺的情况下，胸膜可被压缩和移位。因此，即使胸壁肿瘤向胸腔内突入，病灶仍与胸壁保留清晰的边界。

7.3.5　脂肪瘤和纤维脂肪瘤

脂肪瘤是胸壁最常见的良性肿瘤，既可见于表面（皮下浅层），也可见于皮下深层；深层脂肪瘤较少见，且一般较大。浅层脂肪瘤（图7.9）位于皮下，可触及，呈圆盘状，直径较大，与皮肤表面平行，压缩易变性，且部分脂肪瘤在皮下可移动。深层脂肪瘤为肌内型或筋膜内型（图7.10），形状各异。有时较大的脂肪瘤能够使肋间隙增宽或通过压迫使肋骨受侵蚀。

最后，胸壁脂肪瘤病是一种相对罕见的情况，其特征是多个脂肪瘤沿胸壁扩散。无论位于哪个部位，脂肪瘤均表现为边缘光滑、界限清楚、内部结构模糊、回声均匀，彩色多普勒成像无血流信号（图7.11）。

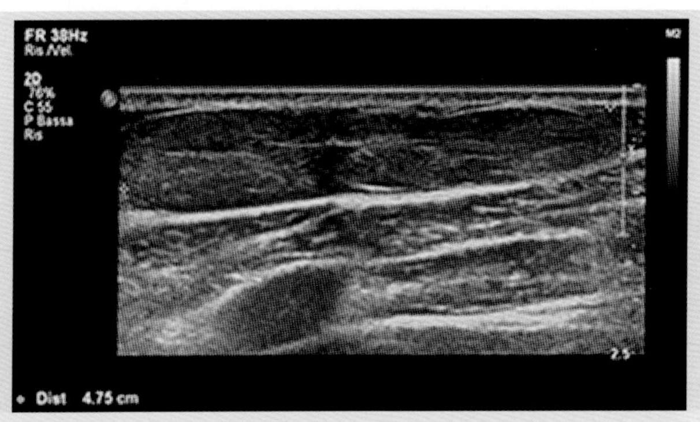

超声检查显示为高回声肿块，边缘规则，回声结构均匀，约5 cm

图 7.9　右侧胸壁筋膜上脂肪瘤

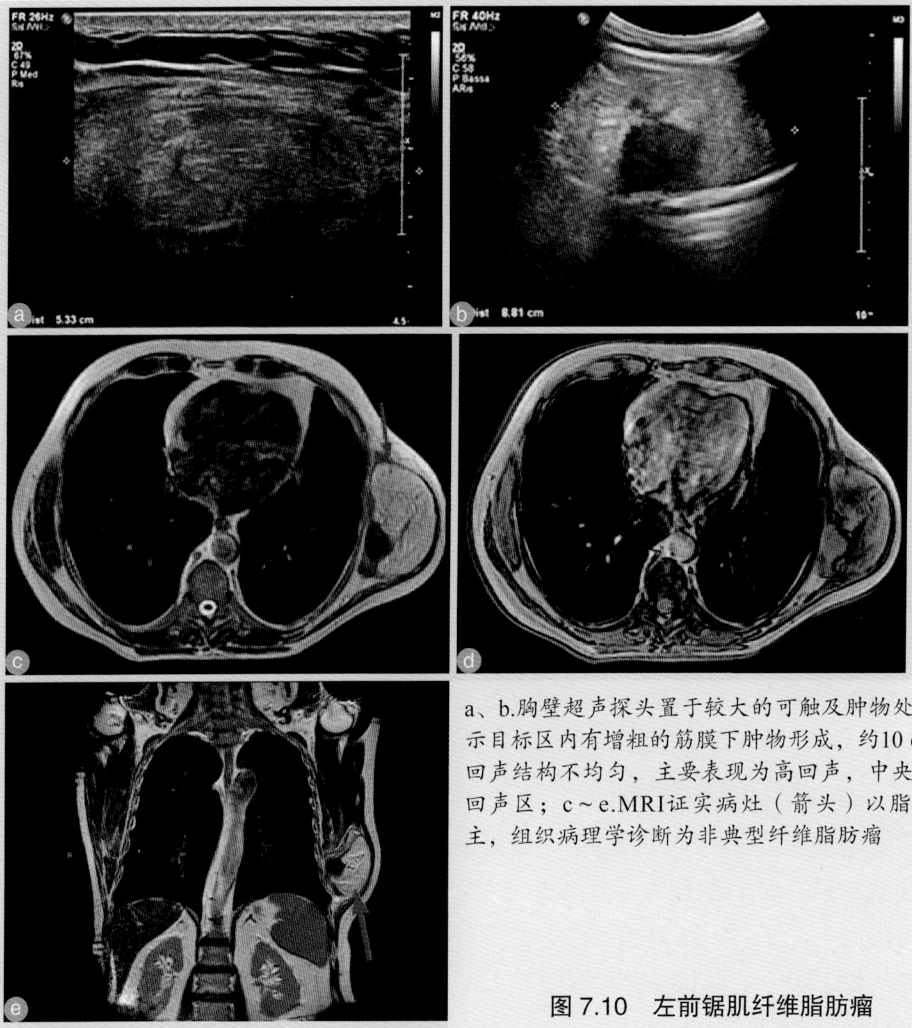

a、b.胸壁超声探头置于较大的可触及肿物处，显示目标区内有增粗的筋膜下肿物形成，约10 cm，回声结构不均匀，主要表现为高回声，中央有低回声区；c～e.MRI证实病灶（箭头）以脂肪为主，组织病理学诊断为非典型纤维脂肪瘤

图 7.10　左前锯肌纤维脂肪瘤

通常脂肪瘤含有沿病灶主轴的瘤内纤维，使其回声呈条纹状。由于创伤或炎症，脂肪组织坏死使其内部结构紊乱，呈低回声改变，有时出现小钙化。纤维瘤和纤维脂肪瘤常见于良性肿瘤，为起源于胸壁的纤维结缔组织：可以发生于筋膜和肌肉内，较少发生于皮下。其通

常具有规则的轮廓，规整的边界和均一的中等回声（图7.12）。

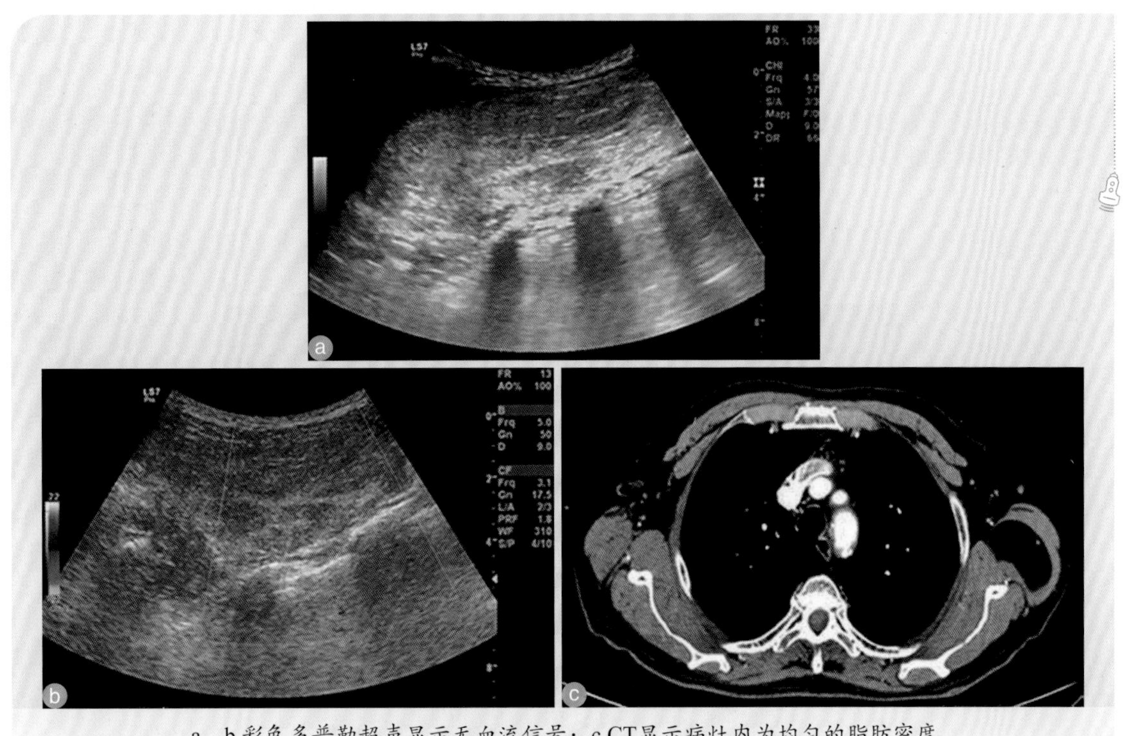

a、b.彩色多普勒超声显示无血流信号；c.CT显示病灶内为均匀的脂肪密度

图 7.11 左侧背阔肌脂肪瘤的超声和 CT 表现

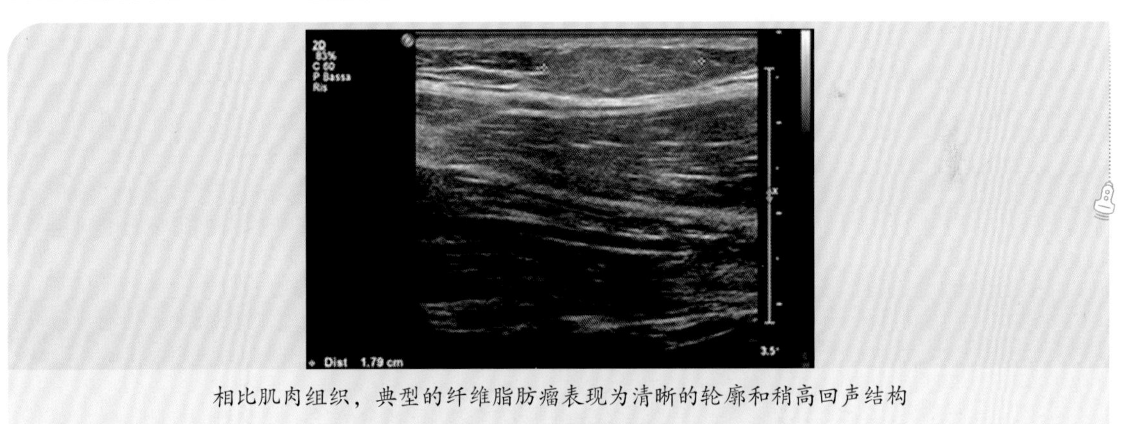

相比肌肉组织，典型的纤维脂肪瘤表现为清晰的轮廓和稍高回声结构

图 7.12 纤维脂肪瘤

7.3.6 硬纤维瘤

位置较深的腹腔外纤维瘤病（硬纤维瘤）通常位于胸背区、肩部或大腿。这类病变起源于肌肉腱膜，伴筋膜内生长，一般呈椭圆形或梭形，轮廓清晰，超声检查显示不均匀低回声（图7.13）。该病变呈现不同的临床进展；通常具有局部侵袭性，如不扩大手术切除范围，常会导致复发。

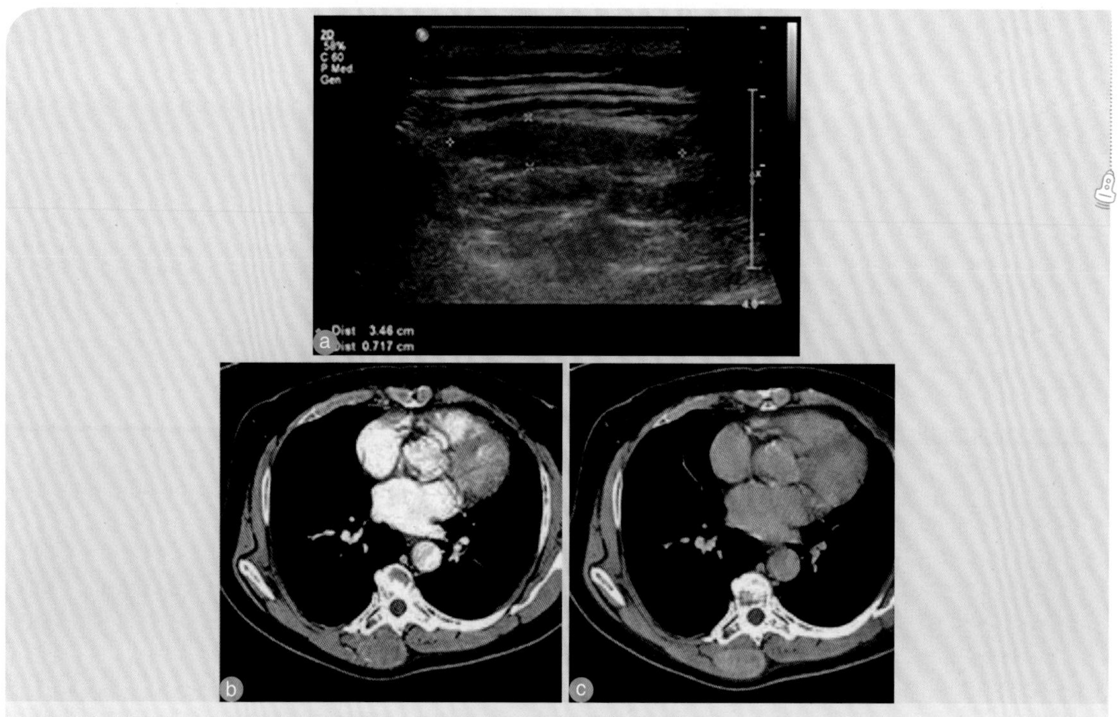

a.背部中央区肿块，超声表现为筋膜下梭形病灶，呈低回声，轮廓规则，彩色多普勒超声显示血流信号稀少；b、c.CT显示病灶动脉期呈边缘性高增强，静脉期呈均匀性增强

图 7.13 胸壁硬纤维瘤

7.3.7 淋巴管瘤

淋巴管瘤又被称为淋巴管畸形，主要发生于头颈部，也可见于纵隔和腋窝。该疾病位置较固定，也可延伸至胸壁。超声检查显示，淋巴管瘤常表现为表面光滑（图7.14）的微小囊或大囊（如淋巴水囊瘤、淋巴囊肿），呈单房或多房。

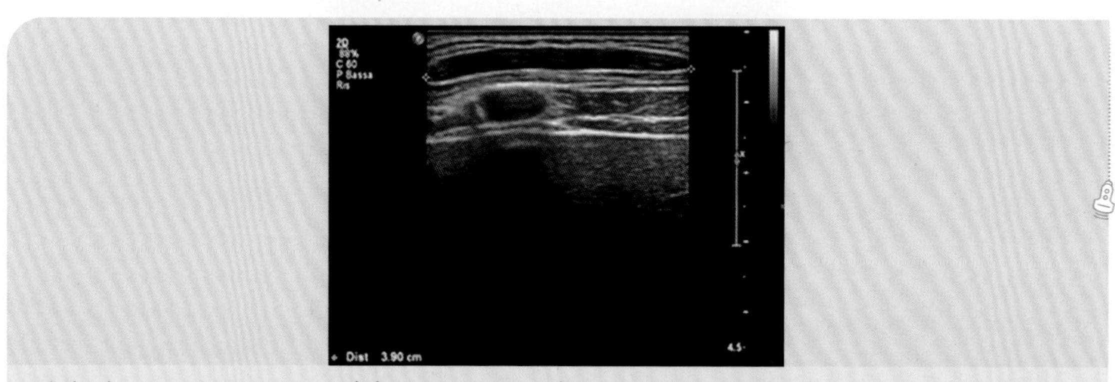

患者8岁，主诉软组织肿物，超声表现为细长的无回声区，边缘光滑，壁薄，位于肋骨上方，按压易变形

图 7.14 淋巴管瘤

7.3.8 表皮样囊肿

表皮样囊肿位于较厚的皮肤和皮下组织内。由于皮脂腺分泌物的沉积，导致排泄管道阻塞引起表皮样囊肿。该病表现为圆形囊肿，内含均匀的低回声内容物，有时在周围会出现一

些由皮脂腺内结晶引起的点状强回声。

7.3.9 弹性纤维瘤

背部弹性纤维瘤是一种假性肿瘤样病变，通常见于双侧，位于胸壁后外侧、肩胛骨下角的背阔肌与菱形肌之间的区域。

弹性纤维瘤由脂肪组织和纤维弹性组织构成，常见于从事体力劳动的人群中，因此推测其可能是由于肩胛骨下角与邻近结构反复摩擦出现的反应性改变。其常见于老年人和女性。病变一般呈半月形，位于肌肉组织平面以下，根据脂肪成分的百分比不同呈不同的回声强度（图7.15）。

典型的弹性纤维瘤超声表现为低回声或环形内部结构，根据皮肤和纤维弹性成分的关系呈倾斜排列。超声表现为固定的发病位置，并可能呈对称性发病。

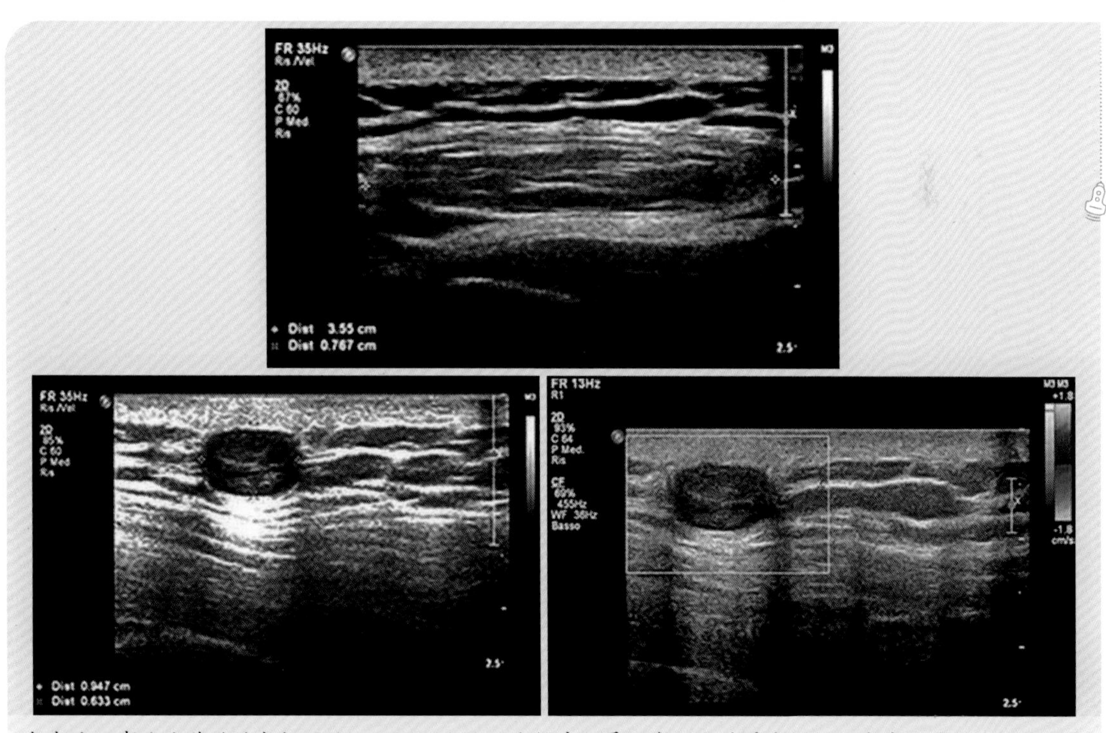

患者为从事体力劳动的年轻男性。TUS显示位于右侧肩胛骨下角下方胸壁皮下组织内直径为3.5 cm的细长半月形肿块，类似肌肉组织回声的等回声肿块内表现为典型的纵向条纹状回声，轮廓清晰，彩色多普勒超声提示肿块内呈乏血供

图 7.15 背部弹性纤维瘤

7.3.10 血管瘤

血管瘤是良性血管肿瘤，尽管较少见，但仍可出现于胸壁。胸壁超声常表现为复杂的海绵状肿块，其特征为病灶由多个迂曲的血管组成（图7.16）。血管瘤有时类似于囊肿，表现为单腔无回声区，当有多发间隔时，病灶出现与实性病变相似的高回声表现。彩色多普勒超声显示扩张血管内可探及血流信号，可能是动脉或静脉（图7.17）。

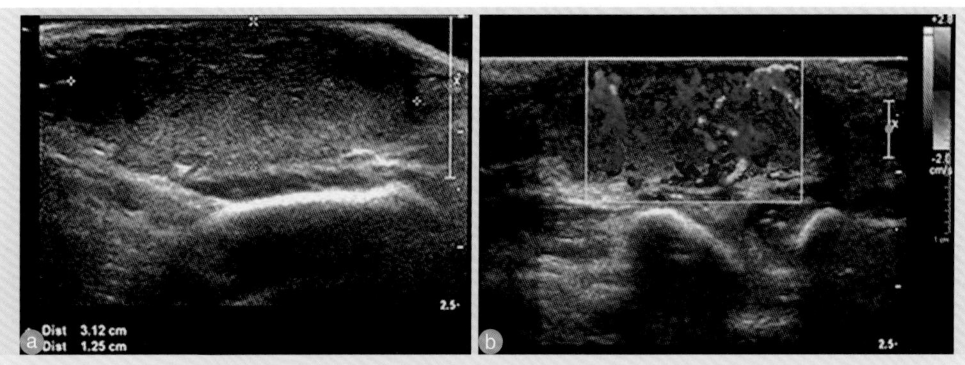

肿块形成于皮下，位于肌肉筋膜下，直径约3 cm，呈高回声（图a），与输入和输出血管紧密连接（图b）

图 7.16　新生儿半月形血管瘤

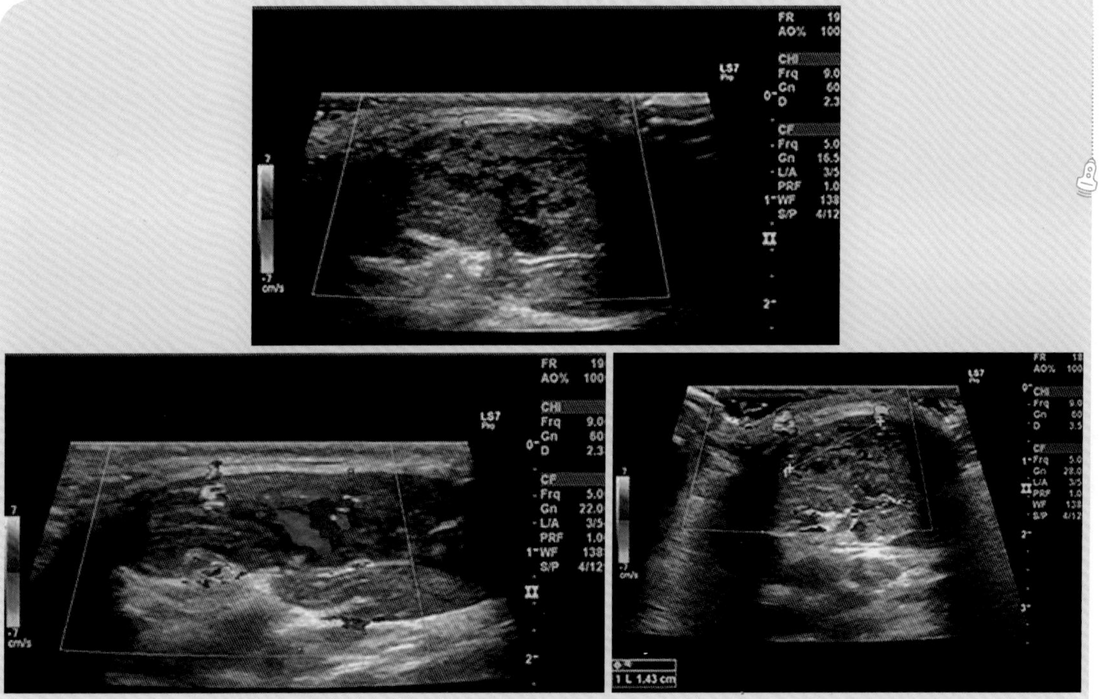

超声提示不均匀回声结构（包括血管、脂肪和肌肉成分），彩色多普勒超声显示明显血管形成

图 7.17　肌肉血管脂肪瘤

7.3.11　骨化性肌炎

骨化性肌炎在胸壁很少见，但在鉴别诊断胸壁和胸部疼痛性肿块时应将其考虑在内。骨化性肌炎是一种肌肉组织的骨质化生性增生改变，发生于骨骼肌周围，有时发生于皮下（图7.18）。通常，骨化性肌炎常发生于创伤之后，也存在非创伤性病变，病变区首先出现肿块和疼痛。

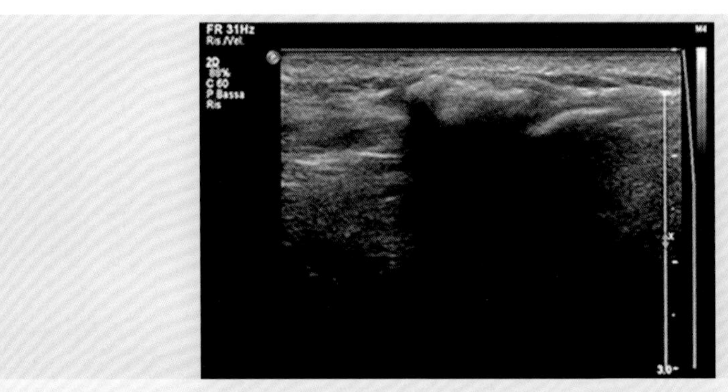

典型的强回声表现，由于创伤病史，病灶后方出现声影

图 7.18 骨化性肌炎

7.3.12 神经源性肿瘤

神经源性肿瘤起源于脊神经根或肋间神经。神经源性肿瘤通常表现为低回声，形态规则，常伴有后方回声增强。特定情况下，TUS能够显示病灶与病灶起源神经的连续性：即肿瘤组织破坏典型的束状神经结构。

7.3.13 原发性恶性肿瘤

胸壁的原发性恶性肿瘤主要是肉瘤（肿瘤家族中的软骨肉瘤、骨肉瘤和尤文氏肉瘤）、浆细胞肿瘤（多发性骨髓瘤和浆细胞瘤）和恶性周围神经鞘瘤。乳房肉瘤很少见，一般起源于胸壁组织，而原发性胸膜肉瘤更少见。通常，肉瘤是边缘凹凸不平、回声不均匀的肿块型病灶，由于肿瘤组织内同时含有片状纤维性高回声组织、结节样低回声间叶组织的异常增殖和无回声坏死区域，使肉瘤呈现明显不均匀回声。

彩色多普勒超声常表现为肿块内较丰富的血流信号。实时超声可显示肌肉收缩前后肿瘤位置相对于深部结构较固定。此外，超声能够评估肿瘤是否浸润骨组织，即出现不规则的骨皮质连续性中断。

因多发性骨髓瘤常累及胸腔，超声能够引导穿刺活检以获取病灶的组织病理学特征用于明确诊断（图7.19）。

恶性周围神经鞘瘤与Ⅰ型神经纤维瘤病相关，当Ⅰ型神经纤维瘤病患者出现疼痛时，应怀疑良性神经纤维瘤向恶性转化（图7.20）。

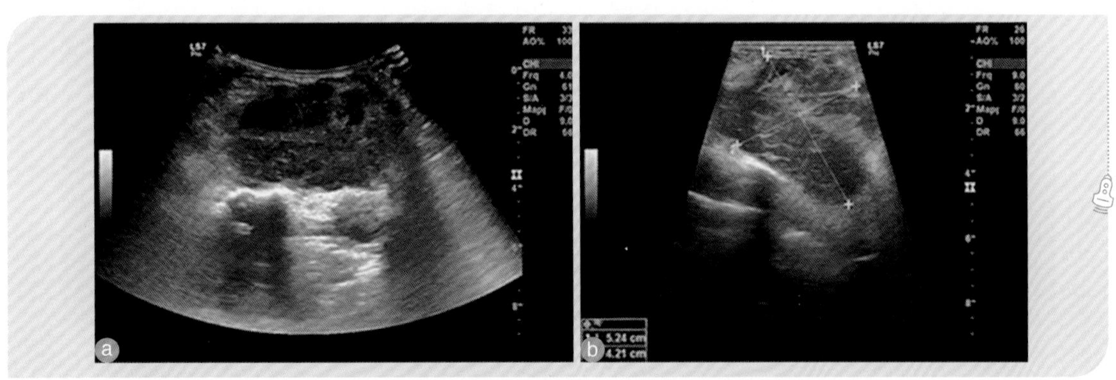

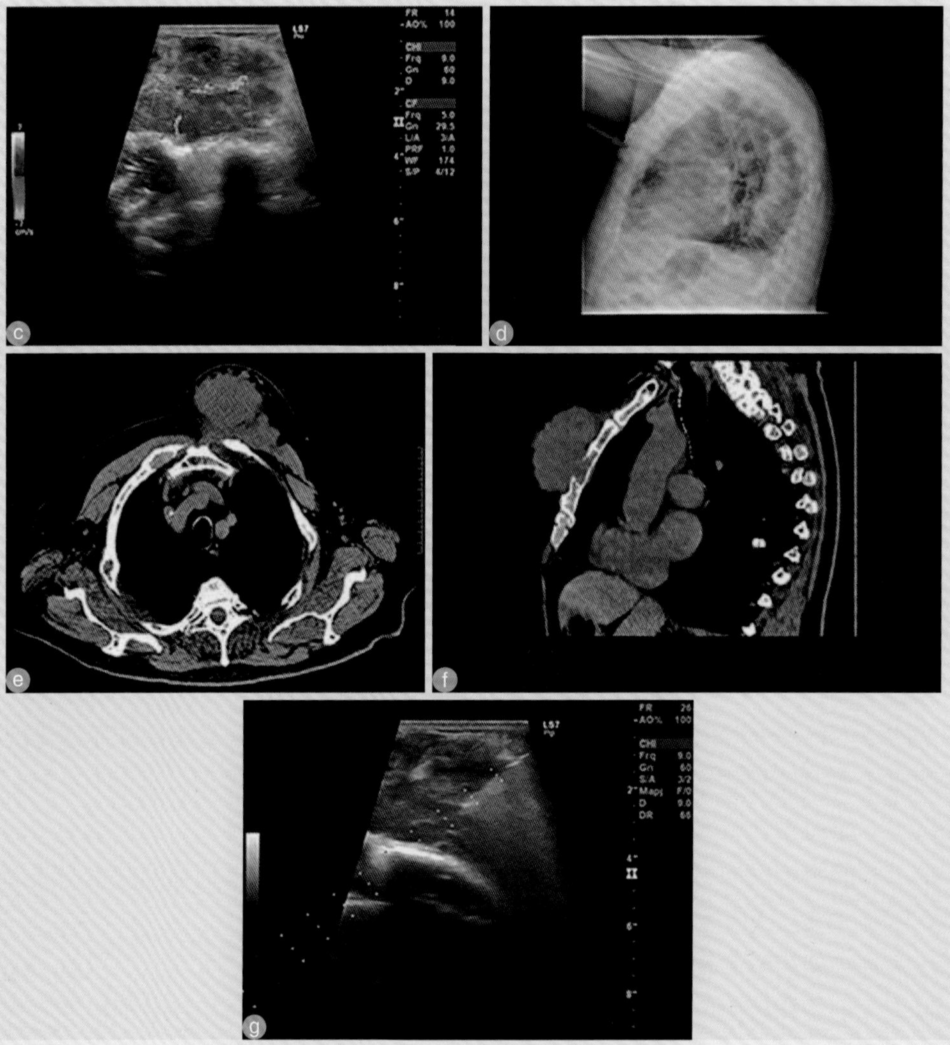

a、b.82岁男性患者，超声提示胸骨旁可见约5 cm的粗糙病灶，回声不均匀，呈低回声；c.彩色多普勒超声显示有血流信号，肿块下方骨表面不光滑；d.左侧位X线片显示胸骨体骨质溶解（红箭头）；e、f.CT也同样证实该点，并进一步提示病变浸润周围肌肉组织；g.超声引导下活检可定位识别占位性病灶，诊断为多发性骨髓瘤

图 7.19　胸壁浸润性异型增生

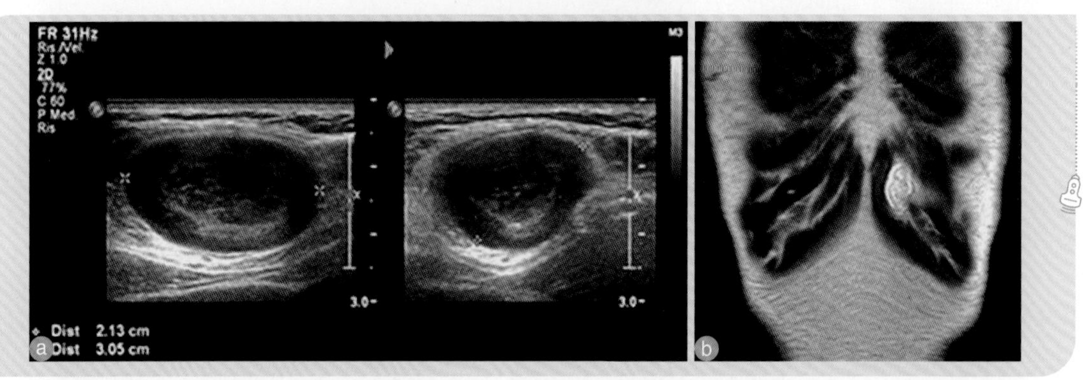

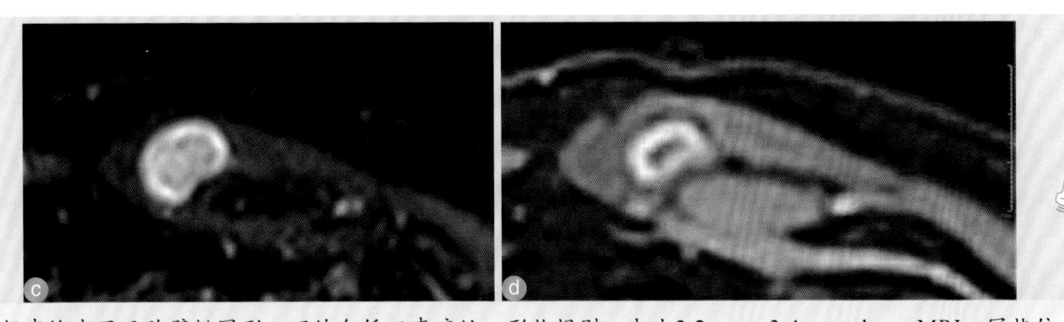

a.超声检查显示胸壁椭圆形、不均匀低回声病灶，形状规则，大小2.2 cm × 3.4 cm；b、c.MRI：冠状位T_2WI（图b）、轴位T_2WI-SPAIR（图c），显示病灶T_1WI呈低信号，T_2WI呈高信号；d.轴位增强显像，注射造影剂后，呈边缘性增强

图 7.20 神经纤维瘤病中的胸骨旁神经纤维瘤

7.3.14 淋巴结

超声对胸部、腋窝和颈后淋巴结评估的准确性高于体格检查。高频（7.5 ~ 12 MHz）线阵探头常用于研究浅表淋巴结。正常淋巴结含有均匀的低回声皮质区和中央区或偏心区的卵圆形或线状高回声组织。中央区或偏心区的结构形态取决于汇聚到髓质的淋巴窦界面，向骨髓汇聚，是正常的重要标志。

进行彩色多普勒和能量多普勒检查时，正常淋巴结仅可见微小的、主要位于中央的血流信号；其通常围绕中央高回声区呈放射状分布（图7.21）。

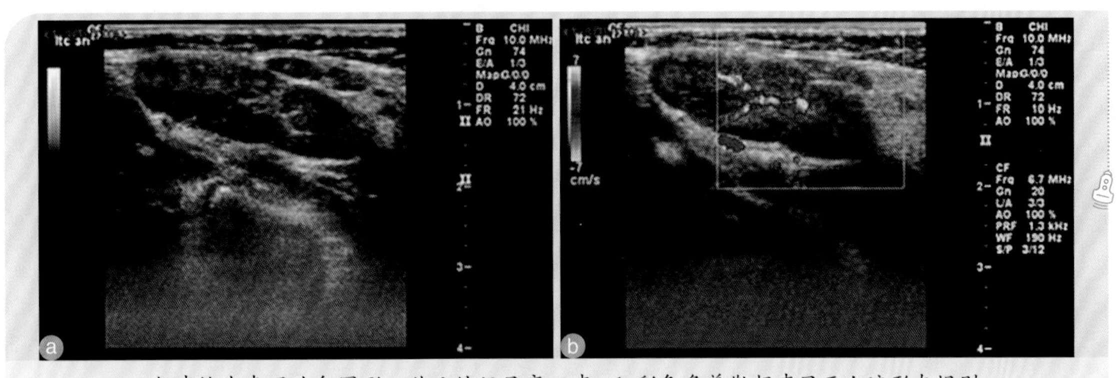

a.超声检查表现为卵圆形，淋巴结门呈高回声；b.彩色多普勒超声显示血流形态规则

图 7.21 正常反应性淋巴结

纵横比（圆形指数）为淋巴结纵径与横径的比值；椭圆形的淋巴结（RI>1）倾向于反应性病变；反之，圆形形态表明肿瘤侵犯淋巴结（图7.22）。

圆度指数和淋巴结中央区高回声结构是鉴别反应性淋巴结和肿瘤性淋巴结最可靠的超声指标。局灶性低回声坏死区常见于中心细胞型或中心母细胞型非霍奇金淋巴瘤和转移瘤，但也可见于淋巴结结核。

肿瘤性淋巴结的超声检查表现无特异性（图7.23）；增生性淋巴结与继发性恶性淋巴结常表现为低回声，而上皮肿瘤的转移性淋巴结往往表现为不均匀高回声。尽管如此，中央区高回声消失并不是肿瘤性淋巴结的标志性特征，也可能是由于感染性疾病中出现脂肪广泛浸润。这种情况下，有时会出现纤维性改变或粗大钙化，超声检查表现为条索状或点状高回声。

甲状腺髓样癌和甲状腺乳头状癌的淋巴结转移灶中，淋巴结微钙化最常见（65%～70%的病例），主要累及颈部、气管前和气管旁淋巴结。

增生反应性淋巴结中，典型的淋巴结血管形态保持不变，而恶性淋巴结病中，由于肿瘤浸润和新生血管形成，其典型的淋巴结血管形态被破坏，包括血管移位和嵌顿。

恶性或结核性淋巴结病变中，彩色多普勒超声可显示偏心性或不对称的门部血流信号，周围线状或多灶性血流信号失去正常的径向分布，甚至无血流信号显示。然而，当淋巴结出现任何周围或混合血管形态的改变（包括中枢和外周淋巴结）时，均提示肿瘤性淋巴结肿大。

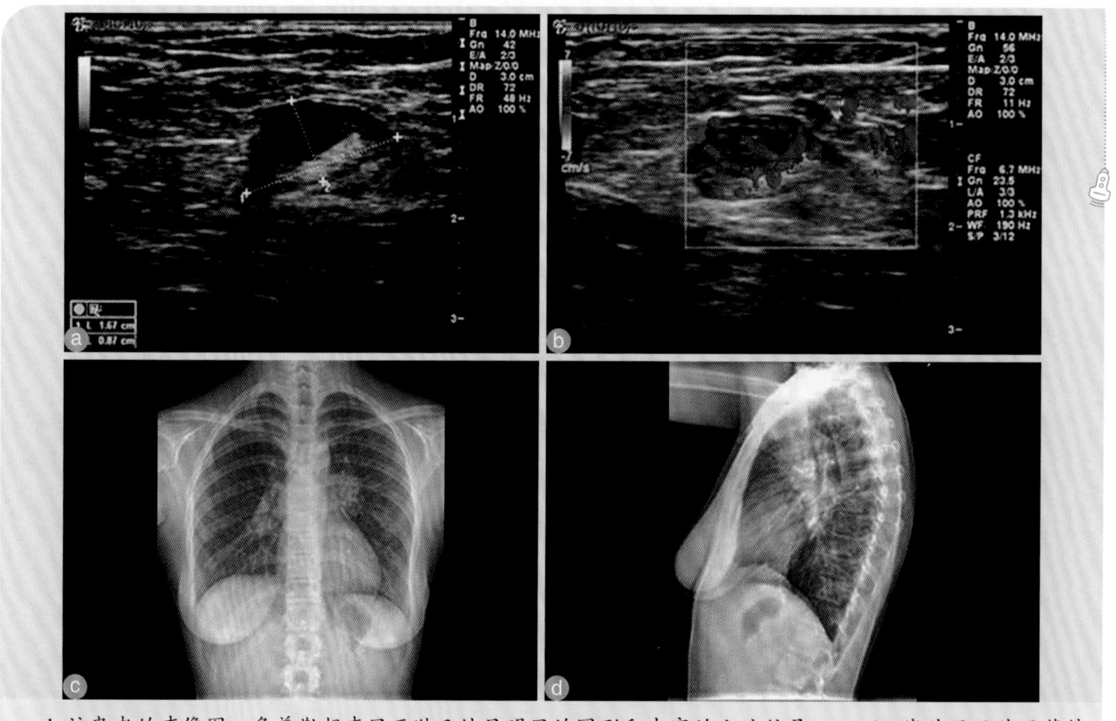

a、b.该患者的声像图，多普勒超声显示淋巴结呈明显的圆形和丰富的血流信号；c、d.X线片显示其显著特征为与肿大淋巴结填充物相连的肿大肺门

图 7.22　非霍奇金淋巴瘤年轻患者腋窝淋巴结

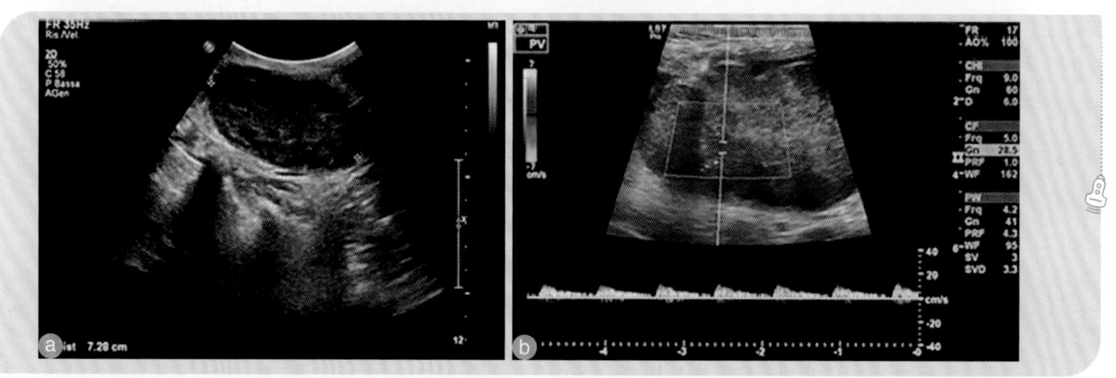

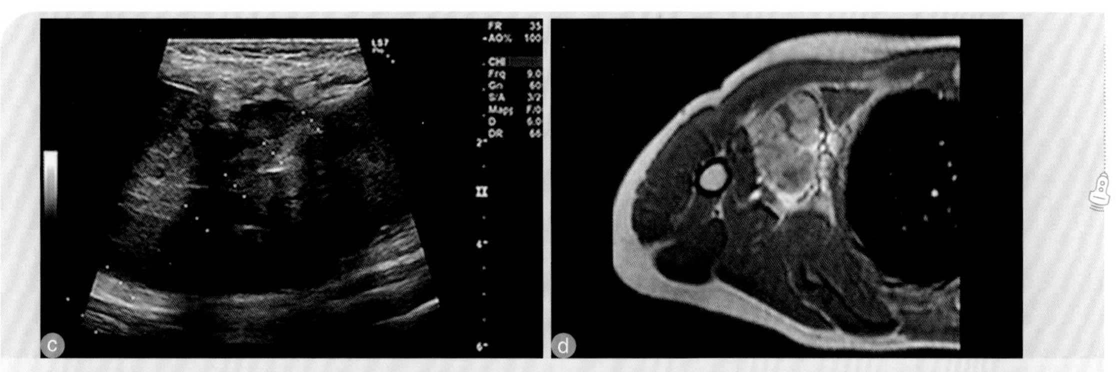

40岁不明原因黑色素瘤患者，诊断为腋窝淋巴结转移。a.使用凸阵探头行超声检查；b.使用线阵探头的彩色多普勒声像图；c.超声引导活检；d.注射造影剂后的MRI轴位T_1WI。椭圆形实性软组织（最大直径8 cm），内部结构回声不均匀，轮廓较规则，彩色多普勒超声可见部分动脉血流信号

图 7.23 胸壁转移

7.3.15 乳腺癌的腋窝淋巴结病变

乳腺超声检查超出了本章讨论范围。然而，有必要回顾一下乳腺癌患者腋窝淋巴结的分类及TUS在检查中的作用。

腋窝淋巴结根据与胸小肌的解剖关系分为三个区域。位于胸小肌下缘以下的淋巴结属于Ⅰ区；胸小肌外侧缘与内侧缘之间的区域为Ⅱ区；胸小肌上缘内侧的淋巴结，包括血管内淋巴结，属于Ⅲ区。超声检查有助于研究下段不可触及的淋巴结和各区可触及的淋巴结。

7.3.16 锁骨上淋巴结病变

近20年来，TUS、CT等无创影像学方法在检测成簇排列的转移性淋巴结方面较触诊评估更具优势。研究TUS检测成簇排列的淋巴结，需从颈根部开始横向和纵向移动扫查，均采用侧卧位，将扫查范围延伸至锁骨头上方约4 cm。

肺癌患者中，超声检查能够显示不可触及的转移性淋巴结（41%～51%的病例），TUS对原发性肺癌锁骨上淋巴结转移较增强CT具有更高的准确性、敏感性和特异性。锁骨上淋巴结隐匿性转移常见于30%的累及腹主动脉旁淋巴结的宫颈癌患者和15%的食管癌患者，也可见于乳腺癌、胃癌、胰腺腺癌和前列腺癌患者。

最后，超声引导下锁骨上淋巴结细针穿刺是一种安全、可直接对肺和食管癌淋巴结转移进行诊断和分期的技术，也可对怀疑有结节病变的患者进行明确诊断。

7.3.17 转移和肿瘤侵袭

胸壁彩色多普勒超声能够评估肺癌对胸壁的侵袭，其敏感性和特异性均优于CT，可作为CT或MRI术前分期的补充，有助于制定手术方案（图7.24）。霍奇金淋巴瘤有时（6.4%的病例）以胸壁作为初始或次要侵袭部位。

晚期疾病中，胸壁转移性肿瘤最常见于由早期的纵隔肿瘤向邻近胸壁组织侵袭，可累及胸骨。然而，淋巴瘤复发较频繁出现，因为该区域常被排除在放疗范围之外。相反，胸部非霍奇金淋巴瘤表现为孤立的胸部肿块，常位于超声检查较困难的部位：纵隔、气管旁、疝和心包部位。最后，胸壁软组织有时可能受到各种恶性肿瘤血行转移的侵袭。

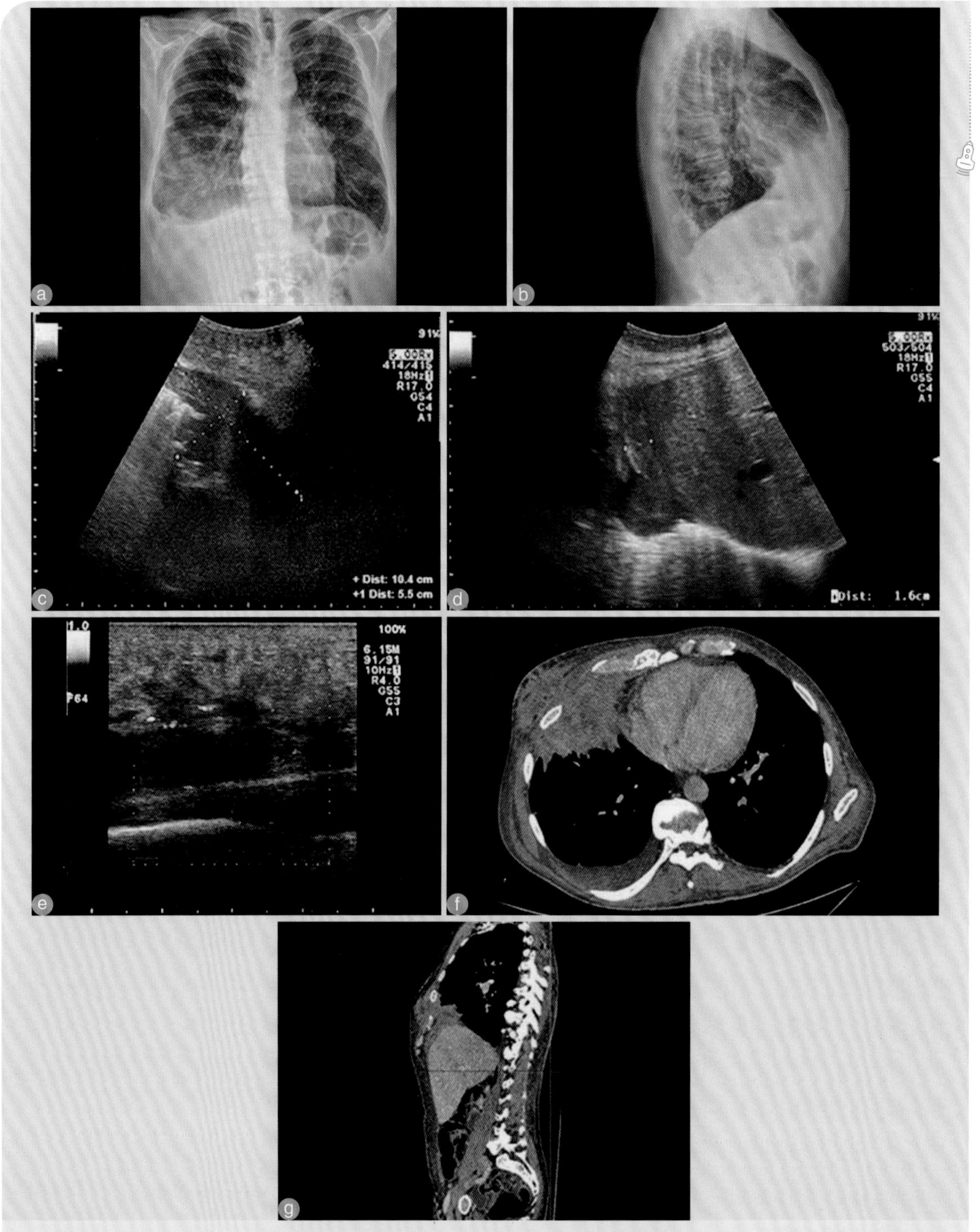

a、b.X线片；c、d.使用凸阵探头行超声检查；e.使用线阵探头行胸壁局部检查；f、g.CT检查。胸壁超声检查显示胸壁和横膈膜浸润明显，CT在判断病变范围方面更有效

图 7.24　浸润胸壁与横膈膜的肺肿瘤

7.3.18　顶叶肺气肿

总体而言，顶叶肺气肿产生气体屏障，形成难以显示结构的后方声影，无法研究深层结

构，使肋骨的显示受限（图7.25）。特别是空气所产生的混响伪影，根据其深度分为E线和W线。E线是在同一深度产生的空气被局限在单一的组织平面，W线是由分散在不同组织平面之间的空气气泡在不同深度所产生。超声科医师需识别组织肺气肿，以避免严重的分析和判断错误。特别是E线和W线因具有不同的诊断意义，需与B线区分开；E线和W线在胸壁软组织中形成，较固定，能够影响肋骨显示，B线在胸膜线水平产生，并随着呼吸运动而改变。B线的存在能够排除气胸。相反，E线和W线表明存在皮下气肿，这种情况常与气胸有关。

如果顶叶肺气肿累及范围局限时，可尝试通过对换能器施加适度压力，利用肋骨作为固定点挤压和移动气泡，使声波进入深层结构。

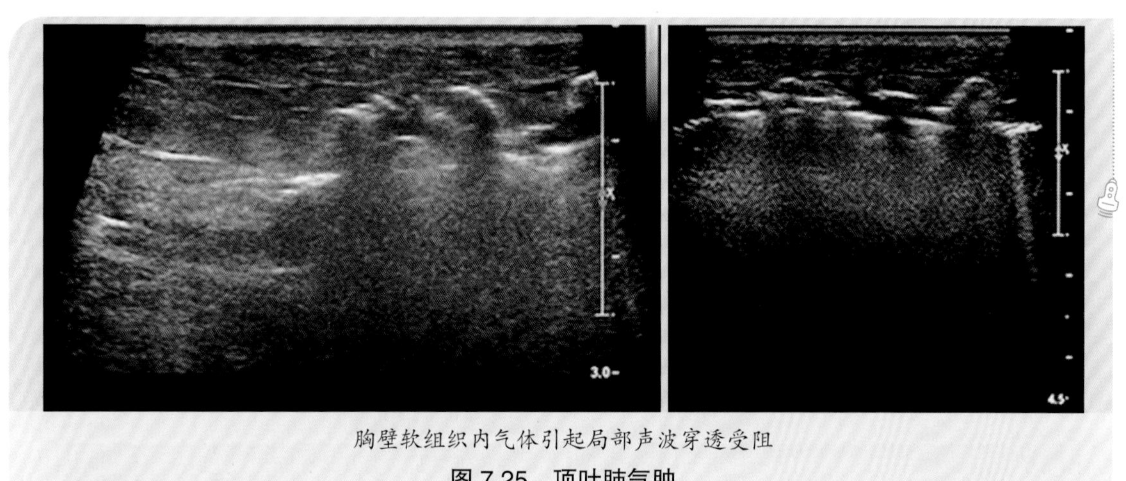

胸壁软组织内气体引起局部声波穿透受阻

图 7.25 顶叶肺气肿

7.4 骨与关节病理学

7.4.1 骨折

胸部骨折的放射学诊断具有一定的局限性，尤其是在创伤后即刻进行放射学检查和在无移位骨折的情况下。相比标准胸部X线片特定体位摄影，TUS能够识别两倍数量的肋骨骨折（图7.26）。TUS还可检测骨折相关疾病，如胸腔积液、气胸、肺挫伤和胸壁出血。在肋骨、颅骨和肩胛骨骨折中，超声能够直接显示骨皮质的连续性中断与骨折碎片；如果骨折处断裂，还能够显示回声不均匀的骨折断端（图7.27）。

灯塔现象又称烟囱现象，由从裂缝边缘延伸至底部的混响回声组成。这种征象可通过向患者自诉疼痛的部位施加最小的压力来明确，并且可能是复合骨折中唯一可见的超声征象。以胸骨柄、胸骨体和剑突之间的关节作为参考标志，有助于胸骨骨折的精确定位。

胸廓骨折可形成大小不一的血肿。血肿初期表现为低回声，受伤后约2周，回声逐渐增高，出现小声影，此为修复开始的标志，实质为骨痂形成过程中的初始钙化。骨痂形成实变后，骨骼剖面上可保留或多或少明显的隆起（图7.28）。

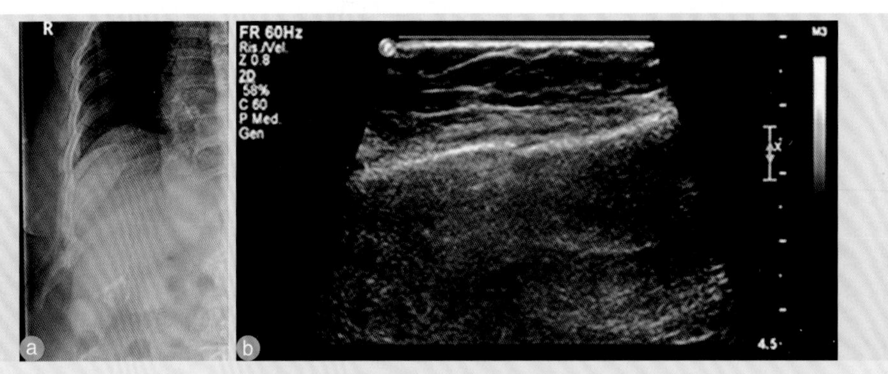

a.X线检查显示右侧腋中线第八肋骨可疑的不规则骨皮质；b.通过实时超声检查随即证实骨皮质连续性中断

图 7.26　肋骨骨折

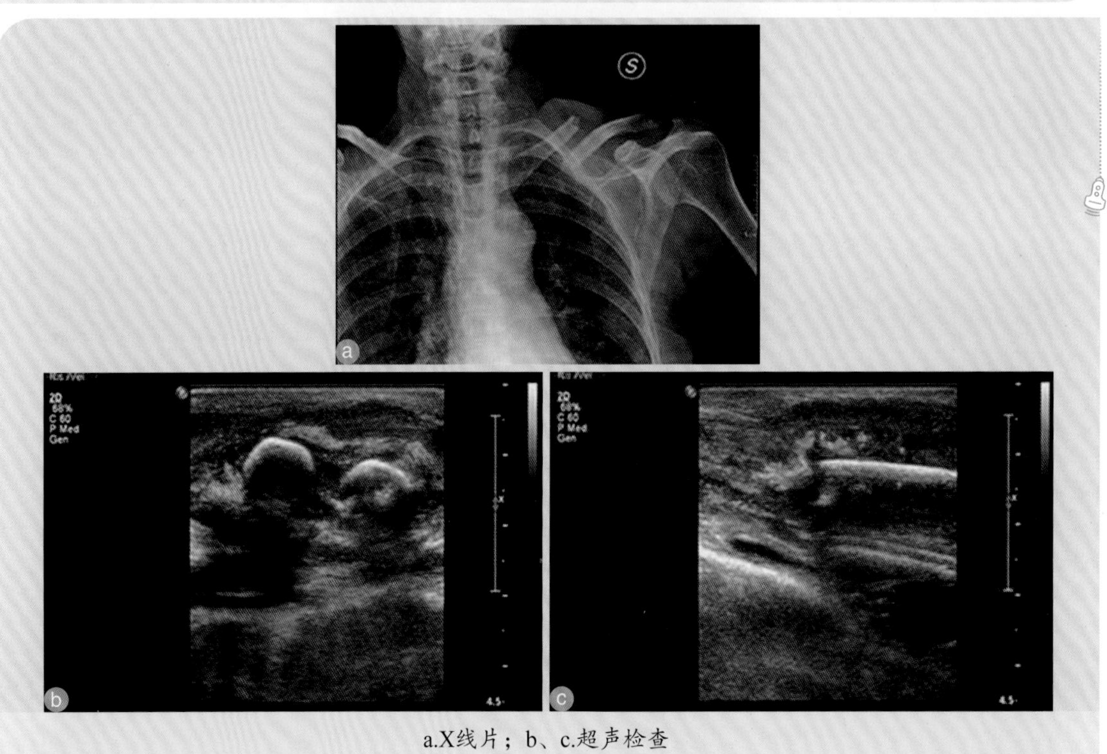

a.X线片；b、c.超声检查

图 7.27　左锁骨中间 1/3 处骨折

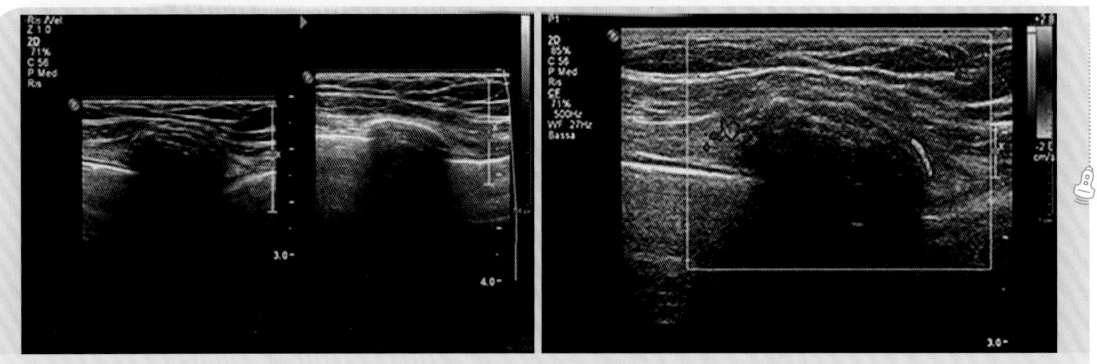

年轻女性，右侧第二肋骨前端纤维软骨性骨痂声像图

图 7.28　肋骨骨折愈合

7.4.2 骨髓炎

骨髓炎、脂肪团和胸壁软组织脓肿的临床诊断具有挑战性。骨髓炎中，与骨坏死和微循环缺血相关的炎症产生渗出液，从骨皮质中渗出，形成积液，有时可含有气体成分，或含有结核样微小钙化。骨髓炎引起的积液位于骨皮质表面，而软组织附着于骨组织上，使得来自软组织（蜂窝组织、淋巴水肿、脓肿或血肿）的积液与骨皮质分离。因此，与骨骼直接接触的积液是骨髓炎的敏感征象，当与临床数据相结合分析时，可进行诊断。值得注意的是，上述特征为非特异性征象，因为骨皮质直接接触的积液也可能是肋骨转移时出现的微小出血灶。

7.4.3 肿瘤溶骨性病变

胸廓可能是几种癌症转移的部位（图7.29），如支气管肺癌、浆细胞瘤、乳腺癌、前列腺癌和肾癌。

虽然TUS无法显示成骨细胞损伤，但能够检测到大多数溶骨性转移瘤，因为肿瘤转移灶能够降低骨钙含量，增加超声波的穿透性。特定情况下，探头放置于适当的位置时，超声甚至能够显示肋骨病变后方的胸膜。更常见的是，上述病变能够导致肋骨表面光整度降低或后方声影消失。通过对比分析，肿瘤组织成分表现为低回声肿块，而骨膜水肿表现为软组织局部增厚。此外，超声能够为胸腔溶骨性病变活检取样提供可视化指导（图7.30）。

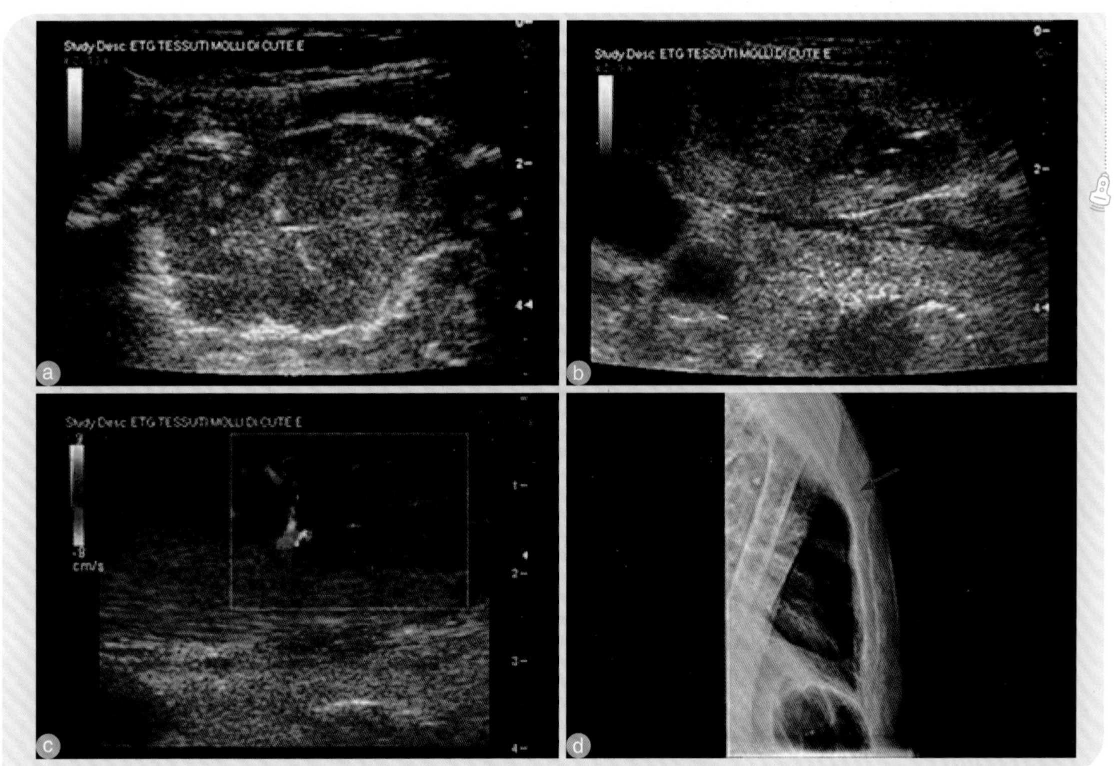

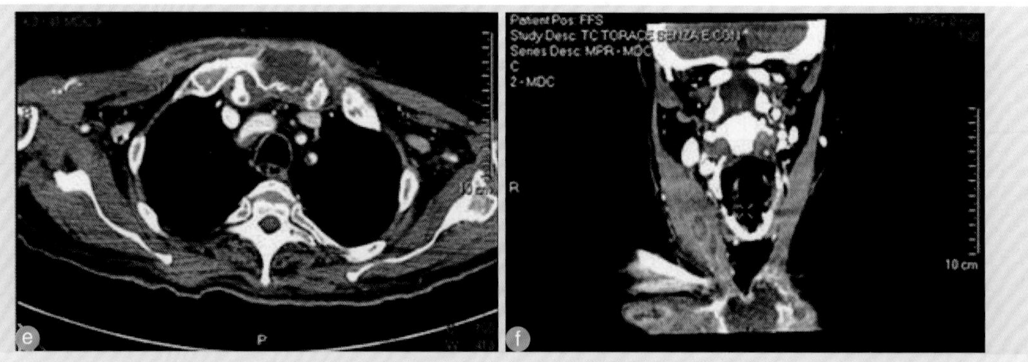

a.TUS显示与疼痛肿胀相对应部位的胸骨柄骨皮质连续性中断的实性病灶；b.胸锁乳突肌内出现低回声病灶；c.彩色多普勒超声显示病灶内新生血管血流信号；d.左侧位X线检查证实胸骨溶解（红箭头）；e.轴位CT扫描显示胸骨柄的骨溶解区（岩屑区）；f.同时显示胸锁乳突肌损伤，冠状位重建显示更直观

图 7.29　结肠肿瘤胸锁乳突肌内转移灶

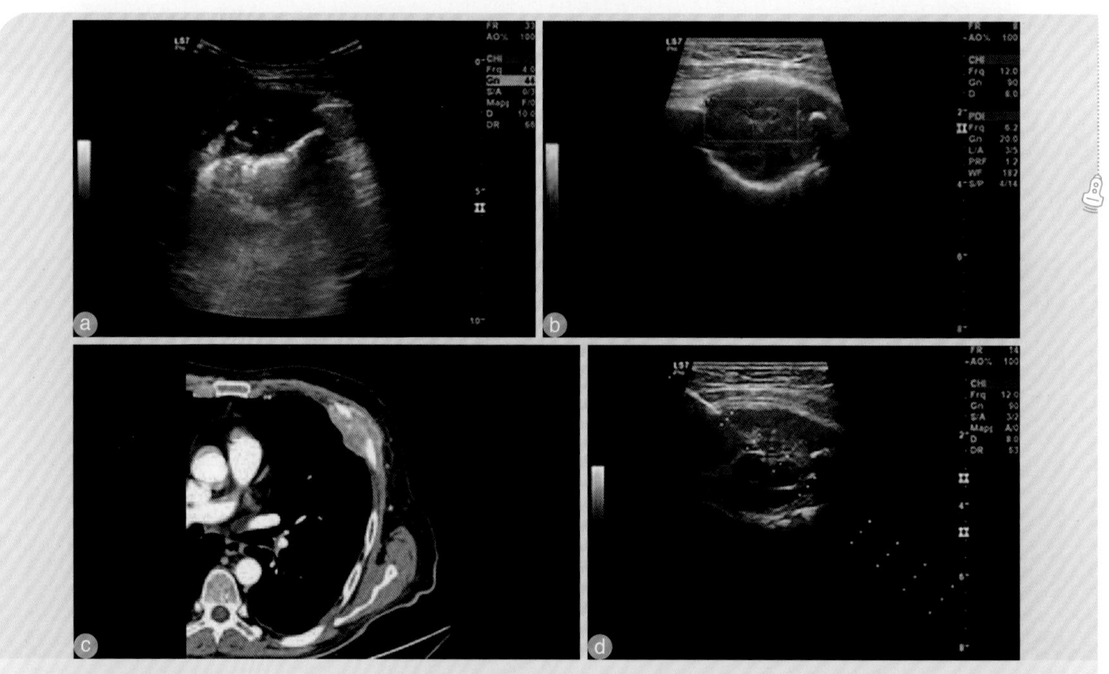

超声检查以评估左胸壁下1/3前外侧胸壁的疼痛肿胀处。a.实性病变破坏肋骨的中前弧骨皮质，使其连续性中断，超声检查显示结构回声不均匀；b.彩色多普勒超声显示病变部位出现新生血管血流信号；c.轴位CT扫描证实该特征；d.超声引导下活检能够识别该占位性病变，最终诊断为膀胱癌转移

图 7.30　膀胱癌肋骨转移

7.5 结论

超声检查有助于辅助临床评估，并为其他影像学诊断方法提供支持，如软组织与胸壁骨骼成分受累及时。TUS也能够进行单独临床应用，包括在某些癌症分期、辅助穿刺活检和制

订手术计划中发挥重要作用。该检查方法简便、经济、无辐射、易操作。然而，其也有一定的局限性，如出现顶叶肺气肿时，会阻碍探头正确定位或限制超声波穿透。

（高峰　译）

参考文献

Christoph F.Dietrich,
Nathan Atkinson,
and Christian Jenssen

第八章 纵隔病理学

8.1 前言

淋巴结病是纵隔组织中最常见的病理改变。全面的纵隔淋巴结评估，包括组织取样，可通过多种成像技术完成，包括常规超声、内窥镜技术（如支气管镜）、放射学方法（如CT、X线和MRI）、核医学技术（如PET）及外科手术（如纵隔视频辅助胸腔镜）。

胸部CT联合静脉增强造影剂的成像可提供纵隔、肺门、肺实质和胸壁的详细解剖信息。FDG-PET扫描，尤其是与CT联合，可以提供生理和病变代谢活动信息，然而，由于成像技术的局限性，需要扩大淋巴结采样或对FDG高代谢区取样，以防止分期过度或分期不足。

非小细胞肺癌纵隔分期和纵隔淋巴结取样的微创手术方法包括标准的颈部纵隔镜、视频辅助纵隔镜和淋巴结切除术，以及视频辅助胸腔镜手术。与标准的纵隔镜检查相比，视频辅助纵隔镜便于更好的可视化，并提高了淋巴结清扫数量（包括淋巴结清扫的机会）。颈部纵隔镜检查的主要局限性是它无法进入第5、第6站淋巴结。因此，有几种方法可被用于补充颈部纵隔镜检查，如经颈部延长纵隔镜。

支气管超声引导下经支气管针穿刺（EBUS-TBNA）和内镜超声引导下细针穿刺（EUS-FNA）已取代手术分期作为纵隔组织评估的初始检查手段。尽管有许多优点，超声衍生技术尚未得到充分利用以发挥其在呼吸系统医学方面的全部潜力。这些技术实施中可能会引起并发症。经食管纵隔淋巴结活检后可观察到纵隔炎伴脓肿形成。因此，在EUS指导下的活检中可以考虑预防性使用抗生素，但目前该类研究仍很缺乏，但在EBUS-TBNA中未观察到类似的并发症，因此不建议预防性使用抗生素。

本章目的是讨论纵隔病理，肺部病理已在其他章节讨论，我们也推荐给读者一些已发表的关于解剖学、纵隔成像、肺部超声及结节病的纵隔超声成像、囊性纤维化、慢性丙型病毒性肝炎和其他疾病的论文。

8.2 经皮纵隔超声（TMUS）

经皮超声在头颈部区域，包括颈部和锁骨上淋巴结都有出色的分辨率。此外，纵隔超声可发现位于主动脉上、血管前、心包和上、下气管旁区域，以及远至主肺动脉窗的病理淋巴结和肿块，并引导其取样。20年前发表的纵隔超声研究表明，与CT相比，胸骨上和胸骨旁入路的超声检查对于检出上述纵隔区的病理淋巴结的敏感性为69%～100%。TMUS和经TMUS引导下的活检用于主动脉上、锁骨上、头颈部的异常淋巴结检测时，对N3或M1分期的病变具有高度特异性（图8.1）。

由于纵隔超声应用较少，且在大多数医疗中心都没有常规使用，因此TMUS的价值仍存在争议。相关的检查技术细节已经在既往的综述文章及教科书里进行过详细的总结，此处不再赘述。

8.2.1 使用TMUS界定纵隔区

用于淋巴结评估时与CT、EUS和EBUS标准相似。表8.1中列出了对不同区域进行充分可视化的标准。

表 8.1 每个纵隔区域内的解剖结构，需要进行充分的 TMUS 检查可视化

区域	关键解剖结构识别
主动脉上	全主动脉弓及所有分支和两个头臂静脉（胸骨上入路）
气管旁	右头臂静脉、头臂干、升主动脉、右肺动脉（胸骨上入路）
肺主动脉	全主动脉弓、肺动脉干（胸骨上入路）
血管前	升主动脉和肺动脉（左右胸骨旁入路）
皮下	升主动脉、右肺动脉、左心房两个平面（左右胸骨旁入路）
心包	右心房、左右心室、双侧心包脂肪垫（左右胸骨旁入路）

8.2.2 正常淋巴结的检测

超声对纵隔区的诊断评价取决于病理淋巴结和相邻组织回声的差异。这导致人们认为，TMUS与CT不同，不能区分正常的淋巴结和周围的组织。但是，使用高分辨率超声和彩色多普勒成像时，可以在健康受试者中检测到淋巴结。正常淋巴结常规位于右侧气管旁区域、主肺动脉窗，偶尔可在隆突下区域检测到。隆突下区域的较低检出率可能是该区域在纵隔内的深层位置及心脏运动引起伪影的结果。

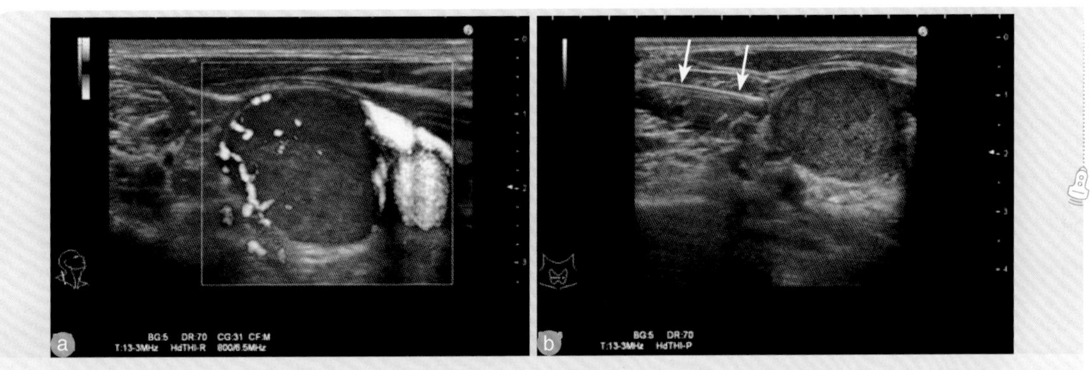

图8.1 a.一名经放射检查疑似肺癌的患者，经皮超声检测到一枚高度可疑的锁骨上淋巴结（N3），淋巴结呈圆形，低回声，彩色多普勒超声显示外周新生血管，其为淋巴结转移的典型特征；b.超声引导核心活检（18号核心针，箭头）证实为非小细胞肺癌的转移性淋巴结浸润

8.2.3 尸体研究中的纵隔超声检查

尸体的相关性研究证实纵隔超声可以检测到正常淋巴结。在尸检前后对20具均无已知疾病影响的人体尸体的纵隔淋巴结［11名男性，9名女性，（66.4 ± 10.9）岁，范围为45 ~ 76岁］进行超声检查，以通过组织学检查验证超声检查结果。超声检测到的淋巴结85%在尸体气管旁区域，90%在尸体的主肺动脉窗。主肺动脉窗处检测到的气管旁淋巴结的纵向直径分别为8 ~ 22 mm和8 ~ 17 mm。超声淋巴结检测与大体病理标本的形态学检查有很好的相关性。超声对气管旁区淋巴结检测的敏感性为75%，对主肺动脉窗的敏感性为91%。在本研究中，所有正常淋巴结均为椭圆形，未见圆形淋巴结，只有1/5（21%）的人能发现淋巴结窦。组织学检查显示所有超声检测到的淋巴结均有淋巴组织，提示其具有高度特异性（表8.2）。此外，与健康志愿者相应的纵隔区域相比，尸体的气管旁区和主肺动脉窗可以更频繁地检测到正常淋巴

结。对这一发现一种可能的解释是，通过在尸体上感兴趣的区域应用传感器，可以获得更好的图像分辨率。年龄上的差异也可能产生影响。

表 8.2 超声检测 20 具尸体纵隔淋巴结

纵隔区	尸体中可检出淋巴结的比例	淋巴结数（超声检查）	淋巴结大小（超声检查）（mm）	淋巴结大小（形态学测量）(mm)
气管旁	17/20	1.9 ± 1.0	11 × 6	11 × 6
主肺动脉窗	18/20	1.7 ± 0.7	11 × 5	11 × 4

注：淋巴结数量以平均值 ± 标准差表示。淋巴结大小为平均纵向直径 × 平均横向直径。

8.2.4 健康受试者的纵隔超声检查

超声检查结果显示健康受试者的淋巴结35%在气管旁区，45%在主肺动脉窗，12.5%在隆突下区。所有检测到的淋巴结均有低回声表现。在健康受试者中，气管旁链的淋巴结纵向直径为10 ~ 19 mm，主肺动脉窗处为12 ~ 19 mm。与文献一致的是纵隔超声在主动脉上、血管前和心包区均未检测到>6 mm的淋巴结。由于具有典型的位置和形状，心包上隐窝可明确地区别于主肺动脉窗的淋巴结。

8.3 纵隔成像

8.3.1 用成像技术对纵隔淋巴结大小进行比较测量

CT是描述肺内病变和纵隔异常的解剖学标准。但在评估纵隔淋巴结时，由于CT主要依赖大小作为标准，因此其临床意义并不确定。几十年来，一直将短轴直径为10 ~ 15 mm作为异常淋巴结的截断值，但约25%的病例出现假阳性和假阴性，表明其准确性较低。在两项系统分析中，CT对非小细胞肺癌纵隔分期的累积敏感性约为55%和61%，特异性分别为81%和79%。截止值越低，敏感度就越高，但却牺牲了特异性。PET CT一直未能解决淋巴结大小的问题。

直接将CT获得的纵隔淋巴结大小与超声技术获得的测量值进行比较是困难的，因为淋巴结纵向定位于纵隔，而CT图像是横切。相比之下，超声可以在任意平面上测量淋巴结的大小。因此，相较于轴向CT的测量值，超声测量的淋巴结大小与形态学测量值的相关性更好。最近的两项比较队列研究发现，胸部CT和EBUS在对纵隔淋巴结和肺门淋巴结大小评估方面的一致性较差。在最初被CT标准判定为正常大小的淋巴结中，使用EBUS-TBNA方法，约24%可检测到恶性细胞。因此，不应仅依据CT测量的淋巴结大小来指导EUS-FNA或EBUS-TBNA的选择。

8.3.2 纵隔淋巴结解剖与超声技术的诊断范畴

为了确保所有纵隔超声技术的有效性能，全面深入地了解纵隔解剖学及超声图像与淋巴结站的关系是很重要的。根据国际肺癌研究协会（IASLC）的分类，纵隔淋巴结（MLN）被分为不同的淋巴结区域。以下段落和表8.1总结了淋巴结解剖和评估标准。

8.3.2.1 经皮纵隔超声（TMUS）评价纵隔淋巴结

在大多数情况下，TMUS可以对主动脉上区域、血管前区域、右侧上、下气管旁区域

（区域2R、4R）、主肺动脉窗（区域5）和隆突下区域（区域7）进行标准化检查。此外，对心前区域的评估也很容易。

8.3.2.2 EBUS和EUS: **一种互补方法**

EBUS和EUS是评估纵隔病变的互补方法，因为每种检测都可以到达不同的纵隔和肺门淋巴结站。EUS对EBUS的附加价值在于，在某些病例中可进一步对下纵隔、主肺动脉窗，以及左肾上腺和其他膈下转移部位进行评估（表8.3，图8.2）。患者对EUS的耐受好于EBUS（咳嗽和呼吸困难较少），这与两种技术可检测的淋巴结区域相关：即左侧气管旁区（第4L站）和隆突下区（第7站）。超声内镜技术在肺癌分期算法中的应用也减少了对外科分期模式（例如，纵隔镜检查、胸腔镜检查、开胸手术）的需求，尽管它们在CT/PET可疑但EBUS/EUS阴性的淋巴结，以及临床N1 NSCLC的分期中仍然很有价值。在最近的指南中这种方法得到了推荐。

EUS和EBUS均已成功用于评估胸外肿瘤疾病患者的纵隔肿瘤扩散，用于评价来源不明的纵隔淋巴结病，并在纵隔肉芽肿性疾病和恶性淋巴瘤的诊断和鉴别中特别有帮助。在目前的教科书和文章中都描述了这类纵向探测的检查技术。

表 8.3 根据国际肺癌研究协会（IASLC）进行改良的淋巴结分类及 EUS、EBUS 和 TMUS 的诊断范围

序号	部位	EUS	EBUS	TMUS
1	低颈、锁骨上和胸骨切迹淋巴结区域	–	–	+++
2	上气管旁区域左侧（2L），右侧（2R）	++	+++	++
3a	血管前区	+	+++	++
3p	气管后区	+++	+++	–
4	下气管旁区域左侧（4L），右侧（4R）			
	4L	++	+++	（+）
	4R	（+）	+++	++
5	主肺动脉窗	+	（+）	（+）
6	主动脉旁区	（+）	–	–
7	皮下区域	+++	+++	–
8	食管下区	+++	–	–
9	肺韧带	+++	–	–
10	肝门淋巴结左侧（10L），右侧（10R）			
	10L	++	+++	–
	10R	+	+++	–
11	叶间淋巴结	–	++	–
12	大叶淋巴结	–	+[a]	–
13	节段淋巴结	–	+[a]	–
14	节段下淋巴结	–	+[a]	–

注：+++：超声评估始终可行，FNA易于执行；++：超声评估和FNA常用，但并不总是可行；+：超声评估和FNA有时可行；（+）：超声评估部分可行，但FNA（经常）不可行；–：超声评估和FNA受到限制，只有在淋巴结严重扩大的情况下才可行。在肺癌病例中，同侧肺淋巴结（肺门、肺叶、肺段和亚段）被定义为N1-LNs，纵隔和隆突下淋巴结被定义为N2-LNs，锁骨上、斜方肌及对侧肺淋巴结被定义为N3-LNs。[a]仅限径向EBUS使用微型探头。

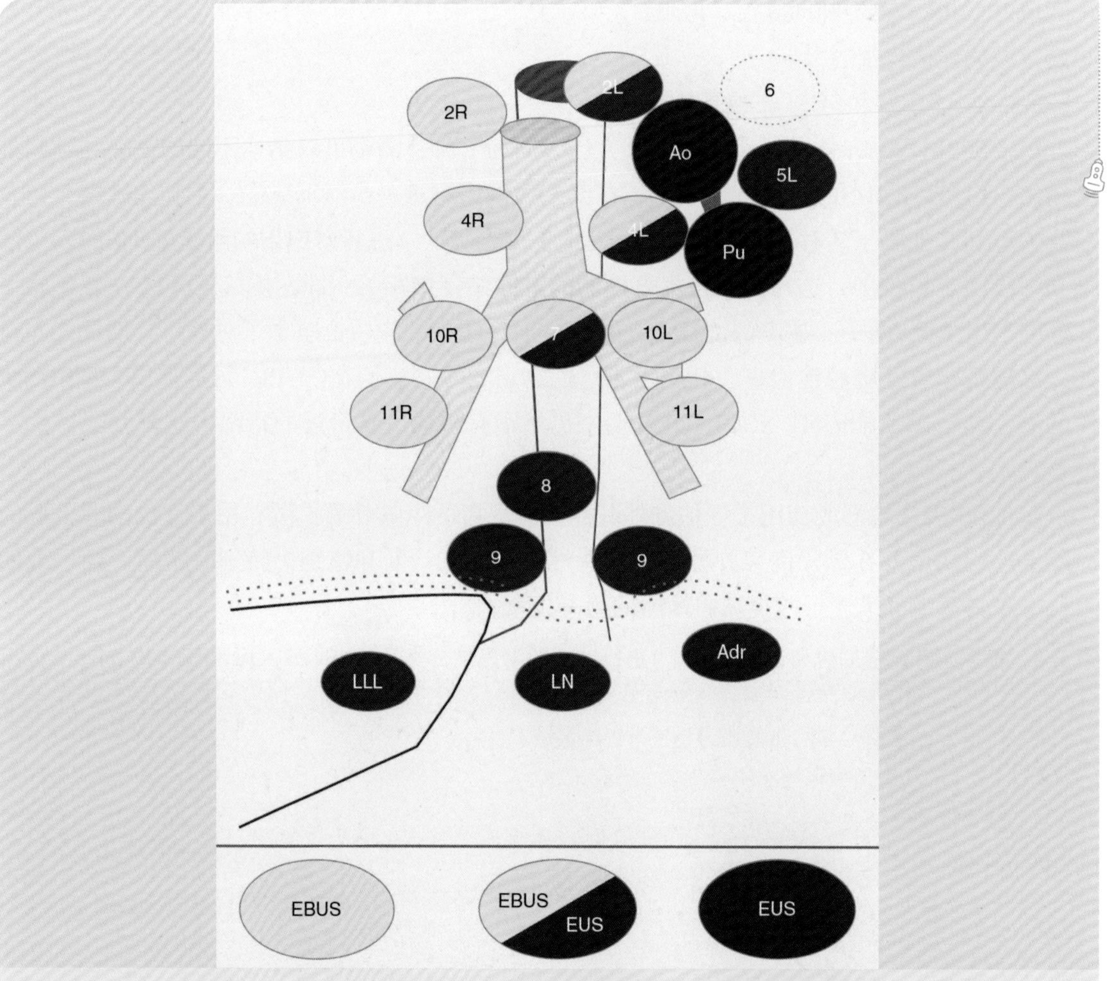

图8.2 支气管内超声和内镜超声的互补诊断范围：仅可通过EBUS检测纵隔淋巴结站标记为浅蓝色，只有EUS能检测的纵隔淋巴结站被标记为深蓝色，EUS和EBUS均可检测的纵隔淋巴结站标记为浅蓝色和深蓝色。第6站淋巴结通过EUS可见，然而，EUS-FNA只能从食管高位或穿过主动脉实施。Adr：左肾上腺；Ao：主动脉；EBUS：支气管内超声；EUS：内镜超声；LLL：左肝叶；LN：膈下淋巴结；Pu：肺动脉

8.3.3 超声技术对纵隔淋巴结病的临床检查

纵隔淋巴结肿大是炎症性和肿瘤性疾病的常见表现。常规胸部X线片和胸部CT是评估可疑纵隔淋巴结病的一线诊断方法。此外，超声技术也为活检和干预提供了指导，并具有更高的空间分辨率。超声方法不仅可以像CT和MRI一样提供与大小相关的信息，还可以对淋巴结结构、淋巴结血管分布和灌注、阻力指数、淋巴结弹性，以及抗血管生成治疗过程中灌注的变化进行评估。这种多参数超声评估有助于区分极低回声的淋巴结和囊性肿块（图8.3），并指导EUS-FNA或EBUS-TBNA的实施（图8.4，图8.5）。

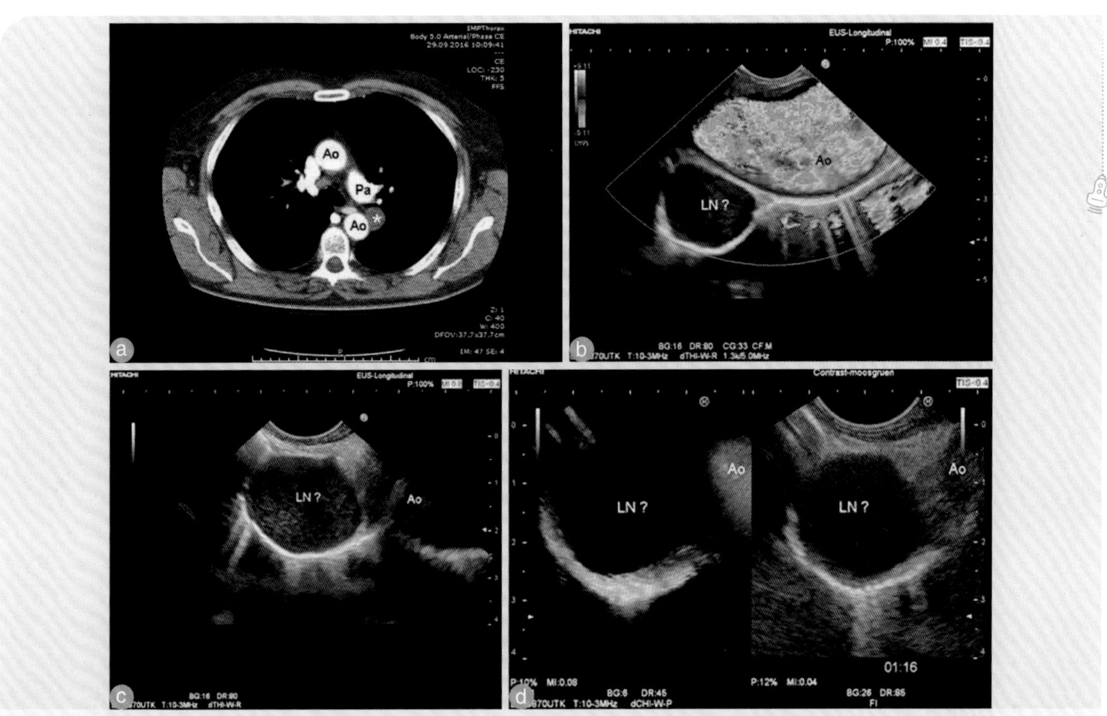

图8.3 a.一名72岁男性患者CT检查发现一边界清楚的主动脉旁病变（6站淋巴结处），疑似为一处肿大的淋巴结；b.该病变在EUS下呈无回声；c.优化范围位置后，病变呈现轻微不均匀的低回声，这表明EUS-FNA在技术上是可行的；d.造影增强超声内镜显示病灶处缺乏血管生成。该病变被诊断为支气管囊肿，且由于其发生纵隔炎的高风险，应避免使用EUS-FNA。*：Ln?，病变疑为淋巴结；Ao：主动脉；Pa：肺动脉；黄色的椭圆形：纵向超声内窥镜在食管腔内的位置

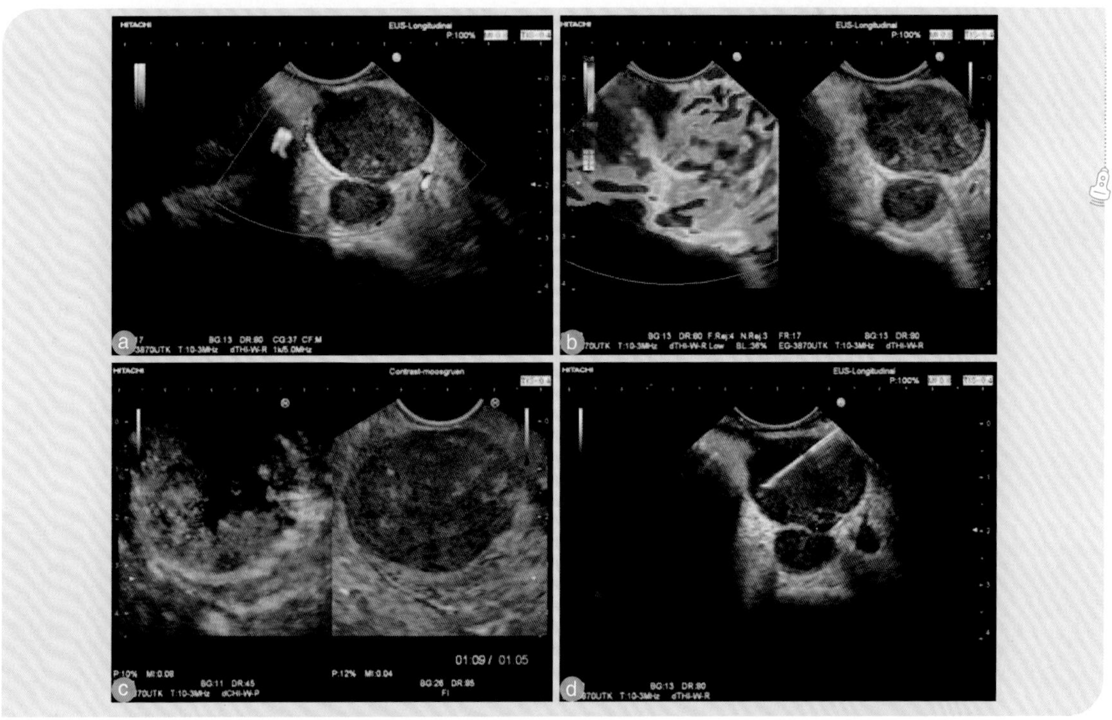

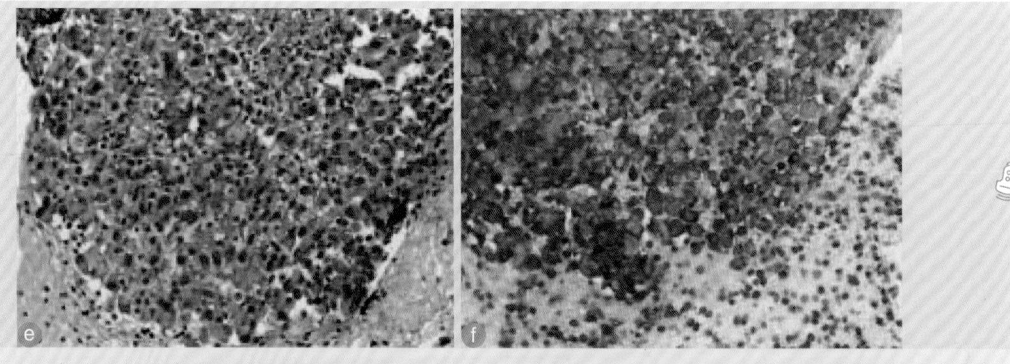

图8.4 a.58岁的女性患者体内发现巨大的可疑纵隔淋巴结（第7/8站），2年前因肾细胞癌接受了肾切除术；b.内镜超声弹性成像显示不均匀弹性，即具有柔软中心部分和较硬外围部分；c.造影增强超声内镜显示中央坏死；d.为避免假阴性发现和感染，EUS-FNA(22号穿刺针）仅针对病变的外围部分；e.组织学检查显示病变为透明细胞癌且伴有局灶性坏死（苏木精-伊红，×200）；f.免疫组织化学染色（波形蛋白染色强阳性；未显示，CD10和RCC染色阳性；CK7、CK20和TTF-1染色阴性）高度提示肾细胞癌转移

（组织学图像由德国Königs Wusterhausen病理学研究所Krisztina Zels博士友情提供）

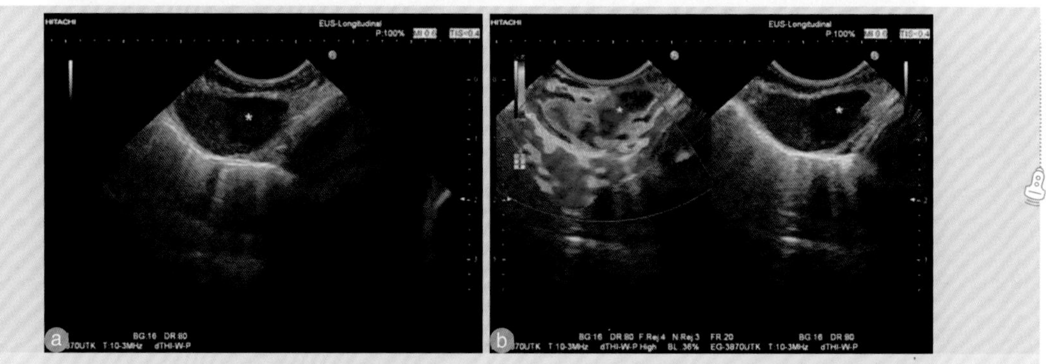

图8.5 a.62岁男性胃癌患者体内发现椭圆形纵隔淋巴结肿大（第7站）伴有结内低回声区（*）；b.EUS-弹性成像显示低回声的结内区域（*）比结内的其他部分更硬，EUS-FNA检查提示疑似局灶性恶性浸润的低回声、较硬的淋巴结区域。细胞学和组织学检查结果参见图8.9

8.3.3.1 纵隔淋巴结病的细胞学/组织学诊断

使用超声引导技术（TUMS，EUS支，EBUS）辅助纵隔淋巴结病的组织诊断具有极高的准确性，观察者间变异性很低，并且是安全的，严重的不良事件发生率分别为0.05%～0.11%（EBUS-TBNA）、0.16%～0.30%（EUS-FNA）。超声辅助诊断技术可以用于肉芽肿性淋巴结病的诊断，判断纵隔淋巴结是否转移，以及非小细胞肺癌和恶性淋巴瘤的分型和基因分型。

8.3.3.2 肺癌的细胞学/组织学确诊

在疑似肺癌的患者中，多达1/3者不能通过常规支气管镜检查确定诊断。对于在气管或支气管附近无黏膜异常（支气管内）的疑似肺癌患者，EBUS在引导活检方面优于CT。这是由于其提高诊断率的同时，降低了当肿瘤位于血管周围时并发症的发生率，包括气胸和出血气胸。更值得一提的是，如果常规的方法失败，EUS可用于对位于中心位置的肺内食管周围肿瘤进行活检。在一组123名未确诊但疑似恶性肺部病变（气管旁、支气管旁、食管旁）或有周围肺结节和PET阳性纵隔淋巴结，且至少接受了一次诊断性软支气管镜检查或CT引导下经胸针抽吸穿刺的患者中，BUS-TBNA/EUS-FNA仍有较高的诊断效能。在106例病例中，腔内超声方法辅助肺癌诊断可以避免昂贵的外科手术费用，大大节省了成本。并且，对于疑似晚期肺癌的胸膜下定位，经皮超声引导下活检是可行且安全的（图8.6）。

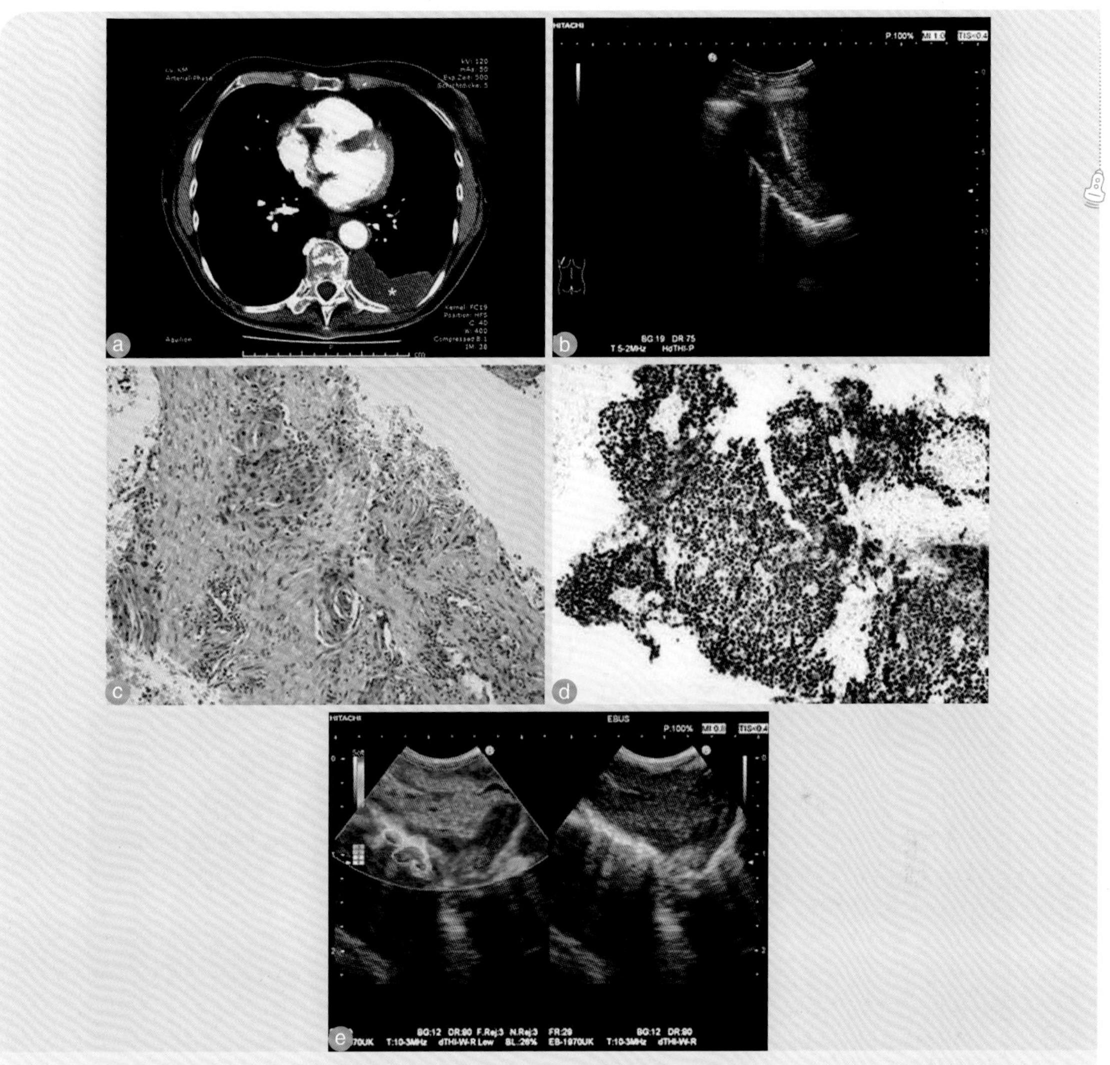

图8.6 a.61岁的女性患者，CT显示左下肺叶有一巨大的胸膜下肿块（*）；b.使用18号穿刺针进行经皮超声引导下活检；c、d.组织学检查提示为鳞状细胞癌［苏木精-伊红，×100（图c），p63染色，×200（图d）］；e.EBUS-TBNA发现一个大的低回声同侧叶间淋巴结（11L），且弹性不均匀，提示反应性淋巴结病，未发现转移性浸润（未显示）

（组织学图像由德国Königs Wusterhausen病理学研究所UtaKerlikowski博士友情提供）

8.4 纵隔病理学

8.4.1 前言

头颈部超声在评估颈部和锁骨上淋巴结病变方面取得了很好的成效。此外，TMUS能够识别纵隔较深区域的正常和病理淋巴结，但这一方法并未得到广泛认可，并且需要特殊的专业知识才能实施。尽管如此，超声衍生技术改变了纵隔疾病评估的途径。胸壁和胸腔积液的常规经皮超声成像已经得到重视。目前，胸腔穿刺术和胸管放置更倾向于仅在对胸部进行超声评估之后再进行。

8.4.2 非小细胞肺癌患者恶性纵隔淋巴结病

是否有恶性纵隔淋巴结浸润对非小细胞肺癌患者的治疗有着极大的影响；没有恶性淋巴结受累或N1阶段的患者通常会立即进行手术切除或进行以治愈为目标的放疗，而那些更晚期的淋巴结受累（N2、N3）的患者则接受放化疗或姑息性化疗。根据最近的Meta分析，EBUS-TBNA（88%～93%）和EUS-FNA（83%～89%）在非小细胞肺癌淋巴结分期中的累积敏感性可以通过结合EBUS-TBNA和EUS-FNA（支气管镜指导下经食道病理穿刺，EUS-B-FNA）进一步提高，与单独食管入路相比，平均提高21%，与单独使用EBUS-TBNA相比，平均提高13%。此外，联合超声内镜方法比单独的PET CT更为准确，并且可以通过为疑似肺癌，淋巴结肿大或PET阳性淋巴结的患者提供晚期疾病的组织证据，避免超过50%的分期手术。然而，在开始以治愈为目的的治疗之前，也应通过手术分期验证阴性的超声内镜检查结果。

超声引导取样应在首先排除远处转移（M1，例如肾上腺或肝左叶）的前提下进行，然后按照N3（对侧、颈部）→ N2（同侧纵隔和隆突下淋巴结）→ N1（同侧肺门淋巴结）的顺序进行淋巴结转移分期。在疑似N2的疾病中，仅有单个N2淋巴结浸润（N2a，ⅢA3期）必须与多于一个N2淋巴结区域浸润、大量N2淋巴结受累或大N2淋巴结包膜外浸润相鉴别（N2b，ⅢA4期）（图8.7，图8.8）。

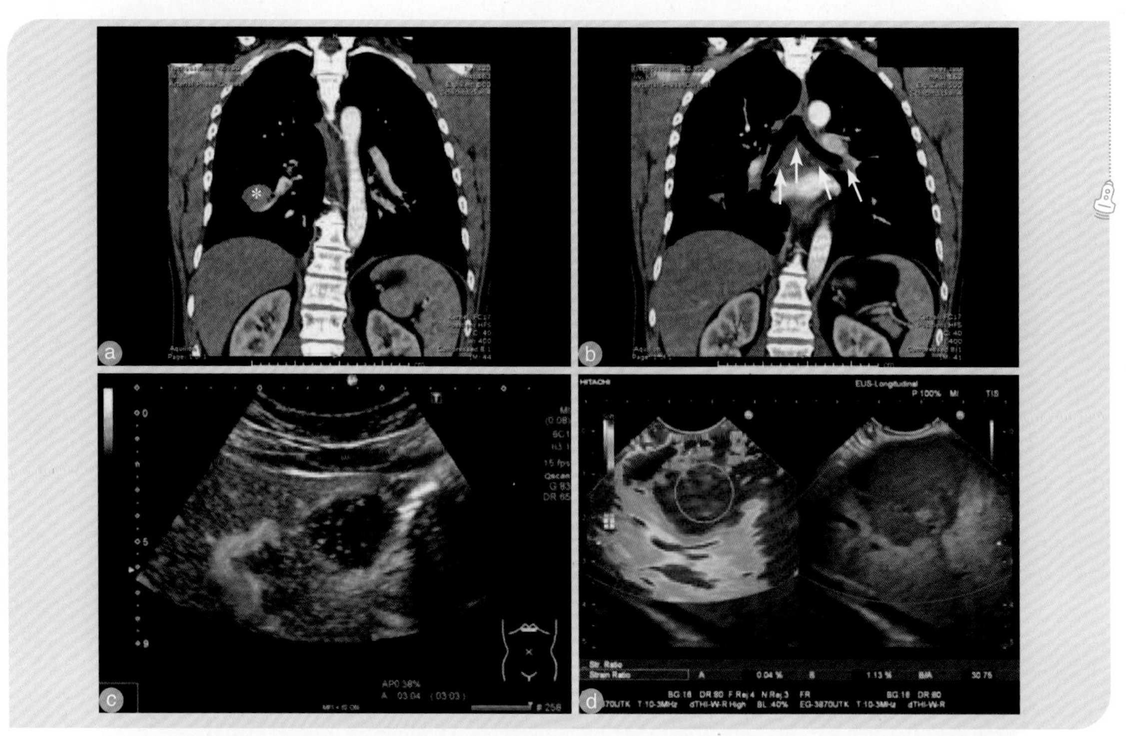

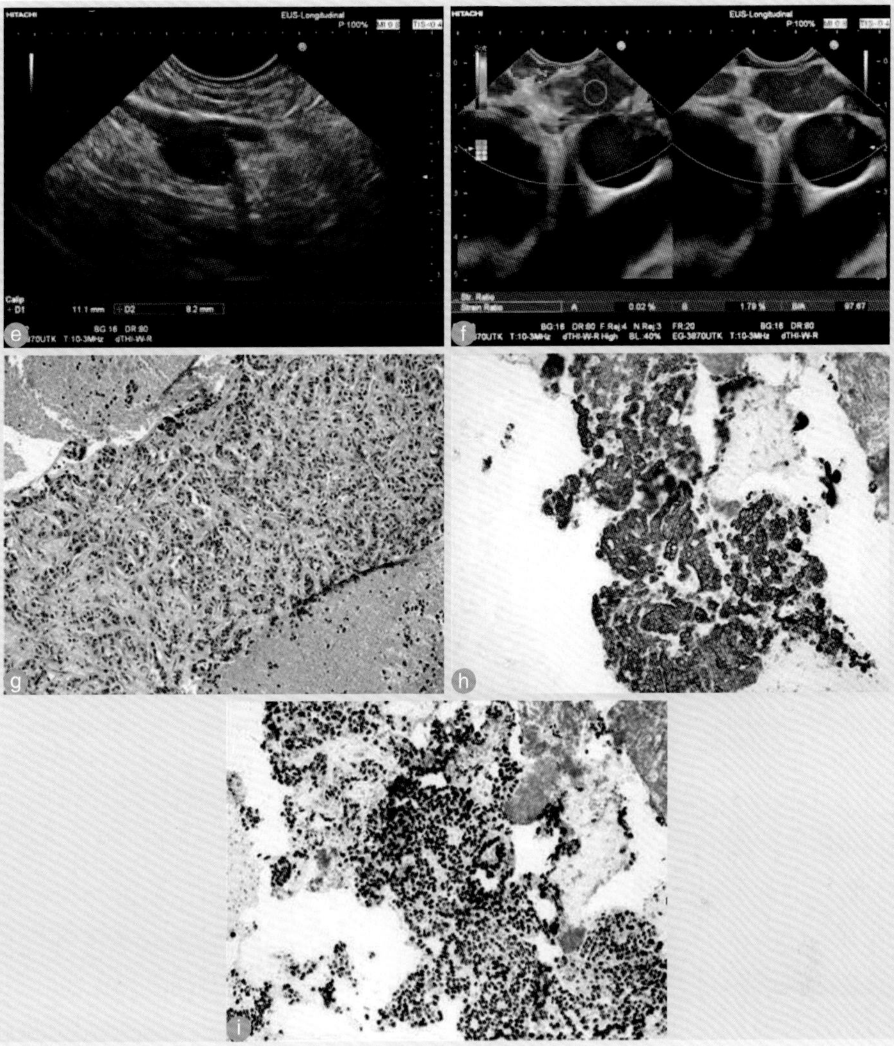

图8.7 a、b.45岁男性患者，CT显示右下肺叶心尖部可疑肿块病变（*）和纵隔淋巴结肿大（隆突下、同侧和对侧肺门，箭头）；c、d.左肝叶的一个孤立性肿块病变通过造影增强超声（晚期低增强，标记之间）和EUS弹性成像［非常高的应变比（30.75）］显示出典型的恶性肿瘤特征；e、f.后续使用20号穿刺针对肝脏病变（e；可能是$M1_{hep}$）、左肾上腺的一个小结节（可能是$M1_{adr}$，标记之间）、纵隔10站淋巴结［非常高的应变比（97.7），可能为N3期］和7站淋巴结（可能为N2期）进行EUS-FNA检查，组织学显示除肾上腺外，所有取样部位均存在低分化肺腺癌（仅显示肝活检）；g.苏木精-伊红，×100；h.CK7染色×100；i.TTF-1染色×100。突触素和p63阴性，未显示。最终超声内镜诊断为低分化肺腺癌，cT1 cN3 M1hep

（组织学图像由德国Königs Wusterhausen病理学研究所的Uta Kerlikowski博士友情提供）

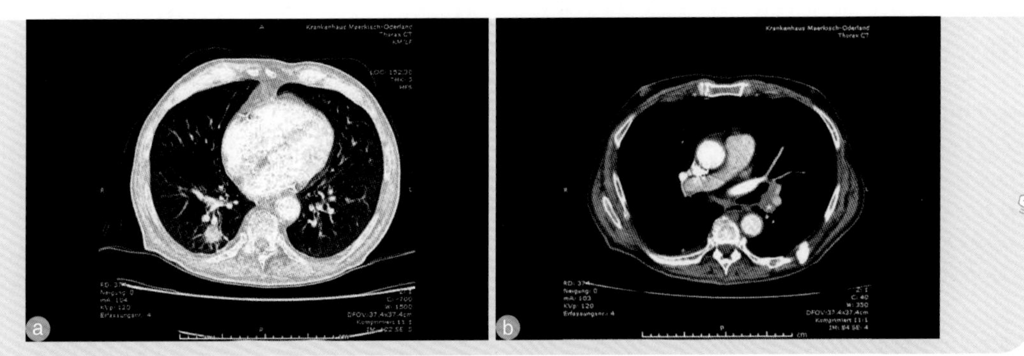

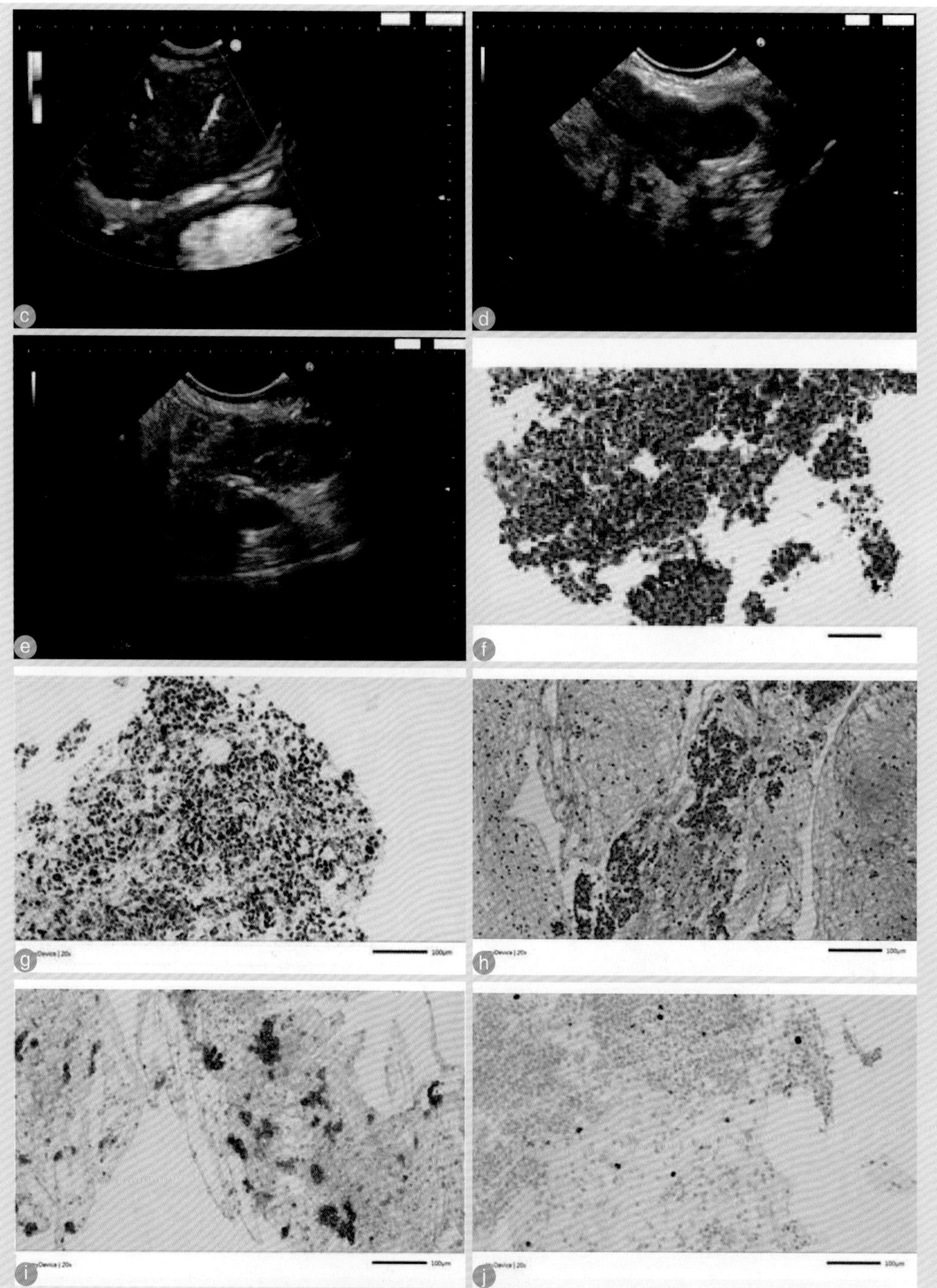

图8.8 a、b.62岁患者胸部CT显示，怀疑右下叶周围型肺癌，纵隔和肺门淋巴结肿大（11L站，*），支气管镜检查阴性；c.EBUS显示在11L站有一个边界清楚的、肿大的低回声淋巴结；d.EUS显示左肾上腺呈结节状但无明显病变的肿块；e.胰腺体部有一边界清楚的肿块，呈小的囊性改变，大小为18 mm ×10 mm（标记之间）。对左肾上腺（推测M1adr）、胰腺肿块病变（推测也是转移）和11L站淋巴结（推测N3）分别进行EUS-FNA（22号穿刺针）、EBUS-TBNA（22号穿刺针）检查；f、g.左肾上腺和11L站淋巴结的取样证实为肺源性转移浸润（TTF-1强阳性，×20）的低分化腺癌（左肾上腺核心组织，苏木素-伊红，×20）；h.胰腺肿块病变的EUS-FNA显示为神经内分泌肿瘤（苏木素-伊红）；i.突触素×20，强阳性；j.Ki67增殖指数为3%。内镜检查的最终诊断为低分化肺腺癌、cT1 cN3 M1adr和胰腺神经内分泌肿瘤G2

（组织学图像由德国Königs Wusterhausen病理学研究所的Gunnar Schröder博士友情提供）

8.4.3 胸外恶性肿瘤的纵隔分期

在胰胆管癌中，高达10%的胸外恶性肿瘤转移至纵隔淋巴结。EUS和EBUS均已成功用于评估各种胸外恶性疾病患者中肿瘤扩散至纵隔淋巴结（M1疾病）的情况。特别是，EUS引导的纵隔淋巴结穿刺取样在胃、胰腺、乳腺、上消化道、头颈部恶性肿瘤，以及结直肠癌和淋巴瘤患者的分期中得到了应用。最近的一项Meta分析（5项研究，n = 533名患者）证明了EBUS-TBNA在诊断胸外恶性肿瘤纵隔和肺门淋巴结转移方面的价值；累积敏感性为85%，特异性为99%。采集符合免疫组织化学条件的标本对于区分胸外癌与非小细胞肺癌纵隔淋巴结转移（图8.9）非常重要，这有赖于超声技术的辅助。

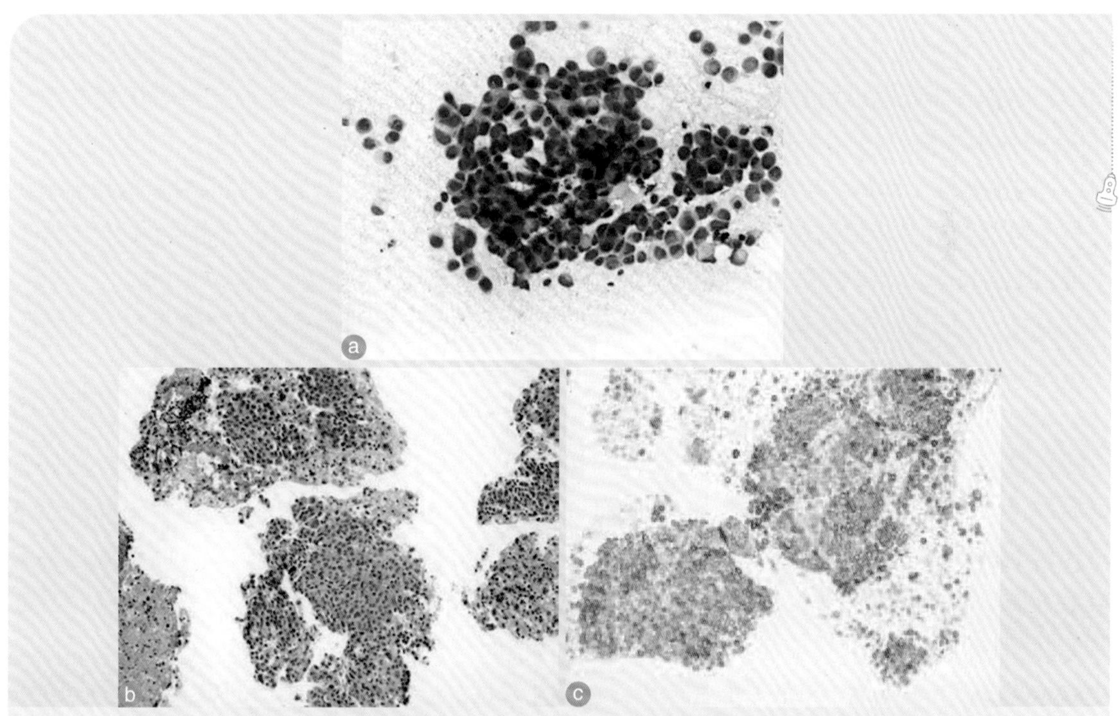

图8.9　62岁男性患者，EUS-FNA（22号穿刺针）怀疑纵隔淋巴结局灶浸润转移，组织学证实为胃腺癌（图8.5）。a、b.细胞学和组织学结果阳性，提示M1期；涂片细胞学（巴氏染色，×200）和核心组织学（苏木素-伊红，×100）提示低分化癌。c.免疫组化表型（CK7强阳性；p63、TTF-1和p16阴性，未予展示）与低分化胃腺癌的淋巴转移表型一致，与肺源性腺癌或鳞状细胞癌不一致，采取姑息治疗

（细胞学和组织学图像由德国Königs Wusterhausen病理学研究所的Uta Kerlikowski博士友情提供）

8.4.4 淋巴瘤

在一项回顾性研究，在40名患者中［霍奇金病（n = 29）和非霍奇金病（n = 11）］，TMUS在监测纵隔淋巴瘤方面明显优于胸部X线片，与CT相当。由霍奇金病导致的胸腺肿大也比以前更易观测到。胸腺受累为低回声结构，在超声检查中易见。相比之下，由于腺体和周围脂肪的回声相同，TMUS对区分正常大小的典型舌形胸腺与治疗后周围的脂肪组织没有帮助。弹性成像和对比增强技术可能会克服这个问题，但目前缺乏临床数据。前纵隔的淋巴瘤和其他肿瘤也可以在超声引导下通过胸骨上和严格的胸骨旁入路进行活检。使用胸骨旁入路，当患者从卧位到严格的左侧或右侧卧位时，纵隔移位可使不可见的淋巴瘤被发现。

EBUS-TBNA的诊断准确率约为69%，超声内镜引导的组织取样是一种有用的初始、微创的诊断方法，用于确定恶性淋巴瘤和纵隔受累亚型，特别是在流式细胞术、免疫组织化学和细胞遗传学检查时使用。EBUS-TBNA对淋巴瘤复发的诊断率高于对恶性淋巴瘤的从头诊断。

8.4.5 良性纵隔淋巴结病

8.4.5.1 结节病和结核病

根据地理分布，结节病和结核病是纵隔淋巴结病的两个最重要的炎症原因。

（1）结节病

结节病相关的淋巴结病通常表现为大血管周围对称分布的纵隔淋巴结簇。典型的椭圆形淋巴结大小可达到60 mm，具有混合回声，具体取决于疾病阶段。彩色多普勒成像、对比增强超声技术和弹性成像显示其淋巴结结构通常得以保留，并且肺门可以显示。EUS-FNA和EBUS-TBNA都适用于获取结节病的明确组织诊断（图8.10），而单纯经支气管活检在大约1/3的病例中失败。已发表的数据表明，无论有无“盲”经支气管穿刺，EUS-FNA和EBUS-TBNA的敏感性（80%~90%）和准确性都优于简单的黏膜活检。特殊技术（细胞学和细胞块分析）可能会进一步提高超声引导活检的诊断率。Meta分析（14项研究，包括2097名患者）发现EBUS-TBNA对结节病的诊断率为79%；合并敏感性和特异性分别为84%和100%。

总之，对于结节病的诊断，超声内镜技术优于支气管内黏膜联合经支气管淋巴结活检。除了常规的细胞学涂片外，建议使用细胞块技术来提高诊断率。

（2）鉴别诊断

在特殊情况下，根据地理和其他流行病学标准，必须排除结核病和非典型分枝杆菌病作为原因不明的纵隔淋巴结病的病因。一些研究表明，EUS-FNA和EBUS-TBNA对纵隔淋巴结结核诊断的准确性是可接受的。细胞病理学标准，使用Ziehl-Neelsen技术或吖啶橙染色鉴定抗酸杆菌、培养和聚合酶链式反应是用来建立最终诊断的补充工具。同时可能会伴随全身症状。除结核病、非典型分枝杆菌病、结节病和其他肉芽肿性疾病外，副肿瘤“肉瘤样反应”（sarcoid-like reactions，SLR）也必须包含在肉芽肿性淋巴结病的鉴别诊断中。已观察到SLR与恶性肿瘤有关，并作为化疗或放疗的后遗症。PET可能会将患者SLR生理性摄取错误判断为阳性。

8.4.5.2 囊性纤维化患者纵隔超声检查

几乎所有的囊性纤维化患者都累及呼吸道，呼吸衰竭约占其发病率和死亡率的90%。通常存在肺外表现。对健康受试者和囊性纤维化患者的TMUS评估显示，囊性纤维化患者气管旁区和主动脉肺窗的淋巴结检出率明显较高，淋巴结总体积较大。纵隔超声有助于检测囊性纤维化患者的炎症活动。使用EUS和EBUS进行类似研究的文章尚未发表。

8.4.5.3 纵隔超声在慢性丙型肝炎病毒感染中的应用

纵隔淋巴结病可被认为是慢性丙型肝炎的一种肝外表现。在丙型肝炎患者中，TMUS能够检测出轻微肿大的纵隔淋巴结。肝周淋巴结较大的患者其纵隔淋巴结也偏大，这种倾向提示其有全身性的病理机制。然而丙型肝炎和其他病毒性或自身免疫性肝病中的肝门淋巴结病或纵隔淋巴结病的发病机制仍不清楚。使用EUS和EBUS进行类似研究的文章尚未见发表。

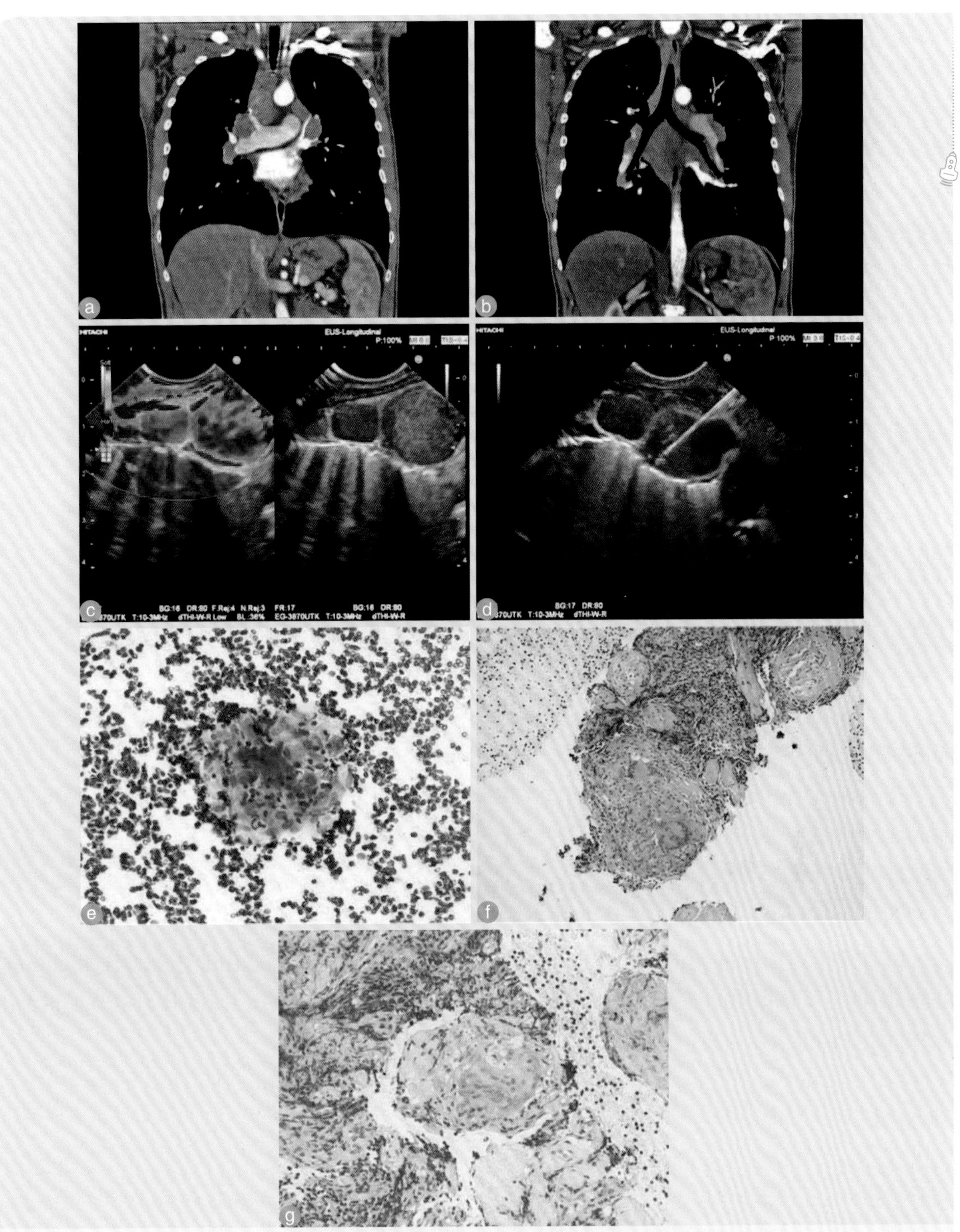

图8.10 a、b.44岁男性患者，CT显示双侧肺门及纵隔淋巴结病变，怀疑恶性淋巴瘤；c.EUS显示在所有可检测的纵隔淋巴结站均可见多个大的直径为50 mm × 30 mm的弹性回声不均匀的低回声淋巴结（8站淋巴结）；d.采用22号穿刺针进行EUS-FNA检查；e、f.细胞学（巴氏染色，×200）和组织学（苏木素-伊红，×100）显示上皮样细胞伴巨细胞肉芽肿和无坏死的局灶性周围纤维硬化。抗酸菌Ziehl-Neelsen染色及分枝杆菌聚合酶链式反应均为阴性，确诊为结节病

（细胞学和组织学图像由德国 Königs Wusterhausen病理学研究所的Uta Kerlikowski博士友情提供）

8.5 胸腺

对正常胸腺和表现为前纵隔肿物的胸腺瘤的评估，特别是对儿童患者，应包括TUS、CT和（或）MRI，以确定分期和肿瘤的切除性。根据肿瘤的边缘和范围，是否侵犯邻近组织和远处转移进行分期。世界卫生组织分类用于胸腺肿瘤的明确诊断，Masaoka分期系统也用于包括总生存率在内的预后评估。鉴别诊断包括年龄依赖性胸腺增生、胸腺瘤、胸腺癌、淋巴瘤、纵隔生殖细胞瘤（β - HCG和甲胎蛋白）、转移瘤和胸骨后甲状腺。临床可切除性评估是诊断的主要特征。最终的诊断需要以治愈为目的的外科手术或活检后对标本进行组织学评估。

8.6 纵隔血管

本章未对纵隔血管的解剖和分布图及其病理表现进行详细说明，作者参考的是欧洲医学和生物学超声学会联合会目前发布的指南。

8.7 总结

TMUS、EUS和EBUS是有效、安全、价廉的微创技术，用于纵隔淋巴结病变的评估、纵隔肿块（包括中央型肺癌）的诊断和非小细胞肺癌的分期。引入和大规模实施先进的多参数超声技术和超声引导采样（特别是EBUS-TBNA和EUS-FNA）用于纵隔疾病评估，提高了纵隔成像和肺癌分期的准确性，减少了对侵入性和外科诊断技术的更多需求，因此，其代表了胸外科医学的范式转变。

致谢

作者希望对Eileen Mühsig夫人、Uta Kerlikowski博士、Krisztina Zels博士和Gunnar Schröder博士（德国Königs Wusterhausen病理学研究所）的出色合作，以及其为章节提供细胞学和组织学图像表示由衷的感谢。

（景晶晶　译）

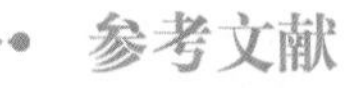

第三部分

应用篇

3

第九章

超声在新生儿肺部疾病诊断中的应用

9.1 引言

近年来，超声已被用于多种新生儿肺部疾病的诊断，包括呼吸窘迫综合征、新生儿暂时性呼吸增快症、新生儿感染性肺炎、胎粪吸入综合征、新生儿肺不张和气胸等。肺部超声作为一种准确、可靠、低成本、简单、无辐射损伤的方法，目前已广泛用于新生儿呼吸困难的诊断和鉴别诊断。本章的目的是介绍新生儿常见肺部疾病的超声影像学特征，并使在新生儿领域应用肺部超声时的技术手段能得到提升。

9.2 肺部超声检查术语

（1）胸膜线和肺滑动征：胸膜线是由胸膜与肺表面交界处因声阻抗的差异所形成的高回声反射，在超声下呈薄而光滑、规则的线性高回声。如胸膜线出现明显增厚、粗糙模糊、消失、不规则、连续性中断或出现胸膜下实变等，均提示异常。在实时超声下，可见脏层胸膜与壁层胸膜随着呼吸运动形成水平方向地来回运动，这种运动称为肺滑动征。

（2）A线：A线系当声束与胸膜垂直时因混响伪像形成多重反射而产生的一种与胸膜线平行的线性高回声，位于胸膜线下方，彼此间距相等，在肺野内由浅入深回声逐渐减弱至最后消失。

（3）B线和彗星尾征：当超声波遇到肺泡的气-液交界面时产生反射而形成的一种线性高回声伪像，即B线。B线起始于胸膜线，并与之垂直，随着肺滑动和呼吸运动而移动，并一直延伸至扫描屏幕的边缘且回声不衰减。

彗星尾征同样是由超声波遇到肺泡的气-液交界面时产生的一种多反射超声伪像，起始于胸膜线并随着肺滑动和呼吸运动而移动[5]，但这些反射会随着距离增大而逐渐衰减，且边界平行，最终图像类似“彗星尾”一样。以前学者们会通过这条线到达边界时是否会出现衰减来区分是B线还是“彗星尾征”。但由于观察到二者的临床意义相同，我们将它们统称为B线。在正常儿童或成人肺部超声中是观察不到B线，但在部分正常出生1周内的新生儿（极早早产儿可在2周内）中可以观察到B线，是因为新生儿的肺内仍有适量的液体存在。

（4）肺实变：肺实变指肺组织在超声影像上呈肝样变，可伴有支气管充气征或支气管充液征。当肺实变区域的支气管分支内存在液体或气体时，可以在超声下看到线状或扁豆状的有回声（气体）或无回声（液体）图像，即支气管充气征或支气管充液征。有时可以观察到支气管充气征的图像在吸气时向外周移动，这个现象叫作动态支气管充气征。

（5）碎片征：实变肺组织和充气肺组织交界区所形成的高回声反射称为碎片征。

（6）肺搏动：当肺实变范围较大、程度较重时，在实时超声下可以见到实变的肺组织随着心脏的搏动而搏动，称为肺搏动。

（7）肺泡-间质综合征：当在任意扫描区域内，相连两个或两个以上肋间隙下出现融合B线，即可称为肺泡-间质综合征，其最常见的原因是肺水肿。

（8）白肺：当肺部超声检查的所有（6个）区域均表现为致密B线时，称为白肺或双侧白肺。

（9）肺点：在实时超声下，肺滑存在与[肺滑消失交替出点的分界点，称为肺点[9]。肺点是气胸超声诊断的特异性征象。

（10）双肺点：由于不同区域的肺组织病变的严重程度或性质不同，纵向扫描时在肺部超声影像的上、下肺野之间可形成一个明显的分界点，称为双肺点。

9.3 超声探头选择

新生儿肺部疾病检查时需使用高频线阵探头，其频率一般要求在10 MHz以上，最好是12～14 MHz。

9.4 检查方法

患儿在安静状态下取仰卧位、侧卧位和俯卧位进行检查。依据腋前线、腋后线将每侧肺各分为3个区域，再以乳头连线及其延长线将每侧肺脏分成上、下两个肺野，这样把双侧肺脏分成12个区域，即十二区分区法。检查时需要对双侧肺的每个区域进行垂直或平行扫描。

9.5 正常新生儿的肺部超声表现

正常肺野为低回声背景，在B型超声下呈“竹节征”，即肺野内可见光滑清晰、等距排列、高回声的胸膜线和A线。实时超声下存在肺滑动征，在M型超声下呈沙滩征。新生儿出生3天以后，就观察不到B线、彗星尾征、肺泡–间质综合征或者胸腔积液等现象（图9.1）。

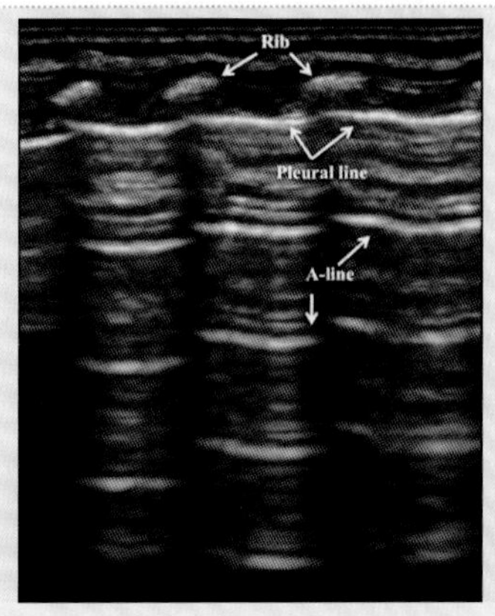

纵向扫描可见肺野呈低回声，胸膜线和A线呈光滑、清晰、均匀、等距排列的平行高回声线。Rib：肋骨；Pleural line：胸膜线；A-line：A线

图 9.1　正常新生儿的肺部声像图

9.6 新生儿呼吸窘迫综合征的超声影像学特点

新生儿呼吸窘迫综合征是引起新生儿呼吸衰竭和死亡的常见原因之一。其根本的发病机制与肺发育不成熟、肺内肺泡表面活性物质缺乏等有关。既往，新生儿呼吸窘迫综合征的诊断主要根据患儿的典型病史、临床表现、动脉血气分析和胸部X线的表现。现在，肺部超声已经成功运用到新生儿呼吸窘迫综合征的诊断中。

肺部超声诊断新生儿呼吸窘迫综合征的敏感性和特异性几乎为100%。根据作者和其他学者的研究，肺实变伴有支气管充气征是新生儿呼吸窘迫综合征超声诊断的最重要征象，其特异性肺实变征象被称为雪花征，几乎在所有新生儿呼吸窘迫综合征患者中都可以见到。另外，胸膜线异常和A线消失也都可以在所有新生儿呼吸窘迫综合征患者中观察到。其他新生儿呼吸窘迫综合征的超声表现包括胸腔积液、肺泡–间质综合征和双肺点（轻度呼吸窘迫综合征的急性期和重度呼吸窘迫综合征恢复期）（图9.2）。

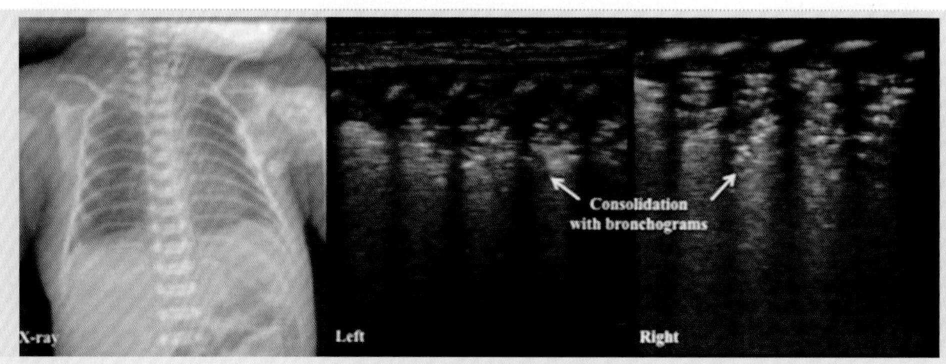

该患儿因出现呼吸困难4小时入院并诊断为呼吸窘迫综合征，肺部超声显示胸膜线和A线消失，以及大范围的肺实变伴支气管充气征（consolidation wiht bronchograms）

图 9.2　新生儿呼吸窘迫综合征的肺部声像图

9.7 新生儿暂时性呼吸增快症的超声影像学特点

新生儿暂时性呼吸增快症又被称为湿肺，是新生儿最常见的呼吸困难的病因之一。虽然新生儿暂时性呼吸增快症很少引起患儿死亡，但仍必须与其他引起呼吸困难的疾病相鉴别，特别是新生儿呼吸窘迫综合征。过去学者们通过患儿病史、临床表现、动脉血气分析和胸部X线片等手段也难以鉴别新生儿暂时性呼吸增快症和新生儿呼吸窘迫综合征，但肺部超声则可非常简单地对二者做出明确诊断和鉴别诊断。

既往的研究显示双肺点是新生儿暂时性呼吸增快症特有的超声表现，其敏感度和特异性均可达100%。但最新的大样本研究显示严重的新生儿暂时性呼吸增快症主要表现为白肺或致密B线，而轻度的新生儿暂时性呼吸增快症才主要表现为肺泡–间质综合征或双肺点。研究发现白肺或致密B线对诊断新生儿暂时性呼吸增快症的敏感性为33.8%，特异性为91.3%；而双肺点对诊断严重的新生儿暂时性呼吸增快症的敏感性为45.6%，特异性为94.8%。新生儿暂时性呼吸增快症其他常见表现包括胸腔积液、胸膜线异常和A线消失等（图9.3）。

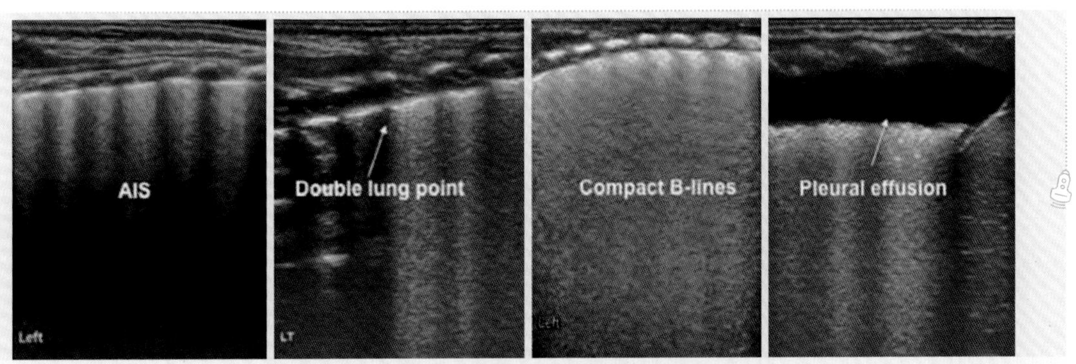

以上图片可观察到肺泡–间质综合征、双肺点、致密B线、胸腔积液，以及胸膜线异常和A线消失。AIS：肺泡–间质综合征；Doublelung point：双肺点；Compact B-lines：致密B线；Pleural effusion：胸腔积液

图 9.3　新生儿暂时性呼吸增快症的肺部声像图

9.8 新生儿感染性肺炎的超声影像学特点

新生儿感染性肺炎（包括宫内感染性肺炎、医院获得性肺炎、社区获得性肺炎和呼吸机相关性肺炎等）是新生儿最常见的感染性疾病，也是导致新生儿死亡的重要原因。目前，超声已经广泛应用于诊断儿童和成人的感染性肺炎。肺炎的典型超声图像包括大小形状不一、边缘不规则、呈锯齿状的低回声区（肺实变），伴支气管充气征，重症患者可出现动态支气管充气征。其他超声仅表现可见肺泡–间质综合征、胸膜线异常和胸腔积液。然而在轻症患者或者肺炎早期阶段，肺部超声仅表现出肺泡–间质综合征和局限于胸膜下的局灶性肺实变（图9.4）。

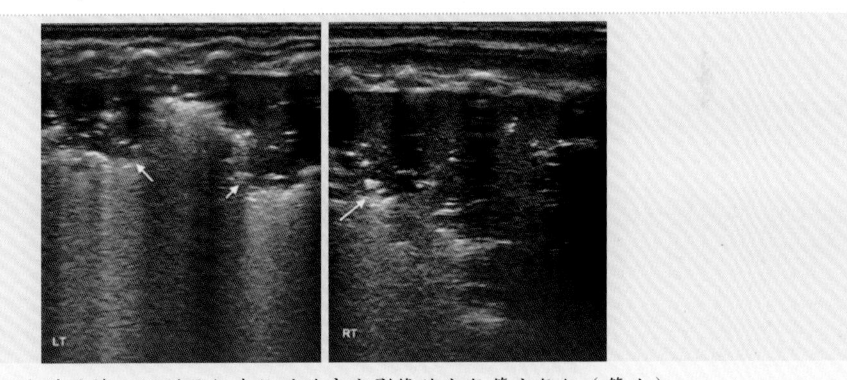

显示大片边缘不规则呈锯齿状的肺实变影像伴支气管充气征（箭头）

图 9.4　新生儿感染性肺炎的肺部声像图

9.9 胎粪吸入综合征的超声影像学特点

胎粪吸入综合征是新生儿常见的导致严重呼吸困难的病因之一，约占所有呼吸衰竭病例的10%，尤其足月儿或过期产儿更为常见。其发病率和死亡率差异较大，在发展中国家和新兴工业化国家中其死亡率可达39%。早期诊断、早期治疗对改善其预后有重要意义。近年来，肺部超声已经开始用于胎粪吸入综合征的诊断。根据我们对117例纳入胎粪吸入综合征诊断的新生儿研究总结显示，胎粪吸入综合征的主要肺部超声表现包括：①肺实变伴支气管充

气征；②胸膜线异常和A线消失；③16.2%的重症患儿可以观察到肺不张，且都表现为严重的大块的肺不张伴肺搏动；④13.7%的患儿可观察到胸腔积液；⑤非实变区域可发现肺泡–间质综合征或者B线（图9.5）。

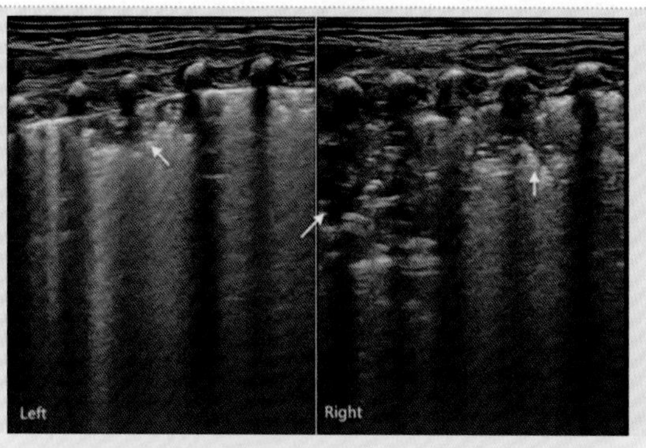

肺部超声下见肺内大范围边缘不规则的肺实变伴支气管充气征（箭头，右肺更明显）。肺实变区域可见胸膜线改变和A线消失

图 9.5　胎粪吸入综合征的肺部声像图

9.10 新生儿肺出血的超声影像学特点

肺出血是新生儿常见的危急重症，其病因复杂、进展迅速，死亡率也非常高。有报道显示新生儿肺出血的发病率占活产新生儿的1‰ ~ 12‰，而在合并高危因素的新生儿中发病率上升至50 ‰。迄今为止，新生儿肺出血的诊断仍主要依据患儿病史、典型的临床表现、动脉血气分析和胸部X线表现，肺部超声仍未用于新生儿肺出血的诊断。我们通过研究发现新生儿肺出血的主要肺部超声表现包括：82.5%的患儿发现肺实变伴支气管充气征，少数患儿存在明显支气管充液征；91.2%的患儿发现碎片征；84.2%的患儿发现胸腔积液（胸腔穿刺证实积液为出血）；33.3%的患儿发现肺不张；全部患儿发现胸膜线改变和A线消失，其中11.9%的患儿存在肺泡–间质综合征的表现（图9.6）。我们近期研究发现，同时存在胸腔积液、肺实变伴支气管充液征者首先需考虑肺出血的可能。

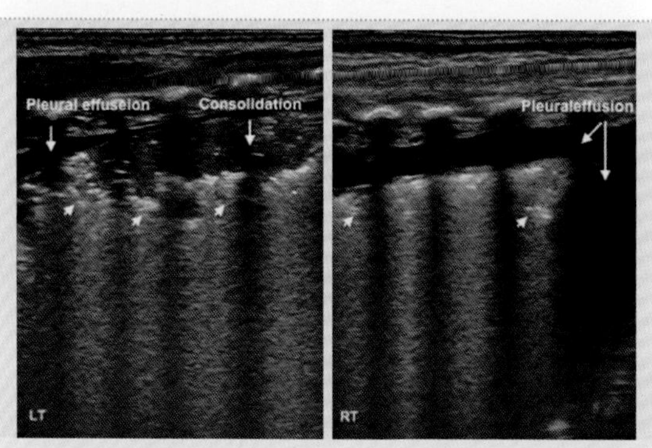

重症肺出血患儿，声像图可见左肺大范围的肺实变伴支气管充气征，双肺明显的碎片征（小箭头），双侧胸腔积液（已经胸腔穿刺证实为肺出血），以及胸膜线和A线的消失。Pleural effuseion：胸腔积液；Consolidation：实变；Pleuraleffusion：胸腔积液

图 9.6　新生儿肺出血的肺部声像图

9.11 新生儿肺不张的超声影像学特点

新生儿肺不张是许多肺部疾病的常见并发症（如呼吸窘迫综合征、肺炎和痰液堵塞等），也是导致新生儿呼吸困难和撤机困难的常见原因之一，早期准确的诊断对制定精确诊疗方案和改善预后具有重要的意义。肺部超声诊断新生儿肺不张的敏感性可达到100%。肺不张主要的超声图像特点为大范围的肺实变伴支气管充气征或平行排列的支气管充气图像，实变区边界规则。其他表现还包括胸膜线异常和A线消失。在大范围的肺不张患儿中行实时动态超声可以观察到肺搏动和肺滑动征消失。彩色多普勒超声下还可以在肺不张的区域观察到血流（图9.7）。

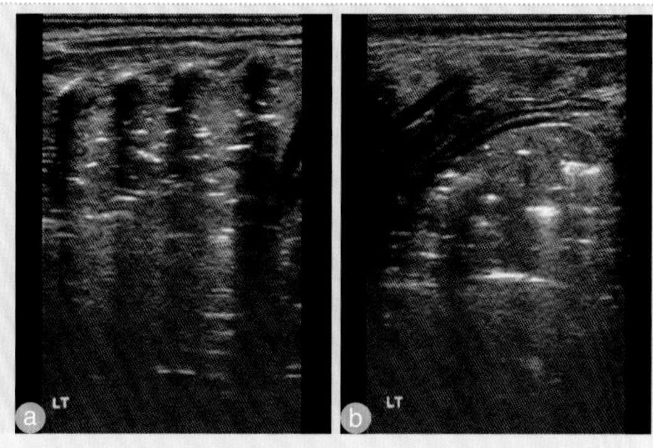

可见大片边缘规则的肺实变和明显的支气管充气征。a.为垂直肋间隙；b.为平行肋间隙

图 9.7 新生儿肺不张的肺部声像图

9.12 新生儿气胸的超声影像学特点

气胸是一种新生儿临床常见的危急重症，也是新生儿和早产儿常见的死亡原因之一。早期精准、快速的诊断是成功实施急救治疗和挽救婴儿生命的关键。肺部超声已成功地应用于气胸的诊断。根据Dr. Alrajab的一项Meta分析显示：肺部超声用于气胸诊断的灵敏度为78.6%（95%置信区间，68.1～98.1），特异性为98.4%（95%置信区间，97.3～99.5），而胸部X线片的合并灵敏度为39.8%（95%置信区间，29.4～50.3），特异性为99.3%（95%置信区间，98.4～100），这也表明肺部超声较胸部X线能更精准地检测出气胸。

气胸的肺部超声特异性标志为肺点，其诊断气胸的灵敏度和特异性分别为66%和100%。而肺滑动征消失是确定气胸是否存在的最重要标志，其灵敏度和特异性分别为95.3%和91.1%，除此之外其阴性预测值为100%。另外，气胸患儿发现彗星尾征或B线存在的阴性预测值为99.2%～100%。如果在非常紧急的情况下，当肺部超声观察到同时缺少胸膜线的运动和B线时，不需要花时间去寻找肺点而迅速且安全地诊断为气胸。甚至根据Dr. Raimondi的研究，肺部超声用于诊断新生儿气胸时，其敏感性、特异性、阳性预测值和阴性预测值均可达到100%（图9.8）。我们近期研究发现，心前区心脏影像消失是气胸的一个少见的特异性征象。

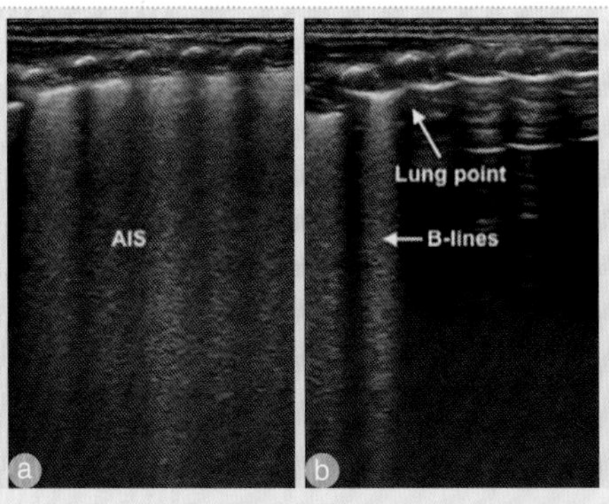

图为仰卧位垂直扫描患儿腋前线区域。a.可见肺泡–间质综合征；b.展现了肺点的位置，其两侧有B线和可见A线的低回声区。实时动态超声下还可见到肺滑动征消失。AIS：肺泡–间质综合征；Lung Point：肺点；B-Lines：B线

图 9.8　新生儿气胸的肺部声像图

9.13 结论

肺部超声在新生儿临床工作中还有较多其他应用，如明确早产儿长期氧依赖的病因、指导呼吸机撤机和外源性肺表面活性物质应用、鉴别肺不张和胸腺等。肺部超声相比胸部X线片具有许多优势，在床旁操作较为方便，因此肺部超声应取代胸部X线片作为肺部疾病诊断的一线检查，并在新生儿重症监护室中常规应用。

（沈道江　译）

参考文献

扫码观看

Ron Berant

第十章

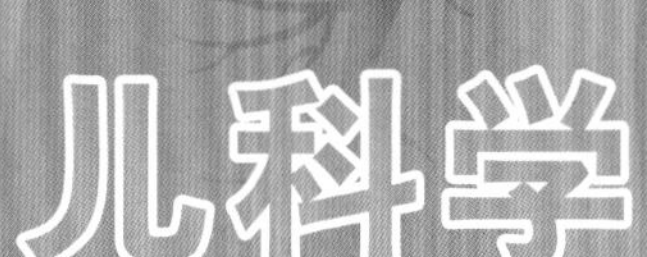

儿科学

10.1 引言

对于每一个临床儿科医师来说，TUS在儿科领域是一项非常有吸引力的辅助诊断工具。最主要的原因是在检查过程中没有辐射。一项辐射暴露人群的流行病学研究证实：儿童比成人对X线更敏感。同时，因为儿童比成人预期寿命长，因而受到电离辐射的损害概率比成人更高。此外，如果用于放射性检查的设备与儿童体型不吻合，则可能会导致其接受更多的额外电离辐射损伤。因此，在过去的20年里，放射科医师和儿科医师一直致力于使儿童避免不必要的电离辐射。

选择TUS检查而不是胸部X线检查的另一个原因是：儿童胸壁相对较薄，线阵探头虽然探测范围相对表浅，但因其分辨率高，仍然能够获取高质量的肺部超声成像。此外，TUS便于动态监测病情，更适用于在进行其他影像学检查如X线、CT或MRI时无法保持安静的婴幼儿，超声科医师在操作时可根据患儿的体位随时调整探头。TUS检查可获得动态的超声图像，因此，还可以用于气胸或膈肌瘫痪等疾病的进一步研究。另外，TUS可床旁操作，无须像放射学一样等待报告，因而，可以大大缩短确诊时间，加快治疗进程。

10.2 技术问题

如前所述，在成人中多使用相控阵或凸阵探头，在儿童中，除此之外还可使用线阵探头。探头的选择依据检查脏器的不同而各不相同，对于成人亦是如此，包括线阵探头和相控阵探头，必要时，还可以利用其接触面小的优势选择微凸阵探头。

由于儿童胸壁比较薄，肺部病变大多靠近肺外周并累及胸膜。所以在大部分肺炎患儿中，使用高频线阵探头即可显示高质量图像。如果需要观察膈肌运动，可以采用相控阵或M型超声探头。按照FAST评估法中RUQ和LUQ超声检查方法，在横膈上方进行扫描，观察膈肌运动，正常移动范围不超过4 mm。在彩色多普勒超声下，还可以通过观察膈肌运动来诊断气胸及纵隔肿块。

检查儿童时，可以采取仰卧位、坐位或被家长抱着等舒适的体位。检查者对各个平面进行扫描。在儿童中，多数情况下分别在每侧胸部的前壁、侧壁和后壁三个平面（图10.1～图10.3）进行横向和纵向扫描。纵向扫描时，探头上的箭头指向患儿头侧。

肋骨之间的横向扫描，可以作为补充扫描来增加更多的与最初证实病变相关的信息。在肋间进行横向扫描时，探头标记朝向患者右侧。扫描发现累及胸壁的病灶时，需采用高频线阵探头，探头标记朝向患者右侧或头侧。

虽然在成人中并非必要，但在检查儿童和婴儿时，强烈建议使用加热凝胶来安抚烦躁的儿童，避免使用冷凝胶使患儿进一步受到刺激。为此，市场有专门售卖凝胶加热器的地方。

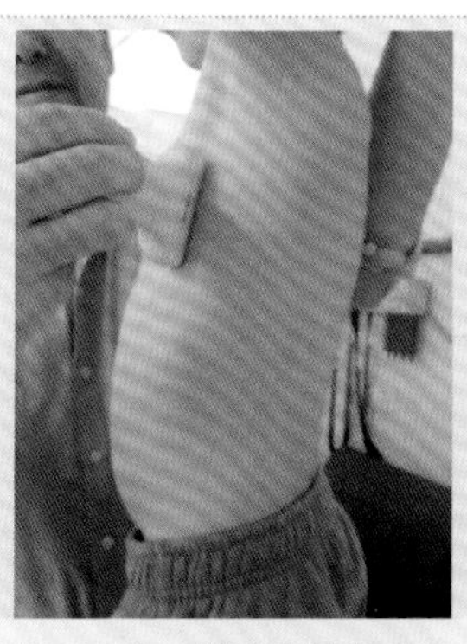

图 10.1　腋中线平面的肺扫描

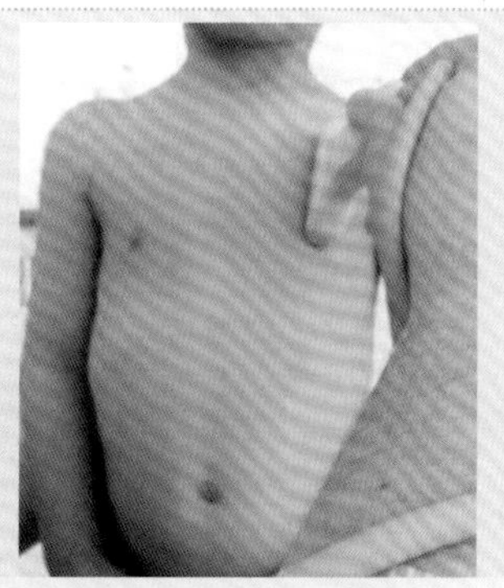

图 10.2　锁骨中平面的肺扫描

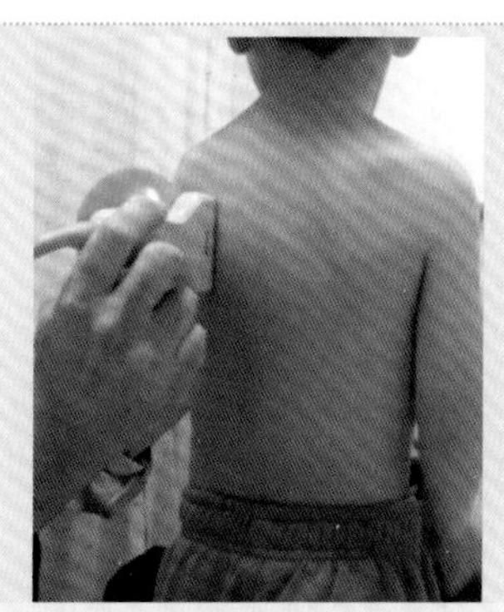

图 10.3　背侧平面的肺扫描

10.3 胸壁

胸壁包括表面浅表回声的脂肪层和下方低回声的肋间肌层。肋骨、锁骨和胸骨为高密度的强回声影。在儿童中，超声检查也用于软组织、血管及骨骼肌疾病的诊断。

10.3.1　软组织病变

10.3.1.1　乳腺炎

乳腺炎可出现在新生儿期和青少年阶段。新生儿乳腺炎是一种通常发生在足月或近足月儿的感染，而青少年的乳腺炎起源于皮肤刺激（通过剃毛或乳头刺激）、创伤、异物（如穿刺）、乳腺导管异常（如导管扩张）或表皮囊肿感染。乳腺炎的定义为乳腺炎症伴或不伴有脓肿（形成）。超声图像上可观察到乳芽的回声增强和充血。乳腺脓肿应为无血流分布的肿块，多表现为高回声或因脓肿向周边扩散及周围充血而表现为无回声（图10.4）。

10.3.1.2　血管瘤

血管瘤是一种常见的软组织肿瘤，其特点为前8 ~ 12个月快速生长，随后1 ~ 5年缓慢消退。一部分血管瘤完全退化，而另一部分皮肤上仍然残留有原始病变的痕迹。血管瘤位于皮下组织深处时，其表面皮肤可能是正常的，此时需要借助影像学检查来诊断。在二维超声中，血管瘤为边界清楚、回声均匀的实性肿块。彩色多普勒模式可显示其血流，帮助确诊。血管瘤在退化期回声不均匀。多普勒模式还可以观察到增生的动脉、静脉及其分支，这在增殖期尤为明显。

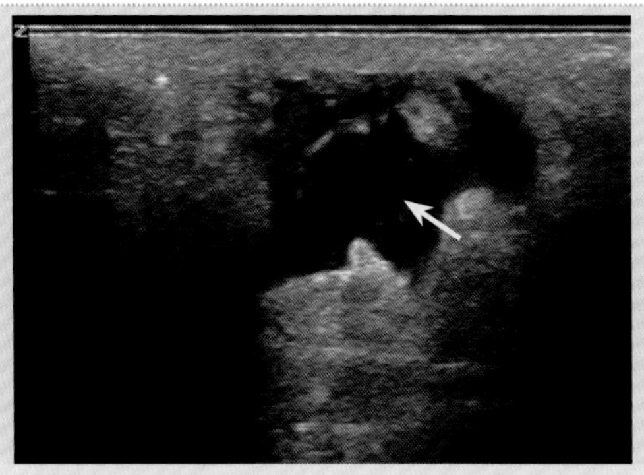

儿童脓肿和蜂窝织炎，表现为左侧乳芽红肿疼痛和局部皮温升高，在超声上表现为不规则无回声区（箭头）

图 10.4　儿童乳腺脓肿的声像图

10.3.1.3　**血管畸形**

血管畸形可表现为淋巴管瘤和静脉畸形，其病变本质上血流是缓慢的，故彩色多普勒超声对诊断帮助不大。淋巴瘤为囊性肿块，内部有分隔，无血流及实性组织（图10.5）。静脉畸形在多普勒超声上应该呈现为静脉血流，但由于大部分时间其血流十分缓慢无法检测到而呈现为无回声的血管通道。

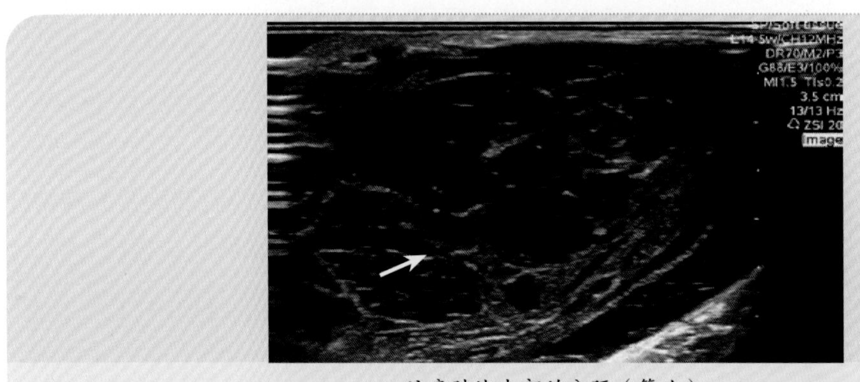

注意肿块内部的分隔（箭头）

图 10.5　胸淋巴管瘤的声像图

10.3.2　骨骼系统

超声可以准确诊断锁骨骨折。锁骨骨折是儿童最常见的骨折，约占所有急诊骨折的10%，有研究显示超声诊断骨折的敏感性和特异性接近90%（图10.6，图10.7）。基于以上优势，如果超声提示骨折，而患儿没有其他缺陷和严重畸形，可不进行X线检查。

TUS用于诊断肋骨骨折在成人已经有相关的研究，虽在儿科报道很少，但在儿科仍有很大的发展潜力，尤其是在怀疑被虐待的儿童中。骨折表现为骨皮质的中断、骨膜增生和骨膜下血肿。骨折边缘可出现伪影，如“烟囱现象”（参见第2章）。骨折愈合时低回声的骨痂变为高回声的硬骨痂，最终桥接骨折缝隙，修复畸形。此外，超声还可发现肋骨畸形，如肋骨成角、弯曲或膨大畸形等。

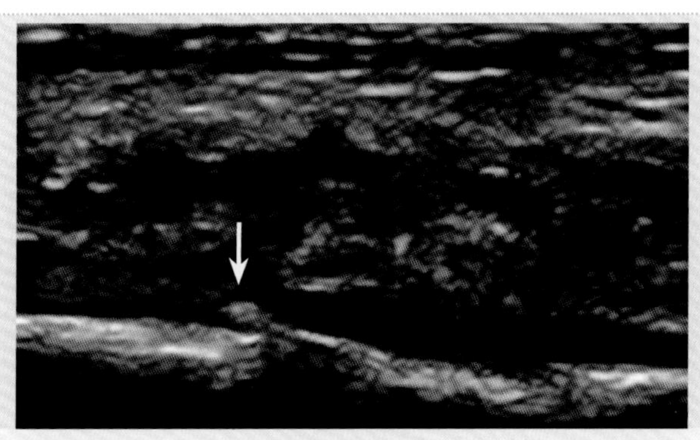

骨折线（箭头）

图 10.6　骨折的声像图（1）

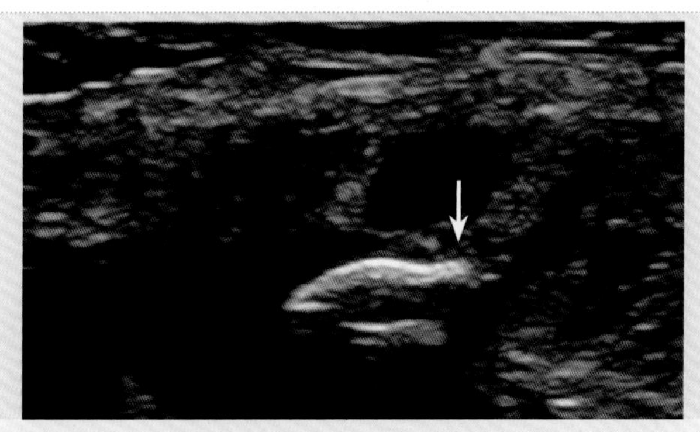

骨皮质被骨折破坏（箭头）

图 10.7　骨折的声像图（2）

10.4 胸膜疾病

超声诊断胸腔积液的敏感性较高。检查时，儿童常取坐位，必要时也可取仰卧位，采用高频线阵探头进行检查。

儿童胸腔积液最常见的原因是细菌性肺炎（50%～70%），其次是心力衰竭（5%～10%），其他罕见的病因包括风湿性疾病和转移性胸腔内恶性肿瘤。当胸部X线片呈现白色高密度片状影时，通过正侧位X线片常难以区分胸腔积液、肺癌合并肺不张或其他疾病。然而只要有3～5 mL的积液就可以被超声检测出来，这有助于疾病的鉴别诊断。图10.8为一例儿童胸腔积液，表现为横膈上方低回声积液，大叶性肺炎呈肝样变。

积液可分为单纯性积液和复杂性积液，即无回声、局部回声或充满漂浮碎片回声。单纯性胸腔积液在超声上呈现为均匀无回声或低回声图像，并随呼吸或体位改变而变化。在有渗出物或血胸的情况下，可以在胸腔积液中看到碎片状回声。复杂的积液可能是多腔性，且存在内部分隔（图10.9）。胸腔积液的性质及有无膈膜，有助于确定患儿是否需要干预。

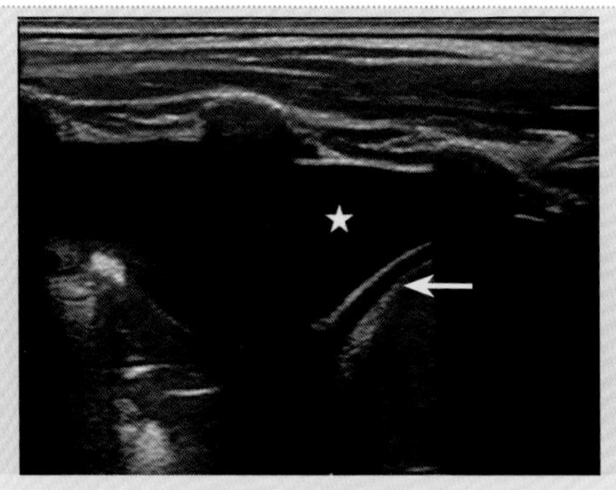

胸腔积液（星形），膈膜的双线（箭头）

10.8　胸腔积液的声像图

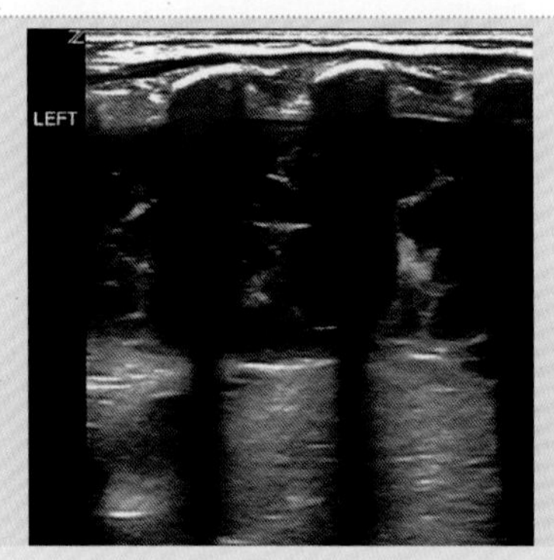

多腔胸腔积液伴内间隔

图 10.9　多腔胸腔积液的声像图

值得注意的是，超声在诊断儿童局部积液或重症肺炎引起的肺坏死或肺脓肿方面可与胸部CT相媲美。肺部超声可以识别积液中的纤维蛋白，但胸部CT无法准确识别，故胸部CT检查并非必要，也避免了患儿被暴露于高剂量辐射中的风险。

气胸是另一种可以通过TUS诊断出来的疾病。在儿童中气胸可分为原发性、自发性和继发性。原发性气胸多见于瘦高体形的男性青少年和青壮年。其共同的病理机制是均有胸膜下肺大疱，这使其患气胸的风险增加。有胶原蛋白合成缺陷的患者，更容易发生气胸，例如，Ehlers-Danlos综合征和马方综合征。

继发性气胸常出现在肺炎患者中，通常伴有脓胸、肺脓肿、坏疽、肺梗死、囊肿破裂、肺大疱（哮喘）或肺内异物等。在住院哮喘患儿中有5%发生气胸，但通常不经治疗可自愈。

一项Meta分析结果显示TUS诊断气胸的敏感性为90.9%，特异性为98.2%，阳性和阴性似然比分别为50.5和0.09。在有A线的情况下B线和肺滑动征消失须考虑气胸的可能性。

M型超声下的平流层征也是气胸的一个征象（图10.10）。在M型超声下只有胸膜壁层显影，而肺实质仅呈现为直线，故称为平流层征。正常肺部中胸膜与肺实质的相对运动图像上呈现为颗粒状回声——“海滨征”（“沙滩征”）。正常肺在彩色多普勒超声可显示胸膜运动，而发生气胸时则消失（图10.11）。

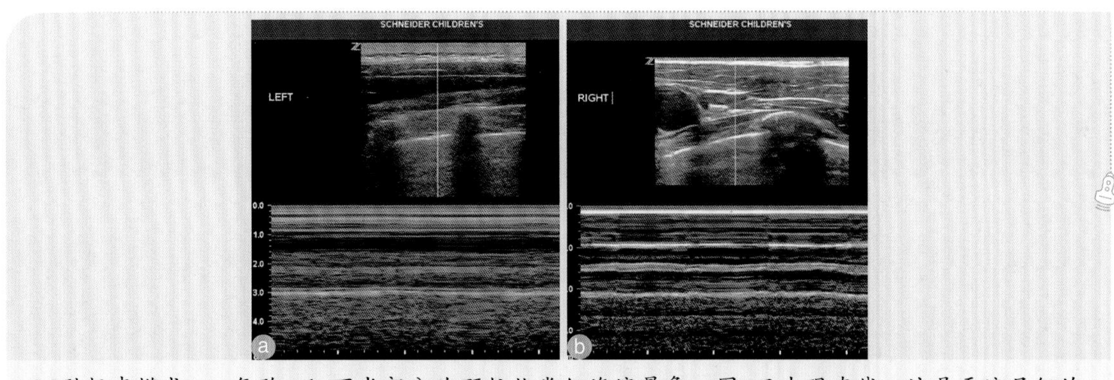

M型超声模式。a.气胸；b.下半部分为颗粒状类似海滨景象。图a只出现直线，这是平流层征的标志

图 10.10　气胸 M 型超声

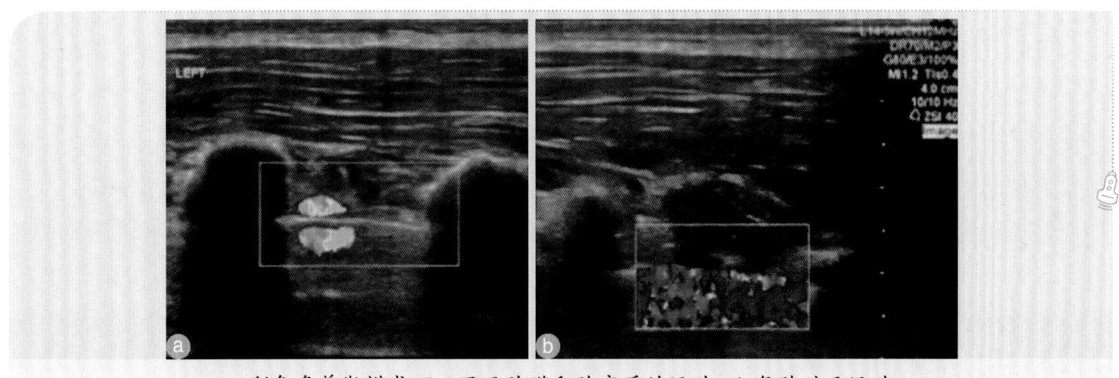

a.彩色多普勒模式可以显示胸膜和肺实质的运动；b.气胸时无运动

图 10.11　正常肺和气胸的彩色多普勒声像图

肺点是确诊气胸的另一个超声征象，临床上怀疑患者有气胸时，肺滑动征消失、平流层征及肺点均可诊断为气胸。虽然TUS能够诊断气胸，但是为了准确评估气胸的程度，胸部X线片检查仍然是必要的。只有一项成人研究证实了超声能半量化气胸（容积）的可能性，但也仅能在小气胸的识别中精准测量气胸的大小。

10.5 肺部疾病

10.5.1　毛细支气管炎

在美国，每年有超过10万名1岁以下的儿童因感染呼吸道合胞病毒住院。急性毛细支气管炎的诊断主要是依靠临床表现，尤其在社区流行期间，既往健康的婴儿首次出现喘息，可诊断急性毛细支气管炎。并不是所有毛细支气管炎患儿都需要拍胸部X线片，但仍然有许多儿童都进行了不必要的胸部X线检查。研究表明，在毛细支气管炎患儿的TUS图像上，可以看到B线遍布全肺（图10.12），而且，病情越严重，B线越多。另外，胸膜下实变、致密或孤立的B线和胸膜线异常等超声征象也可见于毛细支气管炎。

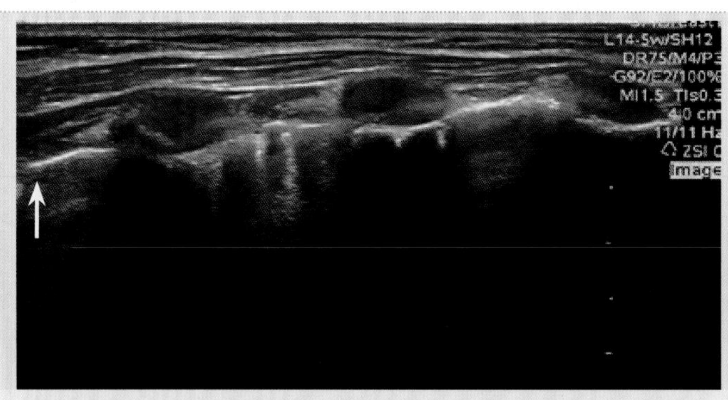

图中可见从胸膜延伸出来的多个B线（箭头）

图 10.12　8 个月大患毛细支气管炎婴儿的声像图

10.5.2　肺炎

目前，TUS是诊断肺炎研究较多的课题之一。肺炎是全球5岁以下儿童死亡的主要原因，每年有约100万（16%）名儿童死于肺炎。虽然肺炎依据临床表现和体征即可做出诊断，但仍然会有很多临床医师对患儿进行胸部X线检查。对一些有反复多次发热病史的患儿，可能会接受多次胸部X线检查，由于大多数患儿发热是病毒性的，这会导致不必要的X线电离辐射。

多项研究表明，肺部超声诊断肺炎的敏感性和特异性与胸部X线片相似，甚至优于胸部X线片（图10.13）。肺部超声作为胸部X线片替代工具的主要缺点是因超声对肺炎诊断率提高进而导致药物治疗的处方量增加。这是由于肺部超声可以检测到，而普通胸部X线片不能识别到小至1 cm的实变。

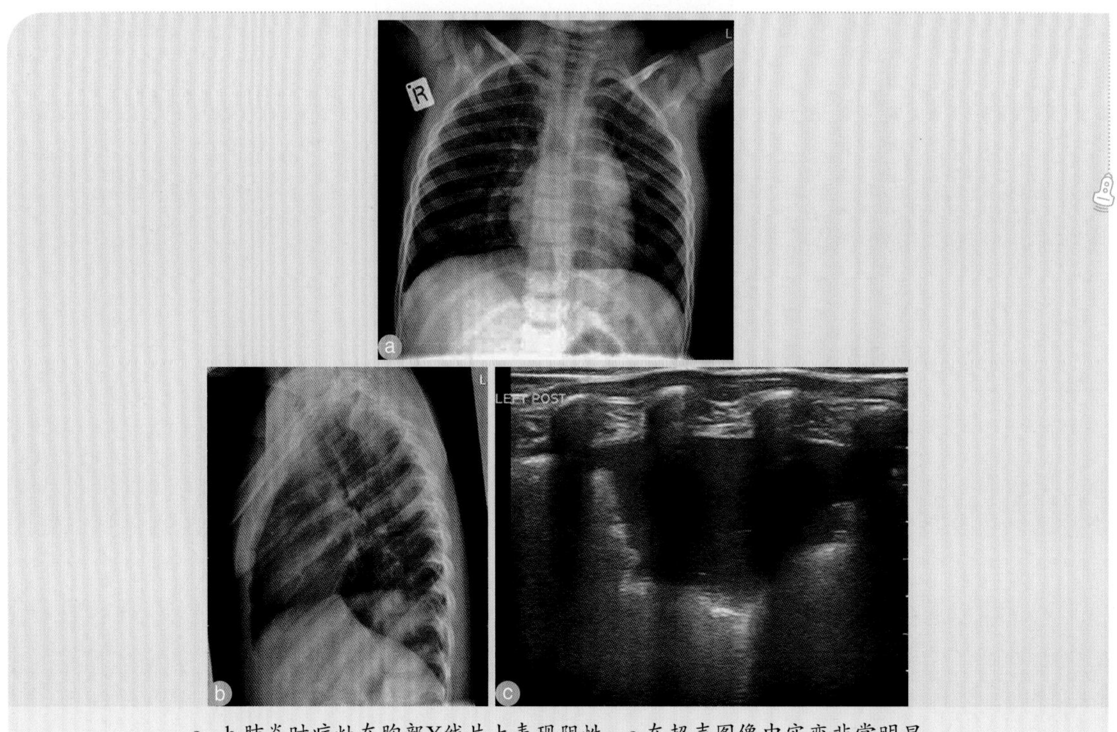

a、b.肺炎时病灶在胸部X线片上表现阴性；c.在超声图像中实变非常明显

图 10.13　肺炎的影像学表现

成人肺炎的超声主要表现为碎片征，肺实变与正常肺组织的边界是不规则的，与胸膜线完全相反。儿童则表现为肝样变伴动态支气管充气征——随呼吸移动的亮白线（图10.14）。静态支气管充气征则与之不同，其胸膜线（亮白线）是不随呼吸运动的，常被认为是代表肺不张的超声征象。

异物吸入的超声征象为肝样变及其周围融合的B线，其显示的肺间质综合征与肺炎一致。此外，因肺过度通气，超声上还可表现为胸膜线异常凸出。

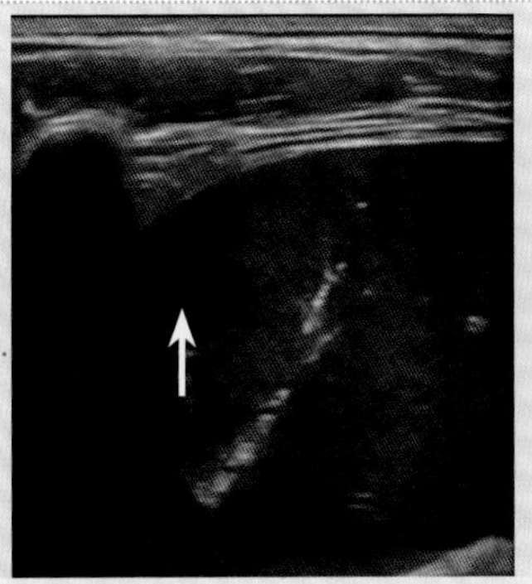

4岁半儿童患有肺炎，48小时内抗生素治疗无改善，图中可见肝样变和支气管充气征（箭头）

图 10.14 儿童肺炎的声像图

10.5.3 先天性肺疾病

先天性肺疾病单靠超声很难诊断，尽管如此，当胸部X线片出现白肺时，超声可能是有用的主要评估工具。例如，先天性肺囊性腺瘤样畸形可表现为均匀的实性病灶（微小囊肿）或者具有囊性成分的复杂肿块（大量或中等量的囊实性肿块）（图10.15）。

先天性膈疝也能通过超声来诊断。Desjardins等报道了两例有先天性膈疝症状和病史的儿童。TUS显示肠道位于胸腔内，并准确指导这些儿童进一步检查。这两例患儿的超声图像均显示了肠道在胸腔内蠕动活跃。其中一个患儿下腔静脉、右心房和肝脏交界处的横膈膜缺失。

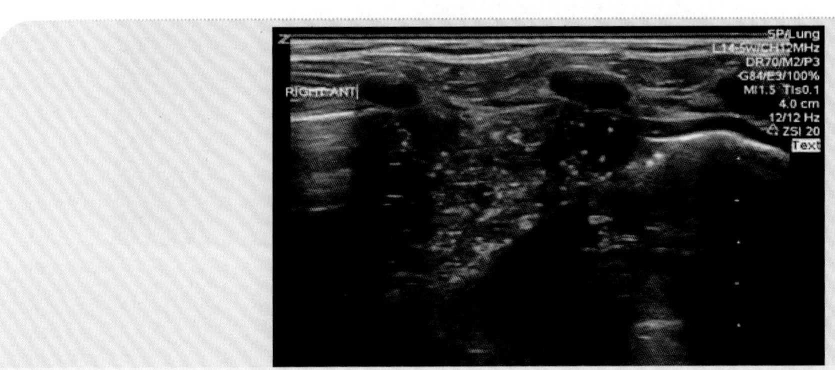

图 10.15 先天性肺囊性腺瘤样畸形呈现复杂的回声图像

10.6 纵隔

超声在评估纵隔方面具有一定的局限性。一方面，因后纵隔被前方的解剖结构所遮挡，使得肺部超声难以检测到后纵隔肿块；另一方面，由于儿童，特别是婴幼儿的胸骨骨化中心尚未融合，TUS很容易用于评估前纵隔。

正常健康儿童可见胸腺（图10.16）。婴儿出生后1年内，胸腺在胸腔内占比较大。胸腺具有特征性的回声影，为规则的线状和点状回声，因此可与纵隔疾病相鉴别（图10.16）。

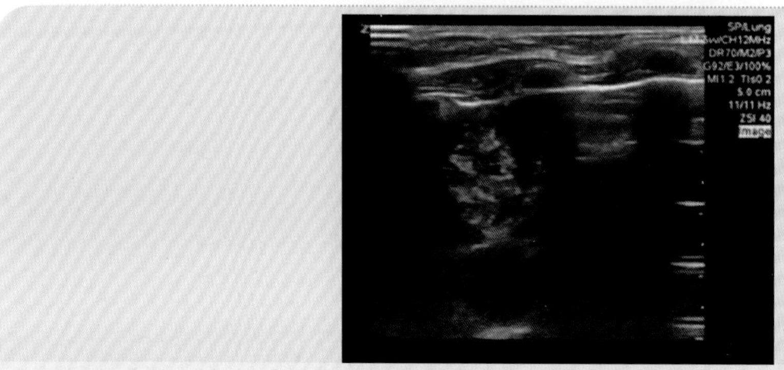

图 10.16　邻近正常肺的胸腺

纵隔病变

有时胸部X线片发现可疑病变后为了进一步明确纵隔肿块的性质，此时，虽然影像学检查应该选择胸部CT，但是肺部超声可用作初筛，因为它能快速简便地将胸腺与其他疾病相鉴别，并能够显示肿块的性质（实质、囊性、钙化或混合性）、血管，以及对邻近血管的影响，从而有助于初步诊断和鉴别诊断，有助于指导进一步影像学检查（图10.17）。

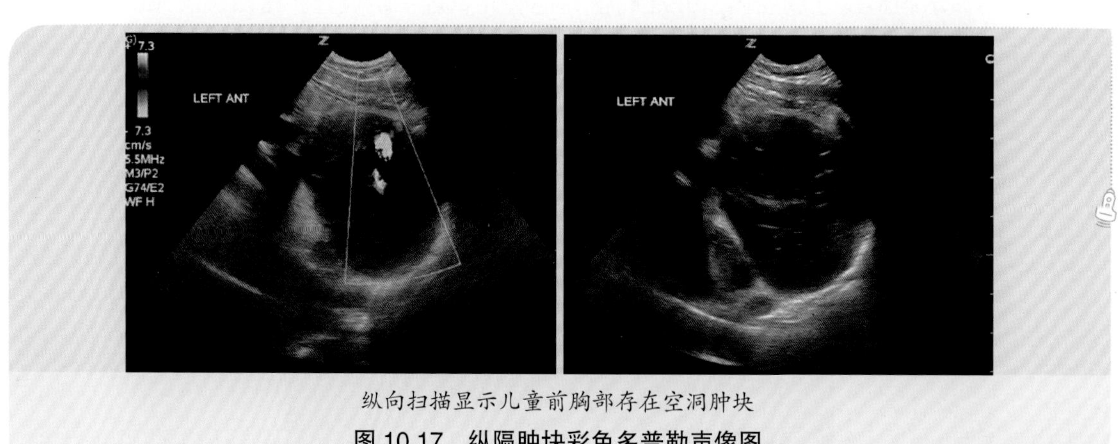

纵向扫描显示儿童前胸部存在空洞肿块

图 10.17　纵隔肿块彩色多普勒声像图

10.7 总结

超声作为一种简便、可床旁操作的影像学工具，可用于快速诊断儿科和急诊患儿的多种疾病，同时可避免不必要的辐射暴露，值得注意的是，大多数的应用都基于成人的研究和一些儿科的病例报道，仍需进一步的研究来提供循证依据。

（沈道江 译）

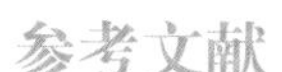

Jung-Un Choi,
Abdulrahman Alharthy,
Dimitrios Karakitsos, and
Lawrence M. Gillman

第十一章

肺部超声在重症监护和创伤中的应用

11.1 引言

危重症患者的管理十分复杂，需要做出快速决策和处理，但很多危重症患者病情严重却不能提供准确的病史或进行进一步检查，能获得的信息有限。床旁即时超声在该类患者群体中很有吸引力，这是一种非侵入性的床旁检查工具，具有快速和易重复操作的优势。与其他辅助检查技术进行比较，包括胸部X线和CT，超声技术在确诊模式上处于劣势，但床旁即时超声是体格检查的延伸，是临床医师评估患者病情的另一种工具，其结果应该被整合到临床医师对患者的整体评估中去。

随着这种理念上的转变，产生了一种新的超声评估分类方法，即基于系统的评估方法，包括肺部超声、腹部超声和心脏超声等，现代床旁即时超声的关键是更好地将这些系统整合起来，变成一个整体的问题，如休克评估，或心力衰竭及文献所述的呼吸衰竭。因此，讨论如何与系统评估相结合，采取更全面整体的评估方法，研究肺部超声在重症监护患者中的作用，是本文讲述的最基本内容。

11.2 急性呼吸衰竭：BLUE 方案

急性呼吸衰竭是重症医学科中最常见的疾病之一，导致其病情恶化的影响因素很多，往往难以立即明确，体格检查和便携式X线检查也存在较多不可靠情况。

传统方式的限制，再加上人们对肺部超声的兴趣不断增加，Daniel Lichtenstein于2008年发明了BLUE方案。BLUE方案根据对肺滑动、肺伪影存在的系统评估和静脉评估，为常见的急性呼吸衰竭病因鉴别建立了7条诊断路线。肺部由3个部位进行，包括：①前胸；②侧胸；③后半胸。确定好上蓝点、下蓝点和PLAPS点，在每个点观察：①肺滑动征（A线）（存在或消失）；②肺火箭征（B线）（存在或消失）；③后侧和（或）外侧肺泡和（或）胸膜综合征（PLAPS）（存在或消失）（图11.1）。这为7种不同的征象提供了相应的诊断思路（图11.2）。

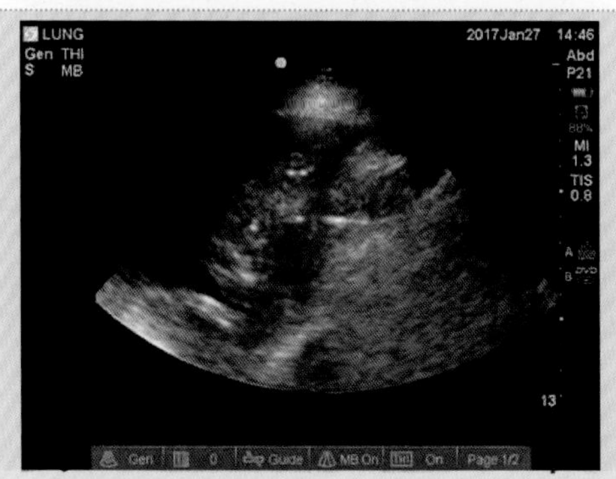

肺内的高回声区域代表超声检查支气管充气征

图 11.1 胸腔积液和肺实变患者的 PLAPS［后部和（或）外侧肺泡和（或）胸膜综合征］的声像图

Alexander P. Brueder,
Samira Shojaee,
and A. Christine Argento

第十二章

超声引导下的操作

12.1 引言

超声作为医疗诊断工具的首次使用是由奥地利神经学家Karl Theo Dussik博士于1951年在西奈山医院（Mount Sinai Hospital）开展，并成功地诊断脑肿瘤和评估脑室。1964年，Pell博士首次使用超声对一名胸腔积液患者的胸腔进行穿刺前和穿刺后检查。1967年，Joyner博士成功利用超声准确定位15例胸部X线检查诊断为胸腔积液的患者。

从那时起，超声就可以识别很多胸膜和肺部疾病，气胸的超声特征描述首次出现于1986年。此后，研究表明，超声波比胸部X线检查更敏感，与我们目前的“金标准”CT检查相似，用于评估解剖学、胸膜积液、气胸和实质病变。

目前，肺部超声检查在呼吸系统疾病中发挥着举足轻重的作用，其在大多数医院都可以使用，便携、准确，能带来立竿见影的效果，特别是对于经验丰富的临床医师来说，肺部超声检查对患者更有利且检查过程中几乎没有风险。由于超声清晰度高、体积小，在临床的应用更广泛。

在本章中，我们将讨论超声波在胸膜和肺部手术中的应用。本章分为三个部分：①超声引导下胸导管操作，包括胸腔穿刺、胸管和留置式胸腔导管；②超声引导下穿刺活检；③超声引导下胸腔镜检查。

12.2 设备

用于操作的三个主要探头是线阵探头（高频，10～15 MHz，提供低穿透和高分辨率）、凸阵探头（低频，1～8 MHz，提供高穿透和低分辨率）和相控阵探头（5～7 MHz，在更深穿透时具有更高的分辨率），见图12.1～图12.3。它们都包含压电晶体，但在晶体排列及成像表面的大小和形状上有所不同。

所有的超声探头都有一个标示箭头，对应于屏幕上的标识点。按照惯例，TUS将标识点放在左上方，指示物放在探头的头部。使用相控阵探头，屏幕左侧是肺尖，右侧为底部/膈膜（图12.4）。

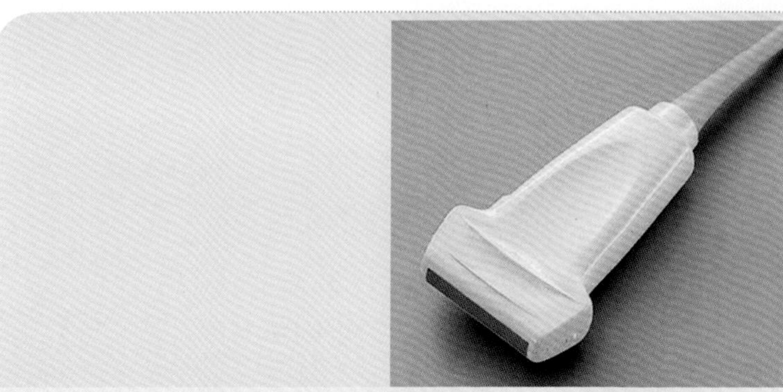

图 12.1　线阵或高频超声探头

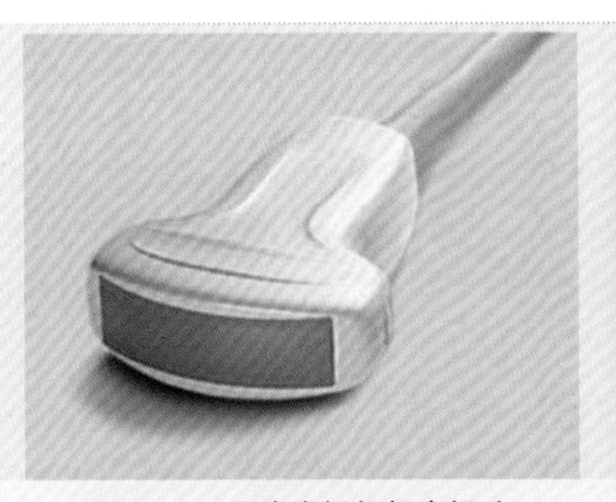

图 12.2 凸阵或低频超声探头

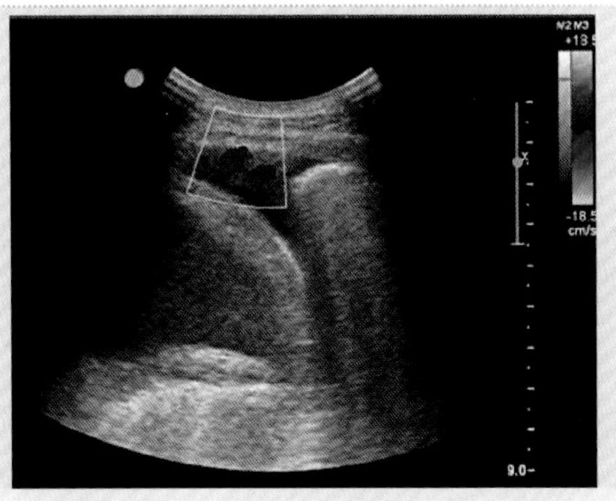

图 12.3 相控阵超声探头声像图

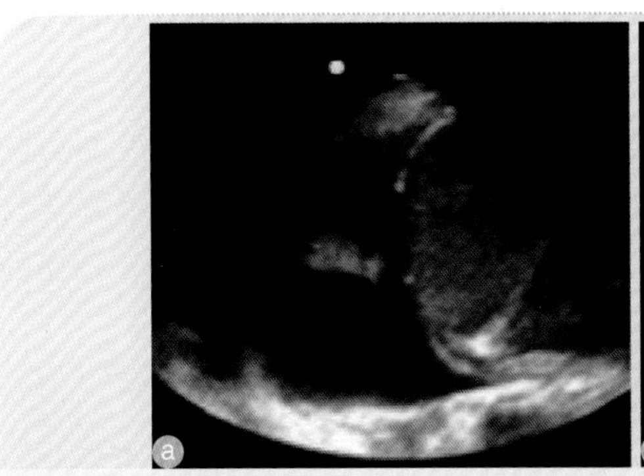

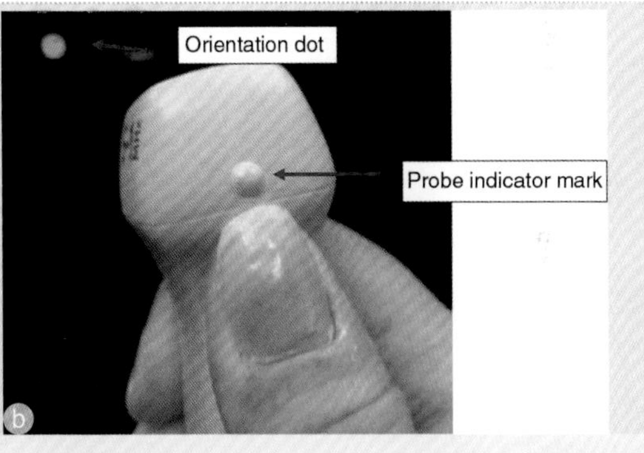

a.绿点表示头部；b.对应超声探头上的指示器。Orientation dot：超声显示屏方向标记点；Probe indicator mark：超声探头标记点

图 12.4 超声波图像的定位

12.3 图像质量

每个超声仪器上都有几个功能，可以通过操作来帮助提高图像质量。第一个是深度，深度由虚线（cm）来表示，通常位于屏幕的右侧，可以根据目标区域在屏幕中间的目标进行调整，以使目标区域位于屏幕的中间。第二是增益，更改增益可改变屏幕的亮度，但不会改变分辨率或清晰度。第三是多普勒，可以帮助区分软组织和血管结构，有助于选择手术部位。

12.4 限制条件

虽然超声可以到达大部分胸膜（-70%），但由于胸骨的问题，有些区域超声难以观察到，对体形肥胖者进行超声检查也存在局限性。

此外，由于超声波不通过空气传播，肺大疱或广泛的皮下空气使超声检查胸膜表面变得困难，这也限制了正常肺实质的可见性。另一个潜在的限制是那些做过胸膜固定术或肺萎缩的患者。最后，超声图像的获取和解读需要操作者拥有良好的技术能力和丰富的经验。美国胸科医师学会/法国复苏协会发布了TUS在肺/重症监护中的应用指南。

12.4.1 超声引导下胸腔穿刺术

12.4.1.1 胸腔穿刺术

胸腔穿刺术是经皮穿刺胸膜腔，分为诊断和治疗。诊断性胸腔穿刺是抽吸少量胸腔积液（10 ~ 100 cm^3）进行常规、生化及培养检查。治疗性胸腔穿刺是抽吸大量胸腔积液以缓解症状，同时评估受压的肺实质病变，最终完全清除。通常，手术同时具有诊断和治疗的作用。

根据超声特征，胸腔积液可表现为4种不同类型：无回声、复杂无分隔、复杂有分隔和均质回声（图12.5）。重要的是要区分这4种情况，研究表明，后3种类型的积液均为渗出液，无回声积液可为渗出液或漏出液。超声除了可以提示积液的性质，还可以测量积液的量。

胸腔穿刺术前，用超声定位穿刺部位已成为目前标准的操作方法，这已被证明可以减少手术相关的并发症和降低成本。另一种有效的替代方法是使用实时超声引导和无菌护套（图12.6）。相比之下，使用“X标记点”技术，患者在放射科对穿刺部位用X标记后进行胸腔穿刺，其气胸发生率没有改善。尽管有明确的证据，但超声引导穿刺在临床上的普及仍然不是很广泛。2013年英国胸科学会的一项统计显示，只有70%的胸腔抽吸手术使用了适当的超声引导，比2010年统计的52%有所增加，但明显还不够。

（1）适应证

胸腔穿刺术的适应证包括任何引起呼吸困难、疼痛等症状且未经诊断的胸腔积液或已明确病因的胸腔积液。

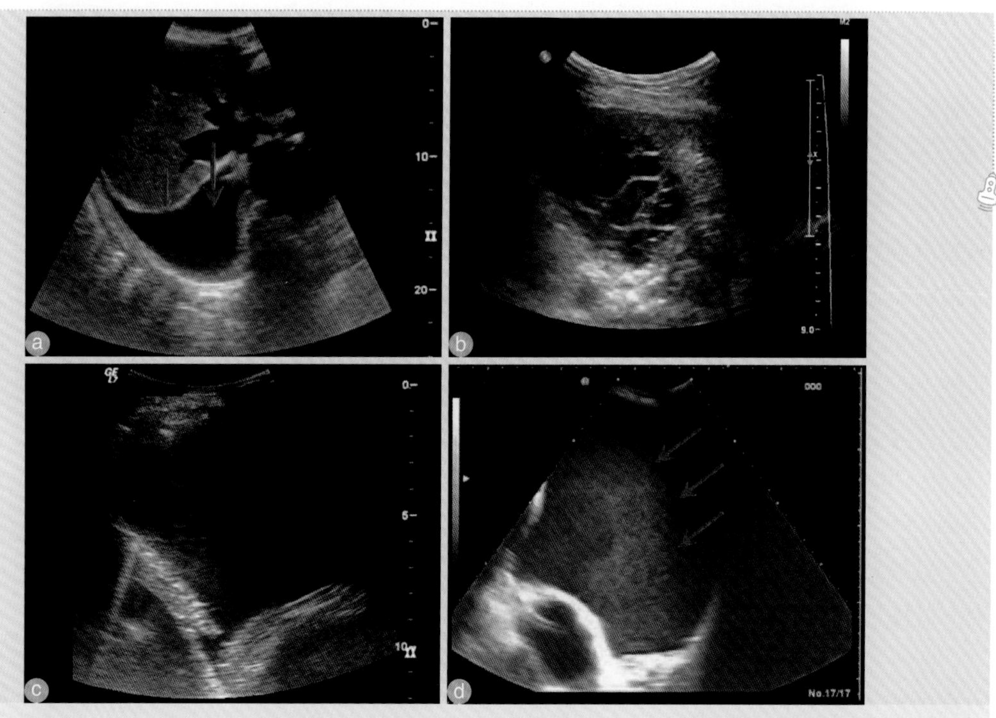

图12.5 a.简单、无回声的积液，小箭头表示膈膜处，大箭头表示积液；b.复杂间隔积液，可见纤维线（箭头）的地方；c.复杂非间隔积液，回声空间分布在低回声积液体中；d.均质回声积液，有时难以与周围器官区分的均质积液回声区别

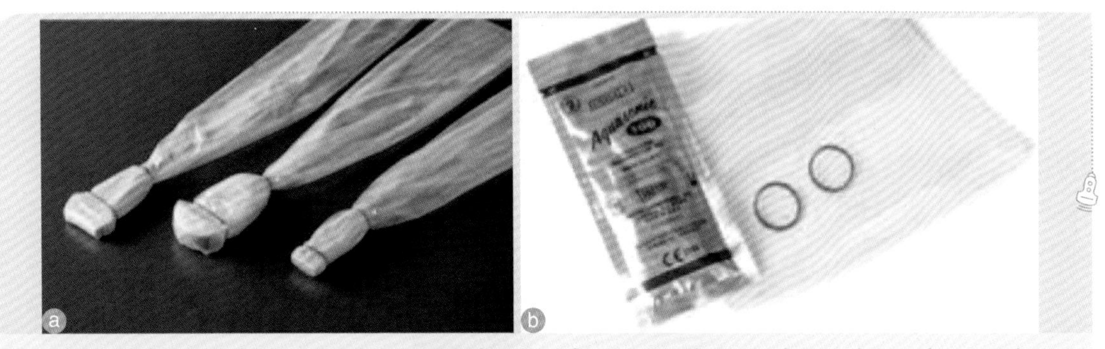

图12.6　a.所有超声探头的无菌护套/盖；b.配有无菌超声凝胶、无菌探头护套和无菌弹性带，以便在使用期间保持护套/盖

（2）禁忌证

胸腔穿刺术没有绝对禁忌证。胸腔穿刺术的相对禁忌证是增加出血风险、穿刺部位皮肤的损伤和感染。出血的危险因素包括凝血功能障碍、肾功能不全和正在进行抗凝治疗的患者。越来越多的证据表明，尽管存在出血风险，胸腔穿刺术仍是可以安全进行的，由于其还没有被证明适用于所有手术患者，所以需要由经验丰富的医师谨慎进行。在超声引导下进行手术前使用各种抗凝药物的时间长短，标准实验室参数和实验参数的指南见表12.1和表12.2。

表 12.1　（不同或多种）操作方式的理想抗凝参数，多项指标异常可能会增加出血并发症的风险

操作方式	国际标准化比值	血小板	尿素氮	肌酐
胸腔穿刺术	<2	<50	<50	<6
胸导管-Seldinger法				
胸导管-钝性切开法或套管针法	<1.5			
留置胸腔导管				
经胸穿刺活检				
胸腔镜检查				

表 12.2　在超声引导下的操作前多长时间服药（操作前停药多长时间）

药物	肾功能正常的服药时间	肾功能异常的服药时间	何时恢复
阿司匹林	不服药	7天	12 ~ 24 h
肝素钠	4.5 ~ 6 h	4.5 ~ 6 h	
LMWH	24 h	不应用于肾功能衰竭患者	
比伐卢定	2.5 h	5 h	
阿加曲班	5 h	5 h	
华法林	5 ~ 7天	5 ~ 7天	
氯吡格雷	5 ~ 7天	5 ~ 7天	
普拉格雷	7天	7天	
达比加群	2天	3天	
阿哌沙班	2天	2天	
利伐沙班	2天	不应用于肾功能衰竭患者	
依度沙班	2 ~ 3天	2 ~ 3天	
替格瑞洛	5天	5天	
NSAIDs	有争议的，0 ~ 10天	7 ~ 10天	

注：LMWH：低分子量肝素；NSAIDs：非甾体抗炎药。在停止服用任何不在管理（不了解）的药物之前，应该随时咨询处方医师。

（3）技术

胸腔穿刺术可在床边或手术室进行。最佳的患者体位有3种。第1种：让患者坐在床边，手臂和头靠在桌子上，放置一个或多个枕头（图12.7），患者相对舒适，胸腔积液因重力的作用位于下胸腔。第2种：对于不能坐起的患者，可仰卧，抬高床头，将患者同侧手臂固定在头部上方（图12.8），这种体位下胸腔积液位于后胸壁。第3种：让患者取侧卧位，积液侧朝上。

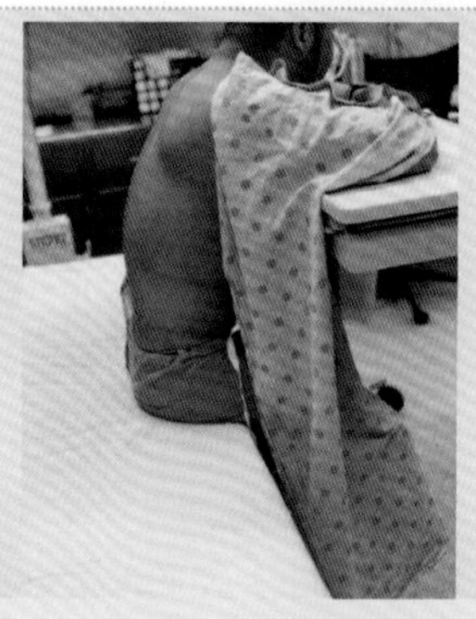

图 12.7 胸腔穿刺位置（坐立位）

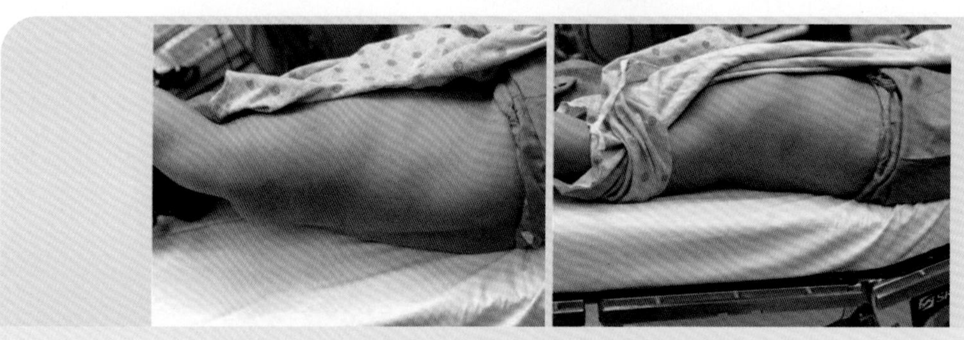

图 12.8 胸腔穿刺位置（仰卧位）

经患者同意，采取适当的体位，胸腔穿刺部位用超声引导标记，或超声探头覆盖无菌护套/盖实时引导穿刺。如果采取标记皮肤而不使用实时引导，可以使用记号笔（尽管笔迹容易被消毒剂氯己定清除），或使用注射器或其他无菌装置尖端的压力在皮肤上留下一个小的凹痕。操作者在做标记时必须注意超声的角度，因为这是穿刺针进入患者胸腔的角度，并且垂直于患者。操作者随后规范消毒皮肤，戴无菌手套，覆盖消毒洞巾。用利多卡因进行局部麻醉，痛觉最敏感的部位在表皮神经末梢、肋骨骨膜和胸膜，先用10 mL的注射器抽取利多卡因皮下注射形成一个皮丘（图12.9），操作者应再次触诊下一肋骨上缘或继续用超声定位，穿刺针进入时应与超声进入的角度相同，并且在肋骨上方，进针时保持负压，直到积液抽出。操作时应注意避免损伤肋骨骨膜，如果有碰触，可注射麻醉剂，重新调整针头方向进入肋骨上方的胸腔。由于壁层胸膜比较敏感，可加大麻醉剂利多卡因用量，抽液结束后拔出穿刺针。

如果使用标记法穿刺未能抽到液体，可以改换超声持续引导下进行穿刺，在整个过程中超声探头应覆盖无菌护套/盖，以便实时引导穿刺针的位置和方向。

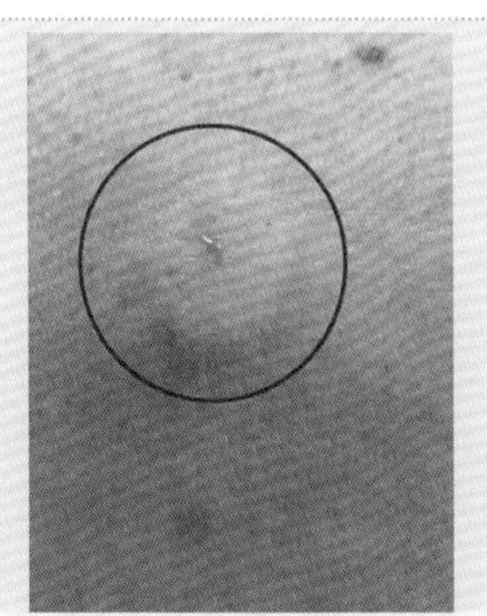

图 12.9　利多卡因皮丘

在皮肤上做一个小切口，可以让导管顺利进入。然后，再沿着原有路径推进导管，保持负压，超声实时观察。抽到液体后，导管应再向前推进1 ~ 2 mm，使导管尖端进入胸膜腔，再使用Seldinger法将导管完全插入胸腔，抽出穿刺针，将导管连接到引流系统上。首选手动抽吸的方式，因为这样产生的负压更小，并且会减少疼痛和肺水肿、气胸的发生。手工抽液可以进行压力测量，根据症状或常规抽取200 ~ 250 mL的胸腔积液。

测量胸膜压力的方法有3种。第1种是电子传感器（图12.10a）。电子传感器用无菌生理盐水冲洗后用导管连接到三通阀，与胸腔导管插入部位同一水平，打开三通远端开关，传感器调零后进行测量。第2种是使用U形管压力计（图12.10b），行胸腔穿刺术将导管垂直于患者背部，从穿刺导管插入处上下调整直至胸腔积液通畅引流。从胸腔穿刺导管插入处向上（正）或向下（负）的距离即胸膜压，单位为cmH_2O。第3种是使用数字胸膜压力计（图12.10c），该压力计与胸腔穿刺导管连接，即可显示胸腔压力数据。胸腔的压力可以用来反映胸腔生理变化，绘制胸腔压力（y轴）和抽吸胸腔积液的体积（x轴）来确定压力变化的斜率，来判断患者是否正常，或者是否存在肺受压。一旦穿刺引流完成，移除导管并包扎时，操作者应该指导患者进行增加胸腔内压力的动作（如屏住呼吸或发出持续的嗡嗡声）。

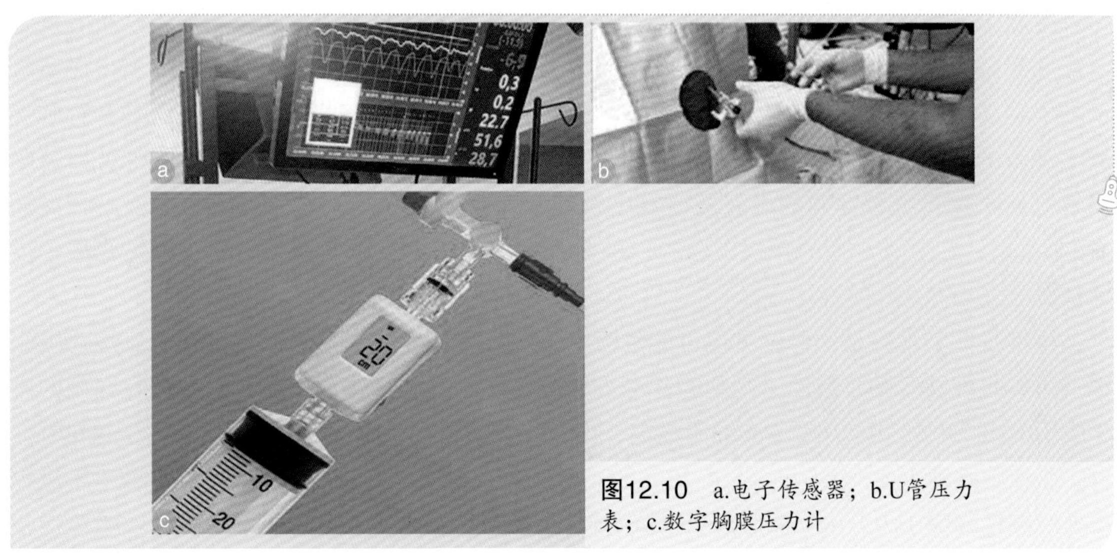

图12.10　a.电子传感器；b.U管压力表；c.数字胸膜压力计

（4）并发症

Diacon等发现，与使用超声相比，通过体检和胸部X线检查确定穿刺部位的准确率并不理想。研究中发现，通过体格检查和胸部X线检查标记的位置，由专科医师行超声定位去验证，结果显示有15%的标记位置是不准确的，10%的标记甚至定位在实体器官。

胸腔穿刺术最常见的并发症是气胸，其他相关的并发症包括出血、感染、咳嗽、胸痛，以及肝、脾或肾损伤。结果表明，在超声引导下进行穿刺时，气胸的发生率要低得多。与其他方式相比，超声引导的胸腔穿刺术已被证实是一种更安全、更有效的方法。超声引导可以让气胸发生率更低，并且总体上更有效。

Patel等在一项回顾性研究中比较了8824例未使用超声波的胸腔穿刺术和10 510例使用超声波的胸腔穿刺术发现：超声组气胸风险显著降低（3.9%*vs*.4.6%）。Raptopoulos的研究显示，开始使用超声时，气胸的风险从18%下降到3%。胸腔穿刺针损伤肺组织后，如果胸膜导管与大气相通，当患者吸气时，空气可以从肺泡进入胸膜腔。另一种不常见的情况是胸腔穿刺后存在局部空气，通常发生在肺受压萎缩的情况下，肺膨胀延迟，继发胸膜内负压所致。引流胸腔积液时进行实时胸膜腔压力监测（如上所述），防止胸腔压力低于-20 mmHg，可以有效降低空泡性气胸的风险。

Duncan等提出了一种新的实践模式，请一组胸膜疾病专家作为指导，所有胸腔穿刺术均使用超声定位，对操作者进行结构化、标准化培训。结果显示医源性气胸的发生率从8.6%下降到1.1%。

目前已有足够的证据证明：每次胸腔穿刺后并不需要常规进行胸部X线检查，只有在患者出现症状时才需进行胸部X线检查。Jones研究团队的结果表明，如果患者无症状且没有怀疑气胸，需要进行胸腔穿刺置管的可能性很低（907例中有3例）。

在一项对2489例胸膜的研究中，尽管没有发现感染的报道，但如果不采用严格的无菌技术，胸腔穿刺可导致胸腔感染。

由肋间动脉损伤导致的血胸是另一个常见的胸腔穿刺并发症，尤其是老年患者，动脉路径更复杂，可能在肋间间隙内，而不是在肋骨下侧。血小板减少症和肾功能不全患者发生出血和凝血功能异常的风险较高，特别是肌酐＞6 mg/dL时。然而，在一项对321名出血风险增加（定义为血小板计数＜50 000、国际标准化比率＞1.5且伴有肝病或使用华法林和肾脏疾病）患者的研究中，在术前和术后检测中未发现明显的红细胞压积变化。在一项对25名服用氯吡格雷进行胸腔穿刺的患者的研究中发现，出血风险较低，仅一名患者出现血胸需输血2个单位。在更大规模的随机试验中，胸腔穿刺术在这一患者群体中的安全性仍待进一步评估。

再扩张性肺水肿是一种罕见但可能致命的胸腔穿刺并发症，多有低血压和低氧性呼吸衰竭。再扩张性肺水肿是继发于因胸腔积液或气胸而塌陷的肺快速再膨胀，每次胸腔穿刺的发生率为0.2%～1%。1979年，Pavlin等指出，当兔肺萎陷较长时间且胸膜压降至-40 mmHg时，再扩张性肺水肿更为严重，而超过-20 mmHg时，没有出现过重的水肿。通过在整个手术过程中实时测量胸膜压力，避免胸膜压力下降至低于-20 mmHg或在胸痛加重、顽固性咳嗽等症状发生时暂停手术，则可以有效避免再扩张性肺水肿。

12.4.1.2 **胸腔导管**

胸廓造口术用于从胸膜腔排出空气或液体。在公元前5世纪，Hippocrates首次将其用于治疗脓胸。Trousseau于1850年开发了水封排水系统，排水系统的远端没入正在排水的液体中。1867年，Hiller对设计进行了调整，为儿童设计了水下密封排水装置，1972年Playfair对此进行了广泛推广。Hewett在1876年使用了封闭式水封系统进行连续胸腔引流，而Bülau早在1875年就使用了封闭水封系统的脓胸引流，并在1891年发表论文介绍了该技术。

（1）适应证

胸管放置的适应证包括气胸、穿透性或钝性胸部创伤、血胸、症状性胸腔积液、复杂的肺积液或脓胸，以及胸外科手术/心脏手术术后。

（2）禁忌证

胸管放置术的禁忌证都是相对的，包括既往有胸膜固定术病史者、胸膜出血患者、出血风险患者、大量肺出血或纤维化患者。

（3）技术

胸管放置的3种技术如下。

- 钝性剥离。
- Seldinger技术。
- 套管针。

对于这3种方法，患者均采取侧卧位，患侧面向上，应用无菌技术和超声引导。

钝性剥离是放置胸管的传统方法，通常称为“外科胸管”，在皮肤上做一个与肋骨平行的切口，向下解剖到胸膜腔，使用Kelly钳进入，用手指触诊胸膜间隙，以确保没有粘连，摸到肺，然后使用Kelly钳将胸管插入所需位置。

Seldinger技术是一种经皮穿刺的方法，首先用导引针通过导引丝进入胸膜腔，取出针，在导丝上用扩张器扩皮，后用胸管通过导丝插入胸腔。一般来说，钝头针用于加固胸管以方便进入胸膜腔，进入胸膜腔后，取出导丝，固定好导管。

套管针法是先在皮肤上开一个小切口，然后将装在尖棒上的胸管插入胸腔。进入胸腔后，取出套管针并固定导管。这种方法有较高的并发症风险，会穿刺到肺部和周围的器官，并不推荐使用。

胸管应插入安全三角，该区域前面是胸大肌侧缘，后面是背侧缘，下面是第五肋间隙的水平线。在这个安全三角可以防止损伤深部的血管和器官。对于气胸，胸管通常位于胸部前面和顶端；在排出液体时，胸管通常指向后方和基底部，对于局部渗出液，胸管的位置可以由超声上确定的积液位置来决定。虽然体格检查、透视和CT扫描可以用来引导胸管放置，但相比之下超声定位更有优势。超声可以提高胸管放置的成功率，特别是在有分隔的积液中。BTS胸膜疾病指南强烈建议使用超声引导进行胸管放置。潜在的并发症包括腹部、胸廓或血管损伤、瘘管的形成、复发性气胸、插入部位感染和胸管功能不良或错位。

（4）胸腔导管的尺寸

French（Fr）是由法国外科仪器制造商Joseph-Frederic-Benoit Charrie在19世纪首次提出的一个测量单位。Fr是指圆柱形管的外径，Fr单位相当于0.333 mm。管径≤14 Fr称为小口径胸管，管径>14 Fr称为大口径胸管。胸管根据外径有各种尺寸，为6～40 Fr，末端可为直管或卷曲（“猪尾”）。最初认为需要尽量选用大口径胸管引流积液，但最近的数据与这一观点相矛盾，并支持针对大多数情况进行小口径胸管试验，除非小口径胸管失败，再逐渐更换为大口径胸管。小口径胸管的流量较低，因此当预期出现大量漏气，如机械通气时，应使用大口径胸管。Cafarotti等在1092名患者中放置了12 Fr号胸管以治疗良性或恶性胸腔积液或气胸，发现它们比大口径胸管安全、有效且疼痛更小。当然，在脓胸的情况下，这种管径容易被阻塞，需要更换更大口径的胸管。不过，如果定期用生理盐水冲洗管子，可以保持成功的引流和导管通畅。

在胸管并发症方面，大口径与小口径管的损伤发生率分别为1.4%和0.2%，错位的发生率分别为6.5%与0.6%，而脓胸的发生率分别为1.4%与0.2%。导管阻塞的发生率大口径胸管为5.2%，小口径胸管为8.1%。

（5）留置式胸腔导管

留置式胸腔导管是一种隧道式、有侧孔的硅胶导管，末端带有一个单向阀，于1997年首次获得FDA的批准，为建立需要间歇性胸膜引流患者的胸膜通路提供了一种长期的解决方案。这些导管最初是为恶性胸膜积液、胸膜手术不耐受或胸膜手术尝试失败的患者开发的。最近的数据对滑石粉的有效性和安全性提出了质疑，并倾向于将留置式胸腔导管作为一线治疗方法。Lui等已经很好地阐述了胸膜固定术的问题和使用留置式胸腔导管的推荐。

- 很大一部分恶性胸腔积液患者没有可扩张的肺。
- 胸膜固定术在肺扩张患者中的失败率。
- 手术胸膜融合术需要更多的住院时间。
- 胸膜固定术导致炎症增加。

最后，留置式胸腔导管是处理有症状的、复发性肺积水患者的唯一选择。

（6）适应证

留置式胸腔导管用于任何复发性、有症状的胸膜积液的间歇性、长期引流，包括恶性胸腔积液。甚至有一些证据表明它可以用于充血性心力衰竭。Herlihy等报告了5名因充血性心力衰竭接受留置式胸腔导管治疗患者的经历。这些患者在纽约心脏协会的功能等级和生活质量总体上有所改善。当然，还是有局部渗出液和脓胸的并发症。

（7）技术

该手术可以在住院患者或门诊患者中进行，可不使用镇静剂。患者处于侧卧位，同侧手臂抬起时，穿刺部位通常位于腋前线或腋中线第5～第7肋间隙，可用超声来定位。然后在穿入点前下方5 cm处标记另一个部位作为导管出口。与胸腔穿刺术和胸管插入术一样，采用无菌技术和局部麻醉。用利多卡因麻醉，在皮肤的插入和出口部位之间做一条隧道。将一根导引针穿入肋骨上方的胸膜腔，并用利多卡因对骨膜和胸膜壁层进行逐层麻醉。发现液体后，用手术刀在穿入和出口部位都切开一个1 cm的切口。然后将一根16号引导针插入肋骨上方的胸膜腔。通过导引针引入导丝，在保留导丝的同时取出导引针。然后将留置式胸腔导管连接到隧道装置，并从出口点隧道通到插入点。在导丝上使用扩张器，将剥离导管鞘膜插入胸膜腔，通过扩张器置入留置式胸腔导管。注意要实现留置式胸腔导管上的所有开窗都在胸膜腔内。然后取出“剥离”导管，缝合插入和出口部位，并覆盖无菌敷料。

（8）并发症

与留置式胸腔导管相关的并发症可分为两类：穿刺置管相关的并发症和导管本身相关的并发症。穿刺置管相关的并发症与胸腔穿刺术和留置胸腔导管相关的并发症相同，在上面已经详细描述。

虽然留置式胸腔导管通常耐受性很好，但也有一些并发症必须加以重视。一个并发症是与留置式胸腔导管相关的胸膜感染。对1021名留置式胸腔导管患者进行的11项大型研究发现感染率为4.8%。在本研究中，感染通常为轻度，死亡率＜1%。大多数感染可用抗生素解决，通常不需要拔除留置式胸腔导管，这一结果还需要更大规模的研究来证实。与非隧道式胸管类似，可以插入胸膜内t-PA和DNase来帮助清除感染。

另一个并发症是导管内转移。少量患者会在插入部位附近出现一个新的皮下肿块。导管内转移的发病率在不同的研究中差异很大，这可能与研究中原发恶性肿瘤的不同有关，治疗时可对该区域进行一定剂量的局部放疗。

其他并发症包括有些部位需要通过胸腔穿刺术或胸管放置进行额外的液体引流。移除导管时的骨折很少见，但有时需要另开一个切口或手术切除。导管阻塞偶尔会有发生，特别是当胸腔积液含有蛋白质时，可以使用溶栓剂恢复通畅。最后，胸痛可以是暂时的，也可以是长期的，不过大多数比较轻微，可以通过局部热敷或冷敷来改善，在极少数情况下需要麻醉药物来缓解症状。

12.4.2　超声引导下经胸穿刺活检

Chandrasekhar等在1976年首次提出了超声引导下经胸穿刺活检。20世纪90年代进行了多次试验，提高了其有效性。使用超声波的显著优点是减少辐射暴露，能实时评估呼吸系统，并可以灵活地在手术室或床边进行。尽管超声有一定优势，但目前临床上仍然倾向于使用CT或透视引导来治疗肺周围及胸膜病变。多项研究表明，这些模式是同等的，也有其他研究表明，超声引导模式益处更大。Jarmakani等最近的研究显示，超声引导手术成功率分别是在98%（55例中的54例）和87%（130例中的113例）。超声组需要治疗的气胸发生率也较低（2%*vs*.5%）。

12.4.2.1　适应证

超声引导经胸穿刺活检的适应证：

• 由CT发现的肺周围结节或肿块，成功率为89% ~ 98%，操作时针尖损伤肺的可能性很小，并发症发生率相对较低。

• 前、上、后纵隔的肿块。前纵隔肿块必须向外侧延伸至胸骨旁区域，后纵隔肿块必须横向、向后延伸，并靠近胸膜，大多数上纵隔肿块比较容易找到。纵隔肿块的成功率为

71%～100%，并发症发生率较低。

• 其他胸膜或胸壁的病变。

12.4.2.2　**禁忌证**

肺中央位置病变需要通过CT引导或支气管镜引导获得，经TUS引导则不适用。超声波不能很好地穿透通气的肺，当邻近的胸膜液或肺不张没有产生声窗时，很难进行准确的定位和引导。凝血功能障碍是另一种禁忌证，应在术前予以纠正。

12.4.2.3　**技术**

超声引导的经胸穿刺活检通常由介入放射科医师或介入肺科医师进行。所有患者都应进行活检前CT，以便确定病变，选择最合适的穿刺技术和穿刺途径。

有两种进针技术，包括徒手引导和使用导针器，取决于操作者的个人经验和偏好。导针器可以更好地预测进针路径，但灵活性会相对差点。图12.11显示了导针器和附带的附件套件。

患者的体位由病变的位置确定。穿刺针的大小由活检类型（细针穿刺或核心活检）决定。大部分予中度镇静和局部麻醉，少量病例需要全身麻醉。

超声探针应与肋间隙平行。肋骨阴影小，视野清楚，线阵、凸阵和相控阵探头都可以使用。线阵和凸阵探头分辨率相对更高，提供更好的可视化结构；缺点是需要的空间大，操作时穿刺针与病变组织的角度狭小。相控阵探头的占地面积较小，但分辨率降低。有些操作者会同时使用两种方法。穿刺针在直视下进入病灶进行活检，通常需要进行多次穿刺（图12.12）。

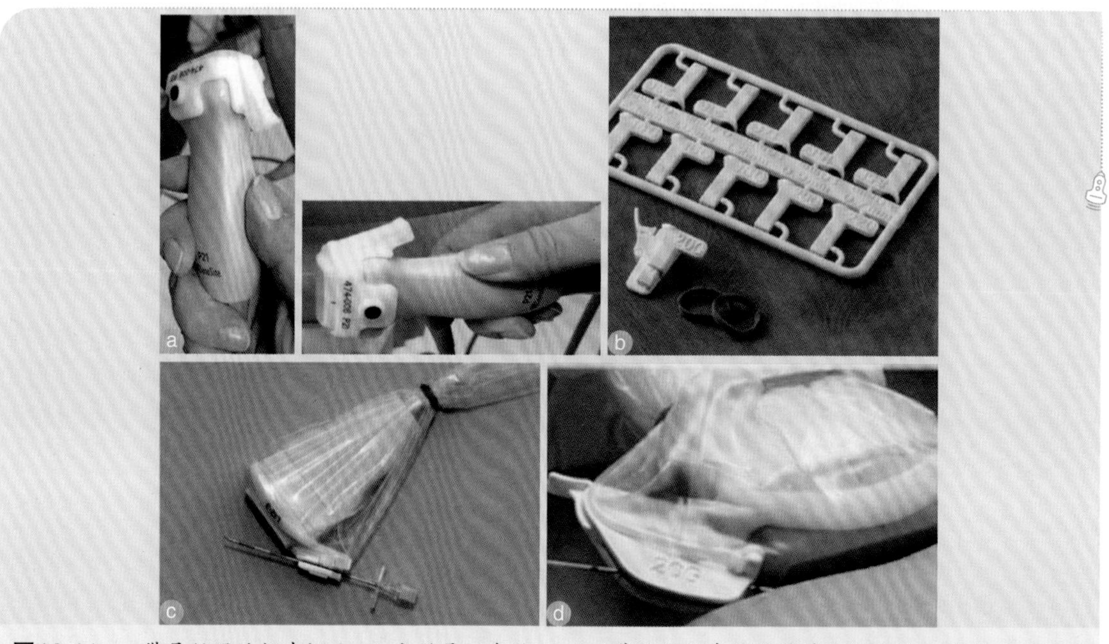

图12.11　a.带导针器的超声探头；b.各种导针套件；c、d.带针的超声探针导管和针连接无菌鞘，用于超声引导针穿刺或核心针活检

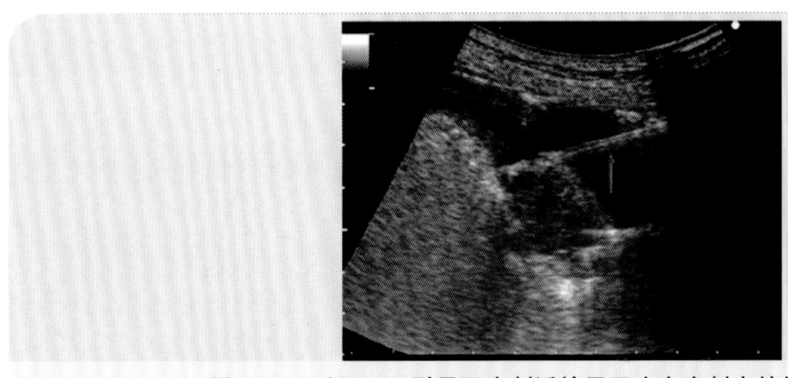

图 12.12　经 TUS 引导下穿刺活检显示病变穿刺中的针头（箭头）

12.4.2.4　**并发症**

超声引导经胸穿刺活检并发症发生率<5%，最常见的是气胸和咯血，大部分情况不需要进行干预或转到ICU进行监护。

12.4.3　超声引导的胸腔镜检查

壁层胸膜或胸壁活检的可视化手术可以通过胸腔镜、内科胸腔镜或视频辅助胸腔镜手术完成，通常在全身麻醉下进行。

内科胸腔镜用于诊断和治疗各种胸膜疾病，无论是良性还是恶性。内科胸腔镜最初被用作诊断和治疗结核病的工具。Jacobaeus被称为“胸腔镜之父”，使用胸腔镜诱导气胸和裂解粘连。随着20世纪50年代抗分枝杆菌药物的出现，这种做法基本结束，然而，随着技术的进步，内科胸腔镜的适应证更广。

Macha等在1992年首次将超声波与内科胸腔镜联合使用。在此之前，如果没有明显的胸腔积液，为了便于套管针安全进入胸膜腔，需要进行20～30分钟气胸诱导。在开始手术前，必须通过透视或胸部X线检查来确认。Macha等最先使用超声波在687例病例中安全找到进入点而不需要气胸诱导，也无须避开区域黏附。2003年，Hersh等扩大了这一用途，超声波即使在存在粘连时也可以安全地识别内科胸腔镜的进入部位。最后，在2015年，Marchetti等发表了一系列文章，即使是没有胸腔积液的患者也可以通过超声波定位进行胸膜活检。

12.4.3.1　**适应证**

内科胸腔镜的适应证可分为诊断性和治疗性。诊断性应用指征包括尽管采取了侵入性较小的胸腔穿刺，但仍不能确诊胸腔积液性质时。Valsecchi等对2752例胸腔检查进行了30年的回顾性研究，发现总诊断率为71%。在该研究中，超过一半的人被诊断为癌症，恶性胸膜间皮瘤和肺癌转移是最常见的两种。肺结核是最常见的良性疾病，由于其检查的低侵入性和高诊断率，发病率较低。此后，诊断率得到进一步提高，最近的报道诊断率从89%提高到95%。

内科胸腔镜最常见的治疗适应证是复发性胸腔积液，最常见的是恶性胸腔积液，并通过滑石粉进行胸膜固定术。内科胸腔镜可用于已明确的裂解粘连。治疗各种病症的成功率各不相同，目前有使用留置胸导管作为一线治疗的趋势。

12.4.3.2　**禁忌证**

粘连使胸膜腔探查的难度增加，因此胸膜粘连是胸腔镜手术最常见的禁忌证。其他禁忌证包括不能平卧、严重的心脏病和凝血功能障碍。

12.4.3.3　**技术**

内科胸腔镜操作前的超声检查应包括评估胸膜腔、胸腔积液量的大小、膈肌位置，以及胸膜滑动的征象。胸膜滑动征消失是气胸的典型征象之一，Cassanelli等的研究表明，小于2 cm的内脏滑动对识别胸膜粘连的敏感性为80.6%，特异性为96.1%。

确定并标记好无粘连的安全位置，对患者进行无菌准备和操作。在肋骨的上缘做一个10 mm的切口，向下穿过壁层胸膜进行钝性解剖，然后放置套管针，注意避开肺部，再通过套管针插入胸腔镜，排出胸腔积液，可从壁层胸膜或胸壁进行活检，需要的时候可以进行滑石粉去脂。手术完成后，大多数患者当天或第2天就可以出院回家。

12.4.3.4　**并发症**

在由经验丰富的临床医师进行操作时，内科胸腔镜的并发症发生率非常低，死亡率＜0.1%，脓胸发生率为2%～3%。Brims等对胸腔镜检查进行了12个月的回顾性研究，发现10.5%的患者发生医院获得性感染。其他并发症包括持续漏气和皮下气肿。最常见的症状是套管针插入部位的胸壁疼痛。

12.5 结论

TUS检查安全、相对便宜、便于携带，并且优于胸部X线片和胸部CT扫描，可实时进行操作指导和胸膜检查。由于超声引导技术已成为ACGME要求的一部分，因此培训已成为世界各地许多大学（尤其是美国）肺部和重症监护医学计划的一部分。新一代的肺部和重症专家希望更广泛和持续地使用超声，以提高胸膜和胸腔手术技能。

（姜火军、宋轶　译）

参考文献

Francesco Feletti,
Bruna Malta,
And Andrea Aliverti

第十三章

超声评估膈肌功能

13.1 引言

膈肌与其他呼吸肌，包括胸腔肌（肋间肌、胸骨旁肌、斜角肌和颈部肌肉）和腹肌高度协调完成呼吸过程。膈肌是一个宽阔的穹顶状腱膜结构，位于胸部和腹部之间，是主要的通气肌肉，负责健康受试者在静息条件下自主呼吸时的大部分吸气工作。吸气的机械动作可以粗略地简化为一个气缸-活塞模型。在该模型中，躯干类比是气缸，膈肌类比是活塞。在生理条件下，膈肌的吸气作用来自两种机制的结合。第一种是胸廓内表面的同位区（ZOA）的缩小（肌肉纤维的一部分，从它们在肋骨上的插入延伸到膈肌脱离胸廓的地方）；第二种是圆顶扁平化造成腹部突出和下肋缘扩张。实际上，胸腔类似于一个可扩展的可变截面的圆柱体。尽管膈肌是骨骼肌，由于其穹顶形状，膈肌结合了肌肉张力和肌肉弯曲。因此，膈肌能产生的压力取决于其三维形状和曲率半径、ZOA的延伸、肌肉的力学特性和腹部的顺应性。后者影响膈肌对腹内内容物的压迫和腹壁的扩张。

简单的外源性因素可以改变膈肌的工作状态，例如，被检查对象的姿势，尤其影响膈肌的几何形状和腹腔的顺应性，或者造成膈肌功能障碍的几种病理条件（表13.1）。

表 13.1　膈肌功能障碍的原因

序号	原因
1	单纯膈神经功能障碍（由于创伤、肿瘤、放射治疗、压迫、手术）
2	机械通气（呼吸机诱导膈肌功能障碍）
3	中枢神经系统病变（如肌萎缩侧索硬化病、脊髓性肌萎缩症、颈椎肿瘤）
4	周围神经系统病变（如带状疱疹、急性炎症性脱髓鞘性多发性神经病、糖尿病神经病变）
5	神经肌肉接头障碍（如重症肌无力）
6	肌病（如肌肉萎缩症）

一种膈肌功能障碍可分为膈肌麻痹瘫痪和膈肌无力。前者是膈肌功能的完全丧失，而后者是部分丧失产生压力的能力。另一种功能障碍是膈肌膨出，这是一种先天性膈肌变薄，导致局灶性隆起。这些功能障碍通常最初在胸部X线片上表现为膈肌抬高。由麻痹或无力引起的抬高通常累及整个膈肌，而由外伸引起的抬高只累及部分膈肌。在解释X线片和其他影像学研究时，必须记住，在健康个体中右侧膈肌略高于左侧膈肌。此外，膈肌的前内侧部分通常高于后外侧部分。膈肌无力或麻痹可在下列情况下看到：代谢或炎症性疾病、外伤或手术后、机械通气时，以及由纵隔肿块、肌病或引起肺过度膨胀的疾病。膈肌功能障碍可能是单侧的，也可能是少见的双侧的。单侧膈肌麻痹患者通常无症状，但可能有呼吸困难和运动能力受限。双侧膈肌麻痹或严重膈肌无力的患者更有可能出现症状，如出现呼吸困难或反复呼吸衰竭。与单侧膈肌功能障碍相比，双侧膈肌功能障碍通常有症状，并可能导致呼吸衰竭。在这种情况下，呼吸肌群必须承担呼吸的全部工作。

机械通气是造成膈肌无力的原因之一。虽然机械通气可以挽救急性呼吸衰竭患者的生命，但长时间的机械通气与许多潜在的并发症有关。在ICU中约40%的患者需要机械通气。多项研究表明，机械通气对呼吸肌有减负荷作用，导致膈肌萎缩和功能障碍，这一过程称为呼吸机诱导膈肌功能障碍。在动物实验中，在实行“控制”机械通气后的几天内，完整膈肌产生压力的能力降低了40%～50%，这种通气几乎很少或不允许膈肌自发活动。膈肌耐力似乎也受到不利影响，维持膈肌活动能力下降。我们已经看到膈神经和神经肌肉连接处的神经冲动仍然正常。因此，机械通气对膈肌功能的有害影响主要是肌纤维内部发生变化的结果。除了膈肌强度降低外，在呼吸机诱导膈肌功能障碍的动物膈肌中也发生了一些组织学和生物化学变化。其中包括肌肉纤维萎缩，这似乎是蛋白质合成减少，以及蛋白质分解增加的结果。与动物研究一致，人类机械通气个体尸检分析也显示了弥漫性膈肌纤维萎缩。

适当的呼吸支持可能是必要的，因此膈肌功能障碍应及时识别，以解决根本原因。例如，术后膈肌功能障碍可能导致拔管失败或机械通气时间延长。因此在许多临床情况下，需要评估膈肌功能。然而，由于膈肌麻痹的非特异性表现，膈肌麻痹诊断不足。可以采用不同的结构和功能技术来评估膈肌。每种技术都有其优缺点。膈肌分析最广泛使用的成像技术是射线照相（RX），除了解剖信息外，它还提供用于评估膈肌位置（胸部X线）和运动（透视）的信息。膈肌的运动信息对于检测各种肺部疾病至关重要。在疾病的早期，膈肌运动减弱有时很明显，这是常规静态X线检查无法检测到的。更复杂的成像技术，如MRI和CT，已被用于评估膈肌功能。这两种技术都能实现膈肌三维重建，允许精确测量肌肉长度、表面积和形状。然而，这些技术都很烦琐，且仪器不容易运输，只能用于特定的诊断目的，但不适用于监测。此外，除MRI外，它们都需要电离辐射，给患者的剂量必须保持在限值以下。非影像学诊断试验，如肺功能测试或肺活量测定，其准确性和可重复性有限，而跨膈压和膈肌肌电图的测量具有侵入性且耗时。

TUS是一种应用越来越广泛、研究膈肌的技术。这是一种快速、普遍可用的动态方法，能够提供有关肌肉解剖和功能的准确信息。由于无辐射，TUS在儿童中的使用尤为重要。TUS的另一个优点是，它主要集中检查肌肉的外侧和后部，这些部位由膈神经支配，是肌肉中较易移动的部分。相反，透视显示的中央前肌腱在呼吸过程中移动减少了40%。

13.2 膈肌和胸部超声

膈肌是分隔胸腔和腹部的穹顶状肌肉，包括中央腱膜，即中央腱，胚胎起源于横膈和一个周围肌片（图13.1）。

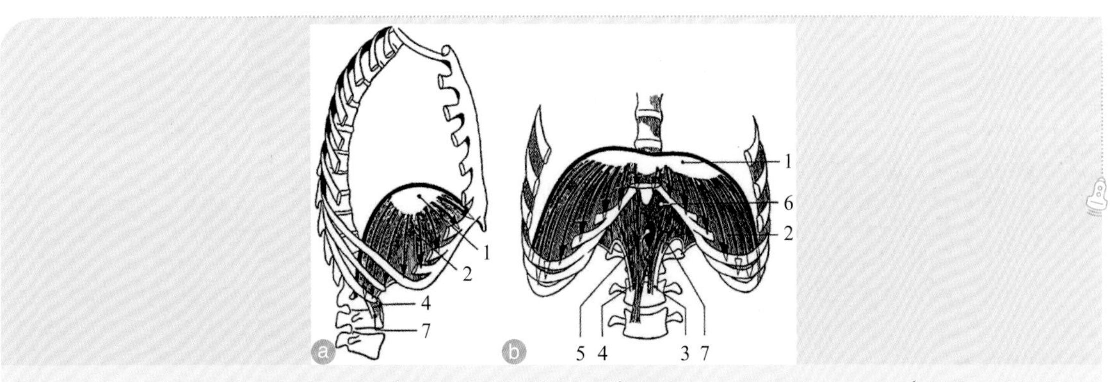

图13.1 a.人体膈肌侧面视图；b.人体膈肌正面视图。1：中央腱；2：肋纤维；3、4：脚纤维，左右柱；5：主动脉；6：食管；7：腰弓

肌纤维起源于胸廓出口周围，汇入中央肌腱。膈肌的肌肉部分通常分为脊椎和肋部。脊椎起源于腰椎和腱膜弓状韧带，肋部起源于下肋骨对和胸骨剑突。肋部的肌纤维从其在肋骨上的插入处开始，沿着颅背方向，直接与胸腔的内表面相对应。ZOA约占膈肌总面积的60%，内表面约占胸腔整个表面的40%。

正常膈肌的超声表现为在胸膜和腹膜的两个高反射界面之间的低回声层。内部回声结构是由分隔肌纤维的高回声纤维脂肪引起的。正常膈肌在吸气时变厚。相反，萎缩的膈肌表现为一条薄条，在吸气时不会增厚和移动。M模式提供了沿时间轴显示单个选定超声线反射器的单维视图。它用于评估膈肌位移、左右变异性、运动速度和对膈神经刺激的反应。

13.3 膈肌功能评估技术

为了评估呼吸运动，目前在自主呼吸期间对膈肌进行TUS检查，但是深呼吸或嗅探动作也可能有用。仰卧位膈肌位移更高，可重复性更强，整体和左右变异性更小，通常是首选。此外，仰卧位时，吸气量与膈肌运动的相关性比坐位时更好。最后，在仰卧位，任何反常的运动都会被夸大，而前腹壁的代偿作用是有限的。脾窗和肝窗可分别用于显示左、右膈肌。通过在肌肉表面上接近90° 的声波角，最大限度地增加肌肉和浆膜之间界面的反射，可以精确测量膈膜的厚度。膈肌位移的测量需要低频探头，能够充分显示膈肌较深的后部。另一方面，更高频率的传感器（7 ~ 18 MHz）提供了更好的空间分辨率，并允许在同位区进行正确的厚度评估（图13.2）。

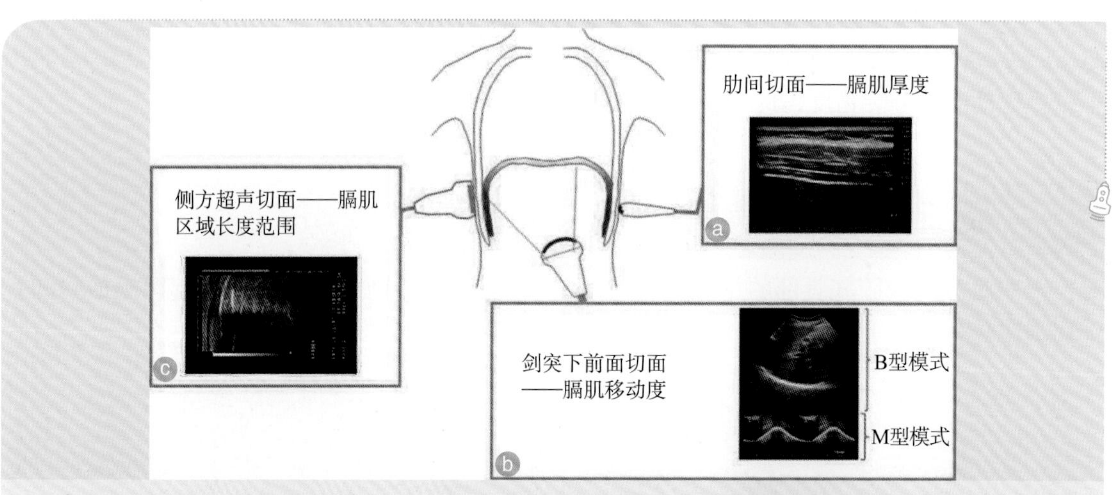

a.超声评估膈肌厚度。线阵探头（7 ~ 18 MHz）位于第八和第九根肋骨之间或第九和第十根肋骨之间的肋间隙（腋前线）。获得的超声B模式图像显示了同位区的膈肌。两条明亮的回声线代表胸膜和腹膜。膈肌膜厚度估计为这两条大致平行线之间的距离。b.超声评估膈肌位移。凸阵探头（2 ~ 6 MHz）位于锁骨中线肋缘下方（前肋下视图）。在B模式图像上，膈肌轮廓显示为粗回声线。固定扫描线后，M模式将膈肌运动显示为时间曲线。c.超声评估膈肌同位区。一个大的（8 ~ 12 cm）线阵探头（7 ~ 19 MHz）垂直放置于受试者胸壁右侧腋前线。在B模式下，明亮的浅表区域对应着肝脏。在图像上，膈肌与胸壁分离和肺显现的点可用于识别同位区的头缘位置，而当受试者以总肺容量呼吸时，此时ZOA的长度接近零，可确定膈肌的肋部起源

图 13.2　放置三种不同超声探头方向获得的膈肌超声图像示例

13.3.1　膈肌厚度

当评估膈肌厚度时，超声机设置为B模式，探头垂直于胸壁，位于膈肌至胸腔ZOA的腋前线上，在右侧的第八和第九肋间隙或第九和第十肋间隙。选择右侧扫查是因为腹膜后有肝脏，这是一种非回声组织，使被检查的结构更容易识别定位。由于膈肌肋部相对靠近皮肤表面，因此可以使用7 ~ 13 MHz探头，其穿透力较小但分辨率更高。在B模式图像中，膈肌膜由两条清晰、明亮的平行线勾勒出来，对应胸膜和腹膜。有时在这两条线之间不连续，可以看到不太亮的线，这是因为肌肉纤维之间有结缔组织和血管。

膈肌厚度估计为代表胸膜和腹膜（外边缘或内缘或中心点）在最平行的区域内两条线之间的距离（图13.3）。

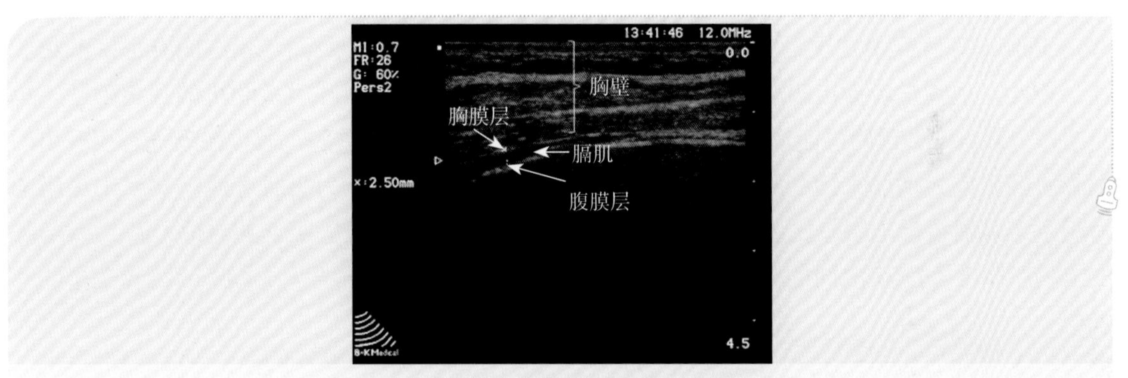

图 13.3　超声评估膈肌厚度图像示例图 13.2a

没有对膈肌厚度进行连续监测的文献。膈肌厚度值是在呼气末和吸气末时记录的不同图像的平均值（表13.2）。

表 13.2　功能残余量（FRC）时膈肌厚度和增厚比（TR）值

性别	例数	平均年龄（岁）		厚度（mm）	TR值
男	73	34.7 ± 8.8	右	3.8 ± 1.5（1.6 ~ 7.6）	1.8 ± 0.5（1.17 ~ 3.9）
			左	3.7 ± 1.7（1.2 ~ 8.0）	2.0 ± 0.5（1.1 ~ 3.5）
女	77	34.8 ± 8.5	右	2.7 ± 1.0（1.3 ~ 5.3）	1.8 ± 0.5（1.1 ~ 3.6）
			左	3.1 ± 1.9（1.2 ~ 11.8）	1.9 ± 0.5（1.1 ~ 4.2）

文献报道的自主呼吸时膈肌呼气末厚度（TEE）的平均值为（2.7 ± 1）mm，（1.7 ± 2）mm，仰卧位为（3.2 ± 1.3）mm，坐位为（1.9 ± 0.4）mm。仰卧位和坐位吸气末厚度（TEI）平均值分别为（3.7 ± 1.40）mm和（2.7 ± 0.5）mm。

呼气末时测量的膈肌厚度＜2 mm被认为是定义膈肌萎缩的阈值。当膈肌厚度变化时，确定肋间隙是很重要的，因为膈肌较低的部分比较高的部分厚。平均值的差异可能是由于计算方法和参与者特征（年龄、性别、BMI和吸烟状况）的差异。Vivier等的研究中，评估了在三种压力支持水平（5 cmH_2O、10 cmH_2O和15 cmH_2O）下计划无创通气患者的膈肌厚度。他们发现，随着压力支持水平的增加，吸气结束时膈肌厚度减少。Baldwin等测量了不同肺容积下的厚度，并将其与吸气量进行了比较。这些作者报告了增加体积也会增加厚度，但不同受试者之间的差异较大。此外，在较高的容量下，有明显的肺伪影。

增厚仅测量膈肌厚度可能会遗漏具有正常厚度的急性膈肌麻痹，并且可能会错误地将一个拥有较薄膈肌的健康低体重个体认为膈肌萎缩。吸气时肌纤维缩短，导致膈肌增厚。因此，测量膈肌增厚的程度被认为比仅测量厚度更敏感，并间接测量了肌肉纤维的收缩。膈肌增厚可通过膈肌增厚分数（*DTF*）进行量化和测量，计算公式：

$$DTF\ (\%) = \frac{T_{EI} - T_{EE}}{T_{EE}} \cdot 100$$

据报道，健康志愿者的膈肌增厚分数变化为28%～96%，膈肌麻痹者的变化为–35%～5%。膈肌增厚分数变化<20%提示膈肌麻痹。慢性麻痹的膈肌变薄、萎缩，并且在吸气时不会变厚。膈肌在机械通气启动后48小时内开始变薄，机械通气每增加一天，膈肌厚度平均下降6%。Ferrari等研究中发现膈肌增厚分数和最大吸气压力（MIP）及潮气量之间有很好的相关性。因此，这些学者提出膈肌增厚分数可以作为自主呼吸试验后呼吸机脱机的预测因子，膈肌增厚分数>36%预测可能成功脱机。Summerhill等也使用了该系数，通过在吸气时表现出一侧膈肌轻微或无增厚来诊断膈肌麻痹。膈肌增厚分数<20%诊断为膈肌麻痹。文献中提出的另一个无量纲指标是增厚比（*TR*），定义为最大膈肌厚度（与最大吸气相对应，T_{EImax}）与呼气末膈肌厚度（T_{EE}）之间的比值：

$$TR = \frac{T_{EImax}}{T_{EE}}$$

典型TR的平均值为1.8 ± 0.5（介于2～3.9）。如果在前面公式的分子处，使用潮气吸气末厚度代替T_{EImax}，则比率降低至1.2 ± 0.5。

13.3.2 膈肌运动

在膈神经损伤、神经肌肉疾病、腹部或心脏手术后、危重患者机械通气等情况下，可观察到膈肌运动异常。M模式超声可以评估膈肌运动力学、运动和偏移、收缩速度和周期持续时间。在初步二维超声分析后，可将超声机设置为M模式，选择合适的采样线，进行连续监测评估膈肌位移。通常，选择频率为2～6 MHz的凸阵探头，以确保足够的穿透力。探头位于上腹部，标记点指向穹顶、肝脏或脾脏作为声学窗口。由于脾脏提供的窗口较小，左半膈肌的可视化可能具有挑战性。通过前肋下扫查，膈肌显示出一条单一的厚回声线，因此M模式所示的膈肌运动可以在时间曲线上表示（图13.4）。膈肌运动的方向与呼吸周期的各个阶段有关：正常吸气时膈肌朝向探头，向尾侧移动；呼气时远离探头，向头侧移动。此外，膈肌的运动可能与机械通气期间呼吸周期的阶段有关，因此可用于患者–呼吸机不同步性研究（图13.5）。此外，每侧膈肌的运动与呼吸周期的阶段相关。无论膈肌在吸气时是否偏离探头，都应考虑是否有反常运动。使用TUS对膈肌偏移的评估值与使用MRI或透视得到的值一致。

另一种可能是通过后肋下视图分析运动。然而，由于患者必须坐着，这并不常用，尤其在危重患者或机械通气患者的情况下是不可能的。与前肋下视图相似，后肋下视图使用低频凸阵探头。探头放置在两侧后肋下区域的矢状面上。这种方法获得的图像与前肋下视图获得的图像相似，也可以测量膈肌位移。用低频（2～6 MHz）凸阵探头在剑突下切面朝上和背侧，可用于测量儿童的膈肌位移。在中线的斜横切面上，B型模式可对两侧膈肌同时进行定性评价，而M型模式可以定量测量两侧变异性和单次测量一侧的位移幅度。

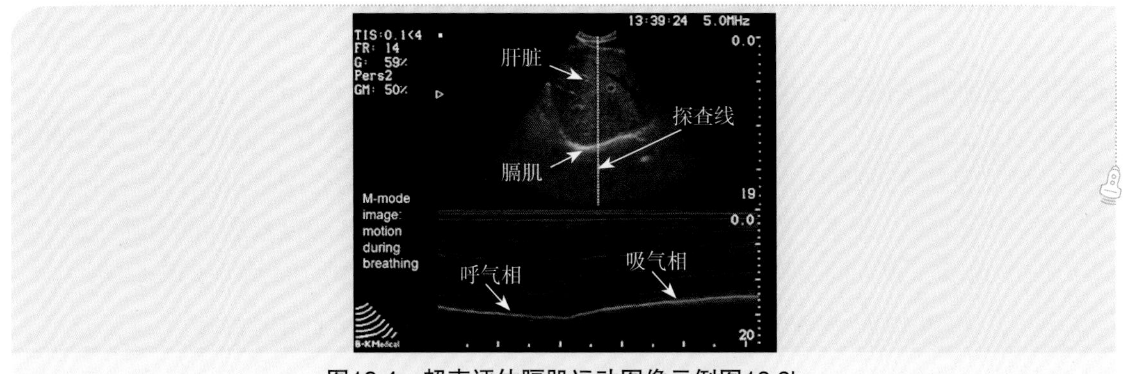

图13.4　超声评估膈肌运动图像示例图13.2b

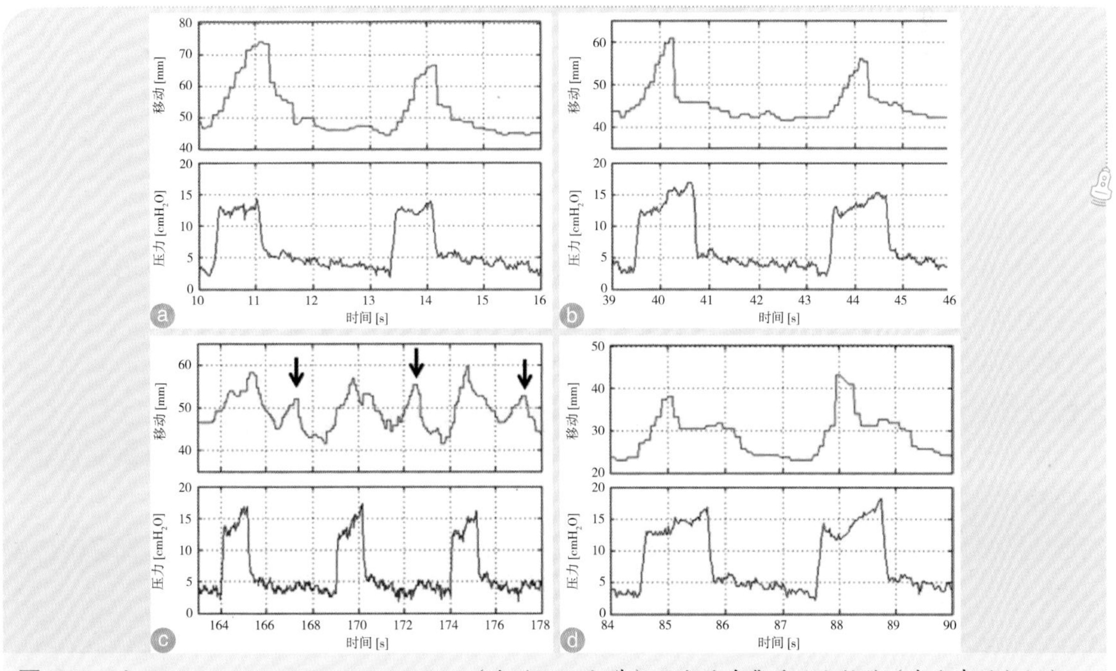

图13.5　应用Polytechnic University of Milan（米兰理工大学）开发的采集系统和软件（未发表的数据），对一位患有严重慢性阻塞性肺疾病和重症肌无力在急性呼吸衰竭期间行气管切开的患者，在压力支持机械通气下（压力支持=10 cmH_2O，PEEP为 5 cmH_2O，吸气时间为1.2 s），在每次呼吸期间，超声记录膈肌运动信号（M模式；红色曲线），同步测量气道开口处的压力（蓝色曲线），研究呼吸机非同步的示例。a.呼吸显示患者很好地适应呼吸机，没有非同步；b.膈肌过早舒张，即膈肌在呼吸机提供的支持停止之前停止运动；c.无效努力（箭头），其特征是患者的吸气努力无法触发呼吸机，因此膈肌位移增加，但呼吸机无法提供支持；d.呼吸机过早循环停止，即呼吸机在患者的呼吸停止之前就停止了送气

据报道，在安静自主呼吸时膈肌位移的平均值为9～20 mm，在强制最大运动时为70～100 mm。Boussugues等研究了210名健康志愿者站立时的M型超声膈肌活动度，分别获得了左、右侧膈肌的位移值：自主呼吸时为（18±4）mm和（18±3）mm，深呼吸时为（73±10）mm和（66±13）mm。同样，在2000年，Gersovich等研究了23名健康志愿者，发现平静自主呼吸和深呼吸时的平均值分别为15 mm（3～21 mm）和57 mm（17～92 mm）。

同一位作者还发现了吸入容积和膈肌位移之间的线性关系，以及BMI和膈肌位移之间的线性关系，这在男性中更为显著。Kantarctic等陆续发现膈肌运动受性别、BMI、腰围和个体年龄的影响。身体质量指数较低、腰围较小的年轻健康人群可能表现出膈肌活动的减少。此外，在一些研究中，健康受试者的吸气量和膈肌位移呈线性相关，而在其他肺部疾病患者的研究中，这种相关性较弱。Yamaguti等研究了少数受试者侧卧位的膈肌活动能力，报告右侧和左侧分别出现（51 ± 10）mm和（46 ± 14）mm的位移。表13.3总结了健康成年人在安静呼吸（从呼气静息位到吸气末）和深呼吸（从呼气静息位到完全吸气）期间的典型运动范围数据。在一项比较成人患者术前和术后位移的研究中，膈肌最大吸气幅度＜24 mm与肺活量从基线下降50%相关。成人的膈肌位移＞25 mm被建议作为排除严重膈肌功能障碍的临界值。

表 13.3　安静自主呼吸和深呼吸时膈肌位移平均值（mm）（汇总数据）

性别		安静自主呼吸	深呼吸（从静息呼气到充分吸气）	自愿嗅探呼吸
男	均值	18 ± 3	77 ± 11 70（坐位）	-
	下限	10	47	18
女	均值	16 ± 3	57 ± 10 57（仰卧位）	-
	下限	9	37	16

13.3.3　膈肌同位区

可使用线阵探头（80 mm或120 mm）垂直放置在右腋前线下胸腔外侧的受试者胸壁上，测量膈肌同位区。这种方法可以同时观察ZOA和膈肌与胸壁分离的点（肋隐窝）。当受试者以总肺活量吸气时，此时ZOA的长度接近零，可识别膈肌的肋起源。膈肌的肋起源和它与胸壁的分离点之间的距离提供了在任何肺容积或时间点ZOA长度的测量。这种方法对于研究慢性阻塞性肺疾病患者特别有用，其特征是呼气流量受限导致肺过度充气，反过来又造成了膈肌和其他吸气肌肉的缩短，因此在纤维长度受影响的情况下工作。此外，继发于过度充气而形成的放射状肌纤维的扁平膈肌减少了ZOA，并造成下胸腔反常的吸气向内运动导致呼吸困难。

13.4　结论和未来展望

对膈肌超声的可靠性和评分可靠性进行评估，发现其可靠性较高。由于这些原因，人们越来越多地使用超声作为膈肌功能障碍的监测工具（表13.4）。然而，这种方法存在一定的局限性。测量的质量取决于各种因素：正确肋间间隙的定位、探头与膈肌线的垂直度、探头本身在记录时间内的稳定性，以及自主呼吸时的肺容量。超声评估膈肌的另一个局限性是对肺部或神经肌肉疾病患者膈肌参数缺乏参考价值。使用超声评估肺部疾病患者的膈肌参数研究有限。总而言之，虽然图像方案协议仍在完善和验证以标准化膈肌超声检查，但该技术已经在某些情况下常规使用，例如，在ICU患者中用于评估和预测机械通气的效果，在评估由多种原因引起的膈肌功能障碍患者中具有很高的潜力。

表 13.4　超声评估膈肌的临床应用

临床使用	标准	文献
提示膈肌减弱	低于正常深呼吸位移幅度，有或没有嗅探吸气时的反常运动	[33-34]
确定膈肌麻痹及其病因	-在安静或深呼吸时没有移动 -嗅探吸气时没有移动或反常的运动 -TF＜20%	[17，33 ~ 35]
神经肌肉疾病（肌萎缩侧索硬化病、进行性假肥大性肌营养不良、糖原贮积症Ⅱ型、面肩肱骨营养不良）中膈肌无力的评估		[36 ~ 39]
比较或随访两侧膈肌的运动		[40-41]
机械通气脱机拔管失败的评估与预测	-在机械通气患者中，膈肌位移＞25 mm可增加自主呼吸试验成功的可能性 -自主呼吸试验期间DTF＞30% ~ 36%增加自主呼吸试验成功的可能性	[21]
膈肌功能的诊断和监测		[42]
胸外科围手术期膈神经病变评估膈神经损伤（导致膈神经麻痹）		[16，43-44]
针式肌电图指导，以提高准确性和安全性		[45]

（张慧慧、胡才宝　译）

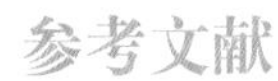

Christian Görg and
Corinna Trenker

第十四章

胸部超声中造影剂的应用

14.1 引言

超声成像和彩色多普勒超声技术因超声造影的引入而得到后续发展。但是，超声造影的局限性与所有其他方式并没有区别。因此，超声造影的使用仅限于胸壁和胸膜病变、与脏层胸膜表面接触的肺部病变，以及肺不张或胸腔积液模拟“声窗”的中央肺病变（图14.1）。一般来说，超声造影的性能总是依赖超声成像。为全面了解超声造影的原理，本章节总结了肺血管化的重要基础，定性彩色多普勒超声及频谱曲线分析。

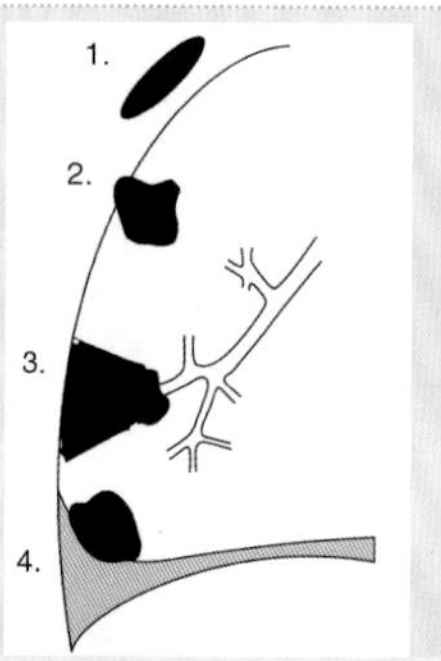

1：胸壁病变；2：胸膜病变；3：中央肿瘤病变伴肺不张；4：胸腔积液伴压迫性肺不张

图 14.1　超声探查的不同部位肿瘤示意

14.2 肺血管化基础

与肝脏类似，肺也是双重血液供应。就此而言，功能性肺血管与营养性支气管血管有所区别。此外，涉及体循环的肿瘤相关新生血管形成与源自胸壁的额外肋间动脉供应可能存在相关性（图14.2）。为肺换气输送脱氧血液的肺动脉呈分支状。缺氧状态下，体循环动脉扩张。与之相反的是，小肺动脉在缺氧状态下出现收缩反应以减少肺内分流（Euler-Liljestrand机制）。营养性支气管动脉属于体循环血管。在大多数个体中，左侧支气管动脉起源于主动脉弓和右侧肋间动脉，然后在肺门区域形成血管环，其动脉分支平行于支气管分支和肺血管。肺动脉血管系统和支气管动脉血管系统在毛细血管水平相吻合。然而，这些血管通常是封闭的。体循环肋间动脉从主动脉发出，并沿着肋骨延伸。与肺动脉和支气管动脉不同，肋间动脉在健康志愿者身上可通过超声进行可视化检查。肿瘤新生血管源自营养性支气管动脉。

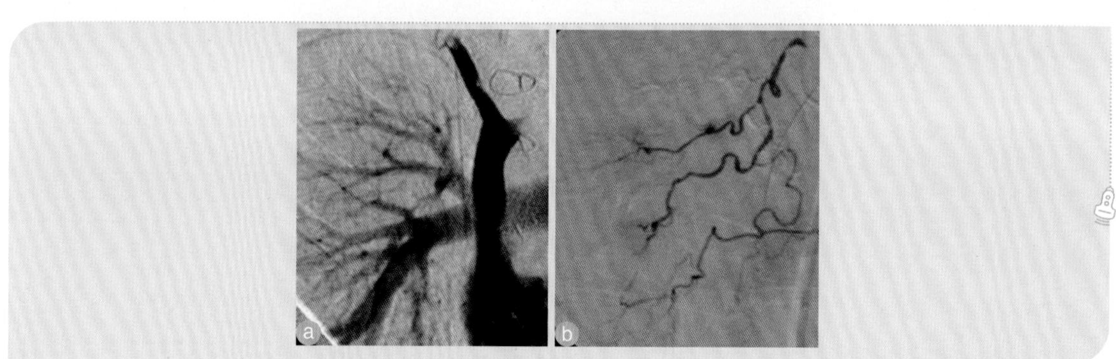

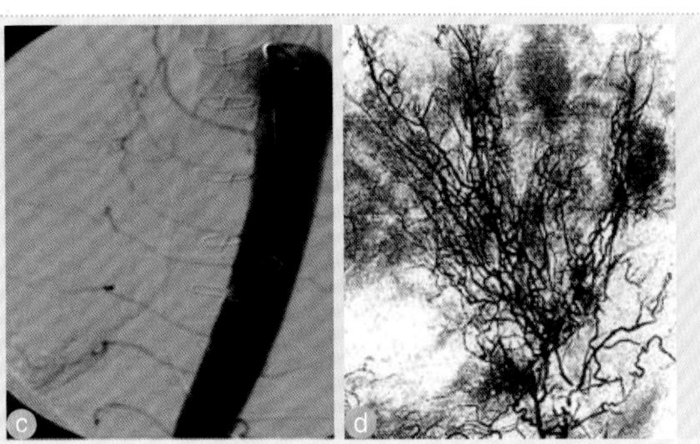

a.肺动脉；b.支气管动脉；c.肋间动脉；d.肿瘤新生血管

图 14.2 血管造影图像

14.3 彩色多普勒超声和频谱曲线分析基础

20世纪90年代发表了诸多关于使用彩色多普勒超声评估肺部病变血管供应的基础研究。频谱曲线分析能够推导出支气管动脉（图14.3）、肺动脉（图14.4）、肋间动脉（图14.5）和肿瘤新生血管（图14.6）的血流曲线。基于这种方法，使用彩色多普勒超声（图14.7）可以对不同病理状态下的多种典型血管形成模式进行分类。肺炎和肺不张主要由肺动脉血管供应，而在原发性肺恶性肿瘤和肺转移灶中，主要由支气管动脉或肿瘤新生血管供应血液。在肺实变各种血管的细微演变（“映射”）中，在病变内检测到不同血流信号，表明存在复杂的肿瘤血管（图14.8）。在临床实践中，定性彩色多普勒超声被确立为一种探索性工具，而频谱曲线分析耗时且受呼吸依赖和搏动伪影限制。

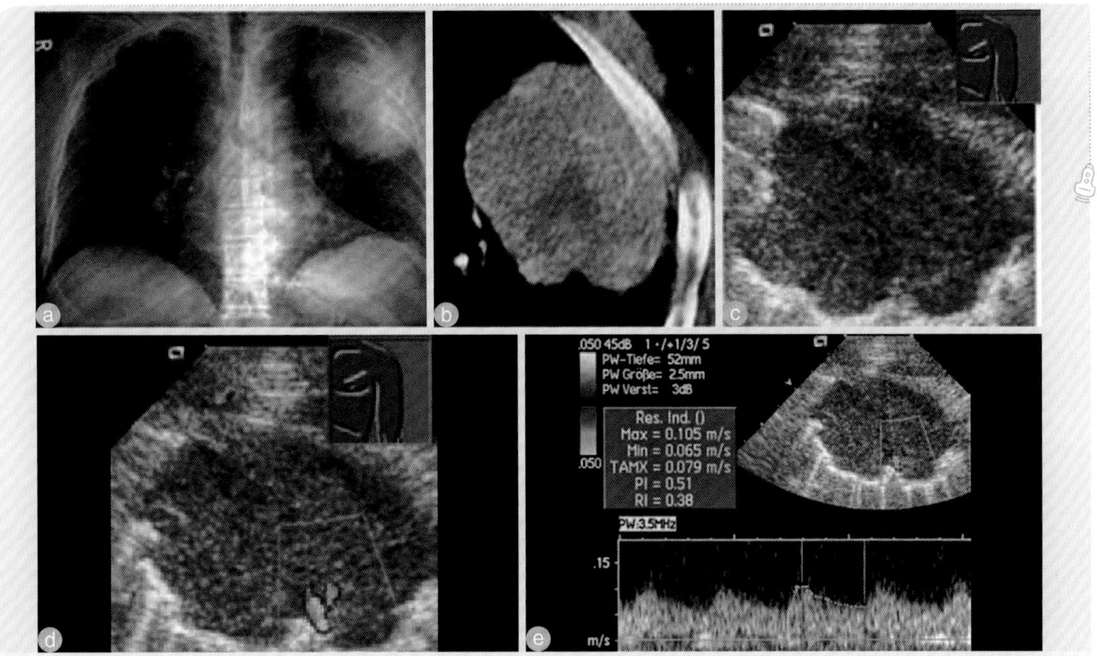

图14.3 a.周围型肺癌患者的X线检查；b.CT扫描；c.超声图像显示均匀回声病变；d.伴彩色多普勒超声的血流信号减弱；e.频谱曲线分析显示低阻抗动脉血流信号，提示支气管动脉供应

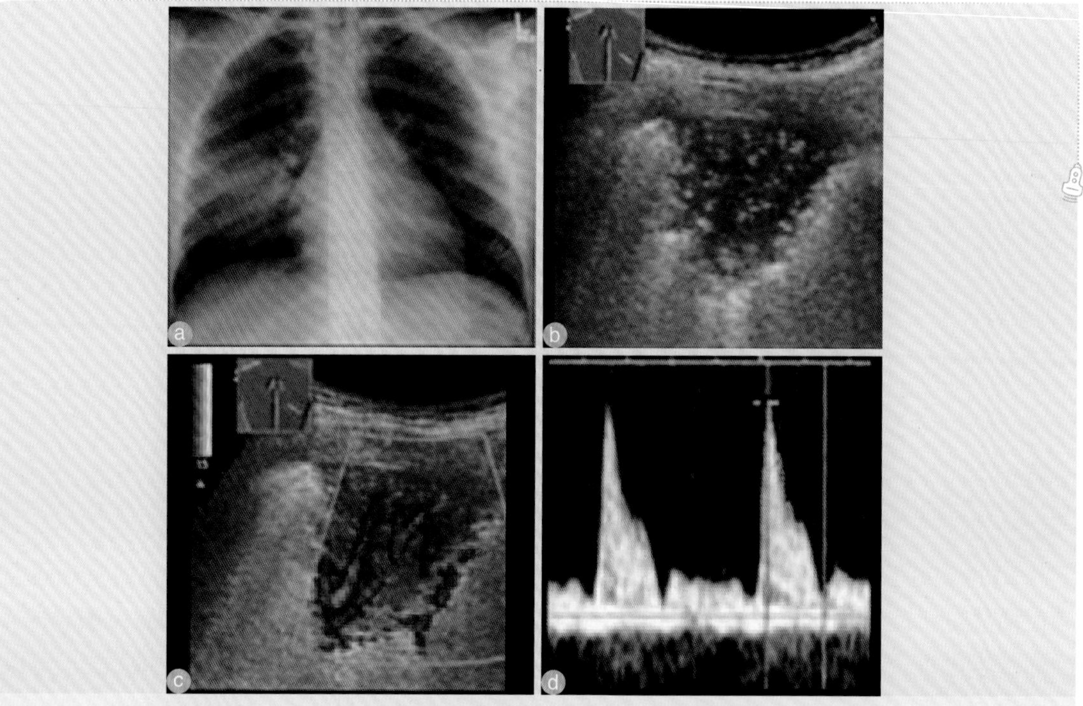

图14.4 a.肺炎患者的X线检查；b.超声图像显示伴支气管充气征的均匀回声病变；c.彩色多普勒超声上有明显的血流信号；d.频谱曲线分析发现高阻抗动脉血流信号，提示肺动脉供应

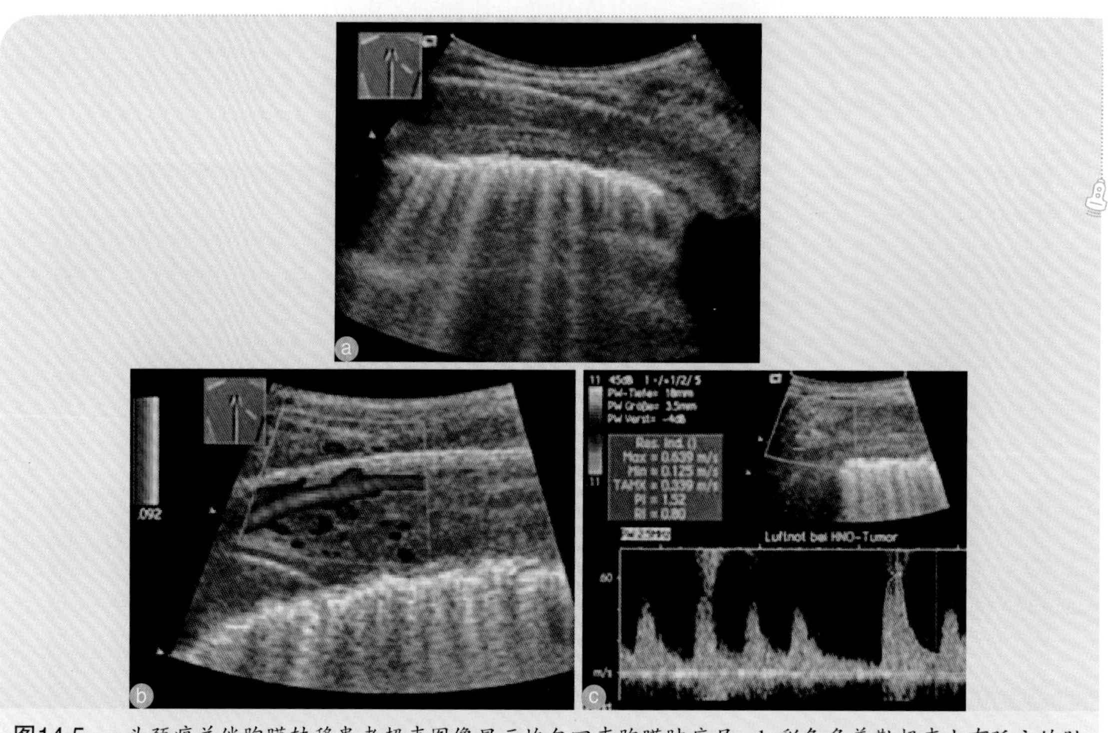

图14.5 a.头颈癌并伴胸膜转移患者超声图像显示均匀回声胸膜肿瘤层；b.彩色多普勒超声上有孤立的肋间血管；c.频谱曲线分析显示高阻抗动脉血流信号，提示肋间动脉供应且伴有心律失常

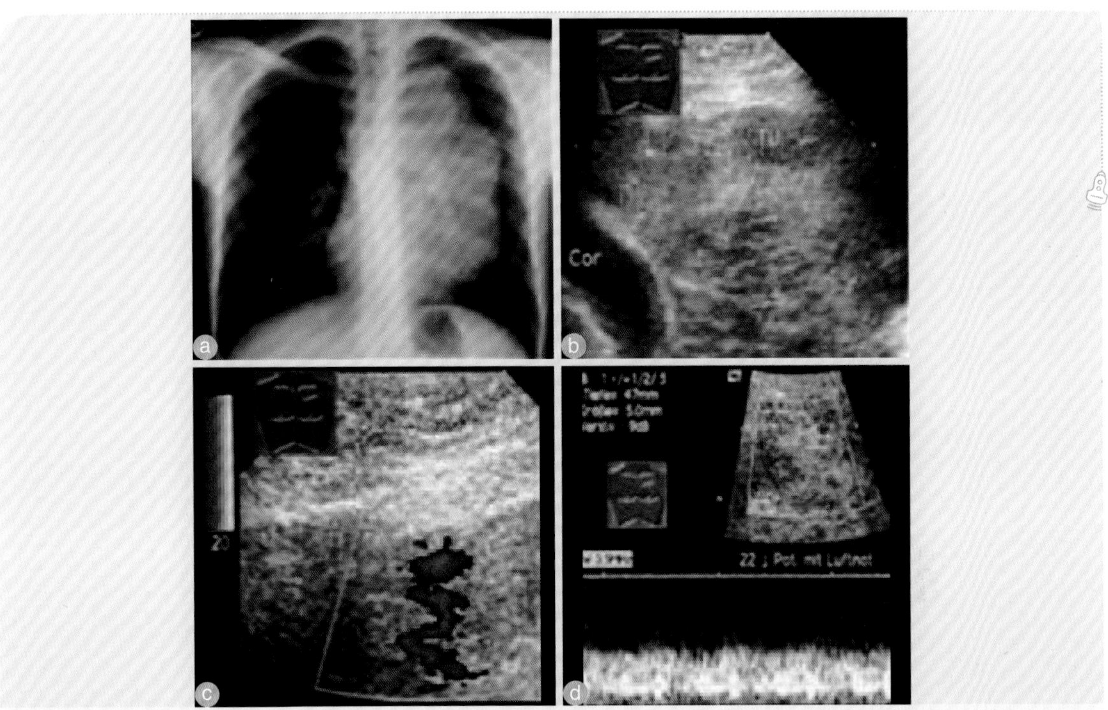

图14.6　a.恶性淋巴瘤患者的X线检查；b.超声呈现均匀回声的肿瘤；c.彩色多普勒超声的血流信号减弱；d.频谱曲线分析显示几乎恒定的低阻抗动脉血流信号，该信号缺乏收缩-舒张变化，提示肿瘤新生血管生成

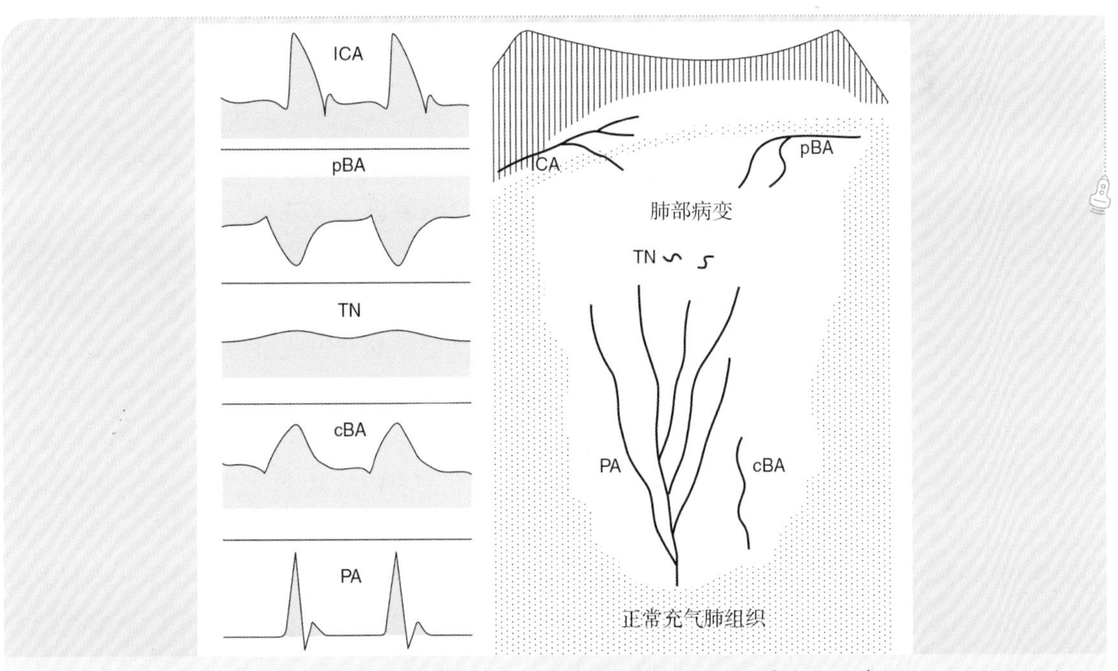

ICA：肋间动脉；pBA：外周支气管动脉；TN：肿瘤新生血管；cBA：中央支气管动脉；PA：肺动脉

图 14.7　肺部病变的可能动脉供血及相应的频谱曲线

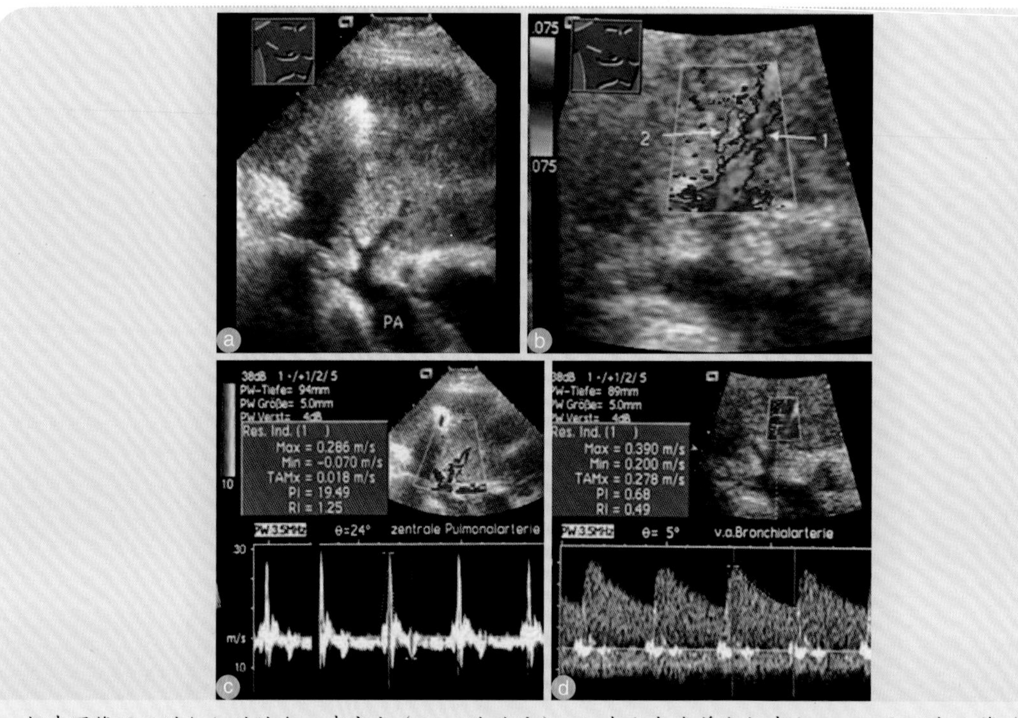

a.超声图像显示肺组织的均匀回声实变（PA：肺动脉）；b.在彩色多普勒超声上可以区分两条血管（1：肺动脉；2：支气管动脉）；c.高阻抗动脉血流信号提示为肺动脉（在图b中标记为1）；d.观察到指向外周的低阻抗单相动脉血流信号提示支气管动脉（在图b中标记为2）

图 14.8　肺炎患者

14.4 肺部超声造影的基础知识

自从将超声造影引入到肝脏疾病诊断流程中以来，其重要性在近年来已显著增加（特别是在局灶性肝脏病变）。当前的第二代造影剂通过在血管腔中形成微小气泡来增强超声波的反向散射。这导致检测到的信号幅度增加，最终导致与彩色多普勒超声相比血管区域的对比度增高。超声造影检查能显示毛细血管水平附近甚至最小尺寸血管。一般来说，超声造影应根据EFSUMB指南进行。与肝脏类似，肺循环也是双动脉供血，因此适用于超声造影。通过使用超声造影，可以区分造影剂的早期肺动脉充盈与延迟全身充盈。如果是纯粹肺血管，在静脉注射造影剂1～6秒后就能显示出早期动脉充盈。几秒钟之后，超声就可以在右心检测到造影剂（图14.9）。造影剂充盈时间（增强时间）取决于患者疾病状态（心力衰竭、慢性阻塞性肺疾病）的血流动力学参数。在造影剂进入胸壁或实质器官前，肺部病灶的对比增强表明了肺部病灶的肺动脉血管化。与胸壁或实质器官重合的造影剂充盈需要通过肺部，表明由全身动脉供应。这段时间一般会超过7秒，但在病理状态下会显著延长。一般来说，应始终记录从肺动脉开始到支气管动脉期开始的早期动脉期，因为血管造影的细微异常很容易被忽视。造影增强程度取决于是否存在血液供应、血管类型（肺动脉或支气管动脉），以及是否存在侧支或肿瘤新生血管。超声造影可以区分动脉期（1～30秒）和实质期（1～5分钟）。造影增强程度的定量评估需要根据个体参考进行调整。这提供了区分造影增强减少或增加的机会。

脾脏和肝脏等实质器官的增强可作为体内参考。第三个标准可以是均匀增强和非均匀增强之间的区别（“增强均匀性”）。因此，应在数量、形状（圆形、楔形）和位置（中央、外周）等方面评估实质内病变，而周围组织的增强可作为体内参考（表14.1）。造影剂的血管外给药提供了一种额外的应用方式。它可以口服给药以显示食管胸膜瘘，经导管给药以指导引流导管的定位，以及胸膜内给药以观察多间隔积液的特点。为此，只需将几滴造影剂稀释到20～50 mL生理盐水中，就可根据适应证应用。

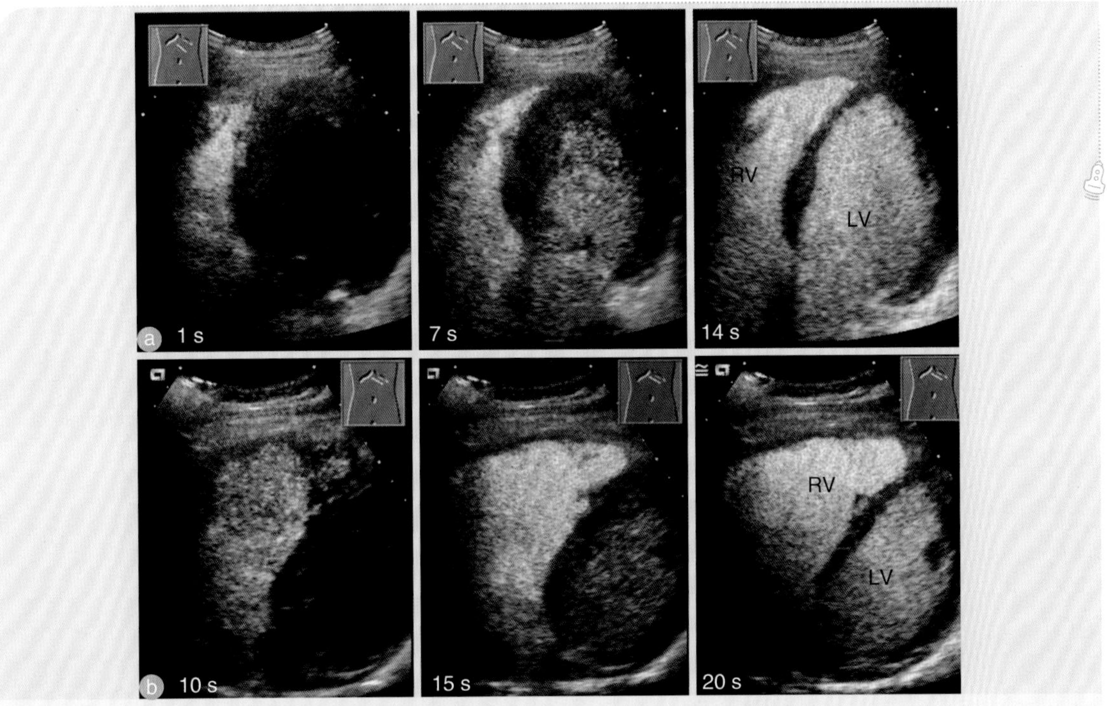

图14.9　剑突下四腔心切面显示的造影增强时间。a.健康志愿者；b.心肌病患者。增强时间在两个患者及在右心室（RV）和左心室（LV）中都不同，表明不同心排血量对造影增强时间的影响

表 14.1　胸膜相关肺部病变的超声造影评估标准

序号	评估标准
1	造影增强时间（早期肺动脉血管化与延迟支气管动脉血管化的区别）
2	造影增强程度（与实质器官的增强比较）
3	造影增强均匀性（与周围组织增强相比较的病变处增强）

然而，胸部超声尤其是超声造影的适应证是有限的，有关超声造影对胸部疾病临床价值的证据则更少。胸部X射线和CT仍然是不可替代的检查方式。由于其高空间分辨率及对血管结构进行实时评估的可能性，TUS实际上不应被视为一种独立的诊断工具，而应被视为限于特定适应证诊断流程的有效扩展。在超声模式成像后，应为特定问题保留超声造影的使用可能性。下一章将回顾超声造影的适应证，并讨论一些选定的主题（表14.2）。

表 14.2 超声造影在胸部病变中的潜在适应证

序号	适应证
1	胸壁肉眼可见肿瘤
2	局限性胸痛
3	X线检查诊断肺实变的辅助检查
4	超声造影图像引导胸部病变活检

14.5 临床主题

14.5.1 胸壁可见或可触及肿块的症状导向检查

胸壁病变是传统超声成像的应用领域，因此也允许进行超声造影检查。超声造影应该只适用于无法解释的超声成像发现。胸壁病变通过肋间动脉或起源于肋间动脉的肿瘤新生血管供血；因此，可以预计“全身血管化”的出现。超声造影的基本价值在于可以区分无血管组织（坏死、脓肿、血肿）和血管化组织（图14.10，图14.11）。血管化肿块是良性还是恶性主要通过超声和临床组织学进行区别。仅在单个案例中，超声造影增强的扩展应用提供了潜在病理的证据（图14.12）。

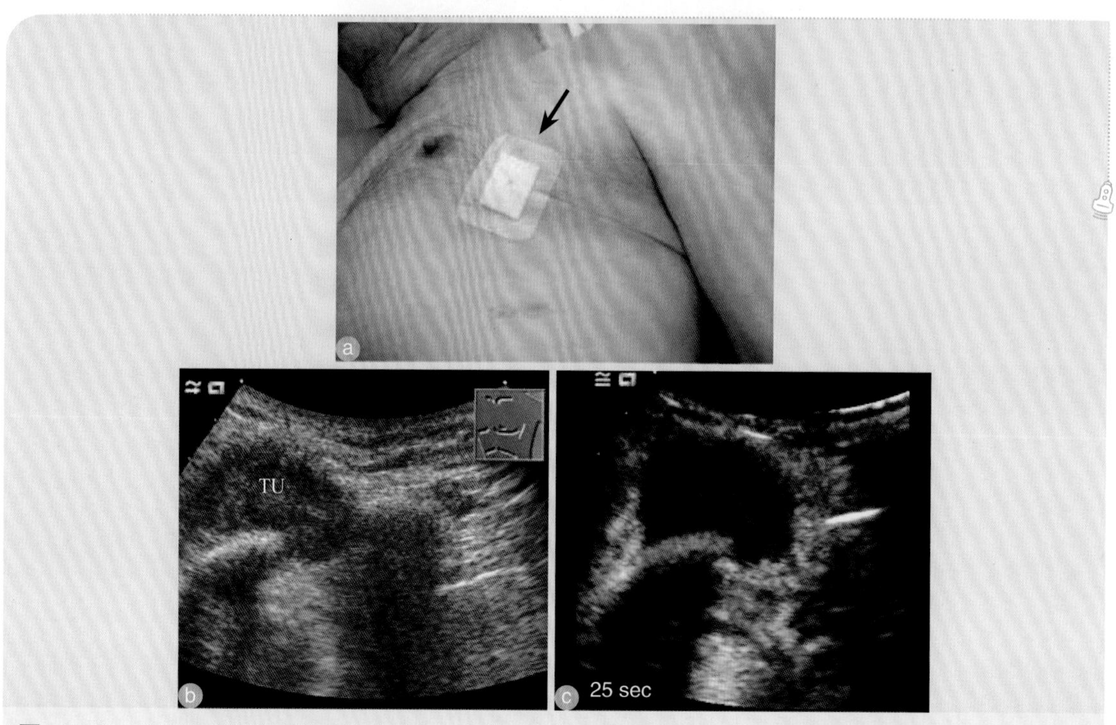

图14.10 a.6个月前初次手术的肺癌患者，体表可触及的肿瘤（箭头）；b.超声图像显示均质低回声肿瘤（TU）；c.超声造影显示病变处无增强，提示非活体组织

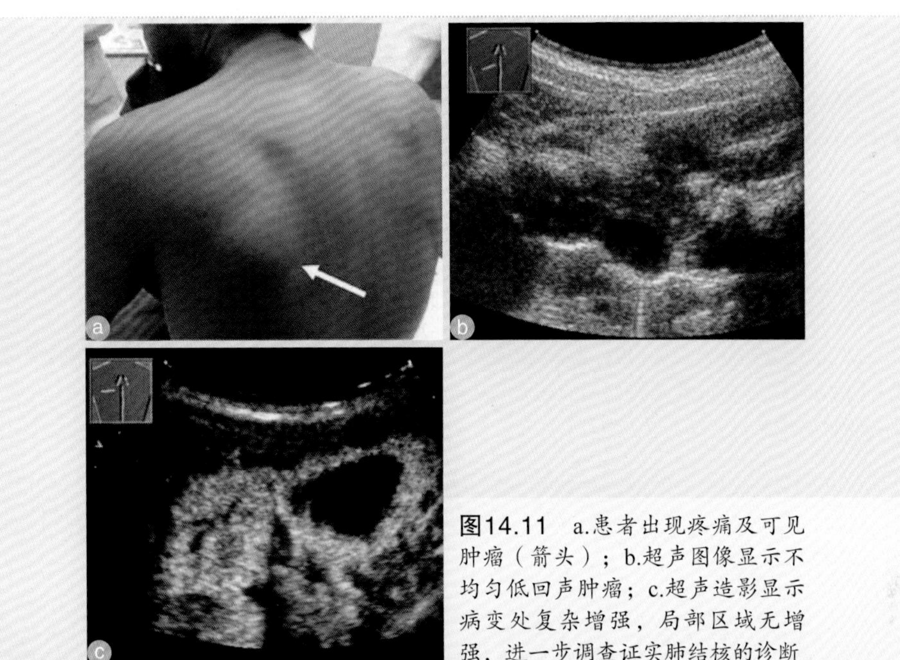

图14.11 a.患者出现疼痛及可见肿瘤（箭头）；b.超声图像显示不均匀低回声肿瘤；c.超声造影显示病变处复杂增强，局部区域无增强，进一步调查证实肺结核的诊断

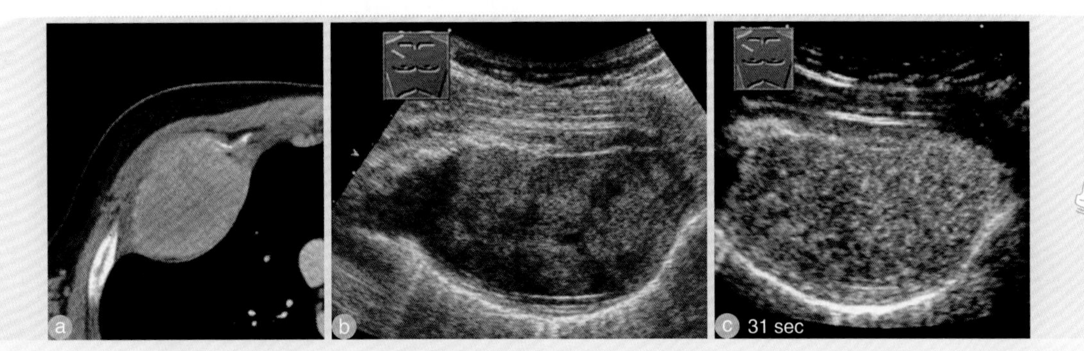

图14.12 a.患者疼痛，且CT扫描可见肿瘤（箭头）；b.超声图像显示均匀低回声肿瘤；c.超声造影显示明显的动脉增强，表明肿瘤新血管生成，进一步检查证实浆细胞瘤的诊断

14.5.2 局部胸痛的症状导向检查

胸痛是常见的急性症状之一。常规超声是检测肋骨骨折和诊断胸膜炎的标准程序。如果超声显示胸膜缺损，应尝试排除是否存在感染性胸膜炎或栓塞性胸膜炎。感染性胸膜炎在超声造影中显示均匀、强烈的早期肺血管化征象（图14.13）。胸膜积脓可以观察到胸膜增厚和造影增强（图14.14）。有时可以观察到慢性胸膜炎患者的特征性超声造影征象（图14.15，图14.16）。只有通过组织学检查才能可靠地区分慢性胸膜炎和胸膜癌。常规B超通常可用于诊断伴有潜在肺栓塞的栓塞性胸膜炎。从病理生理学上来说，外周肺栓塞具有肺血管化受损，并形成出血或肺梗死的特点。第一项初步研究表明，外周肺栓塞在超声造影中表现为有缺陷的肺动脉血管化。在这项研究中，通过计算机断层扫描血管造影或肺闪烁扫描诊断的肺栓塞患者中，80%的外周肺实变表现为肺动脉血管化受损，伴有超声造影肺实质期的外周楔形无增强区域，以此作为外周型肺梗死的标志（图14.17，图14.18）。

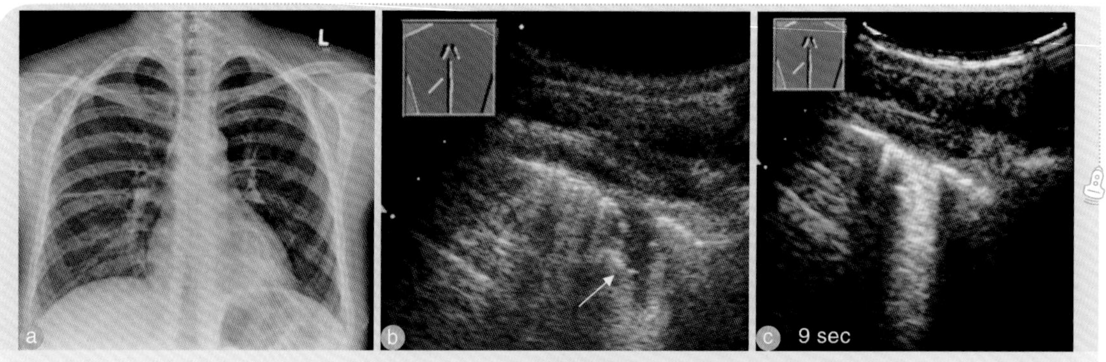

图14.13 a.胸部X线检查正常的局部胸痛患者；b.超声图像显示小的胸膜楔形病变（箭头）；c.超声造影显示均匀的肺动脉增强，提示感染性胸膜炎

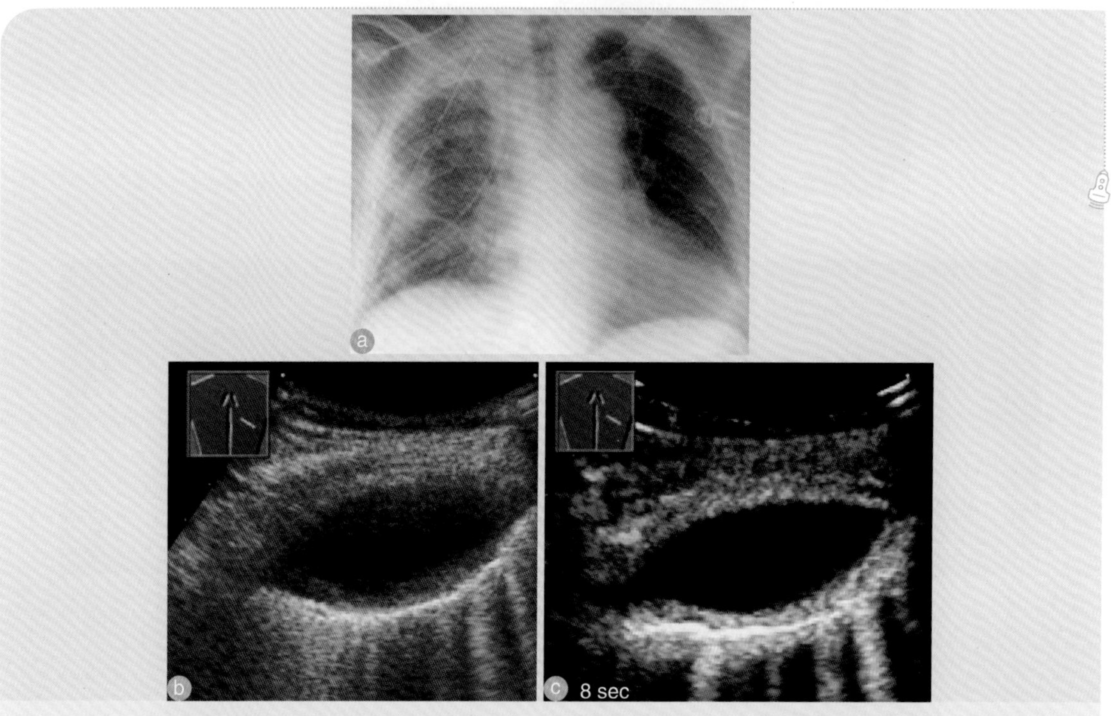

图14.14 a.X线检查证实右侧肺实变的发热患者；b.超声图像显示边界清楚的椭圆形低回声胸膜病变；c.超声造影显示病变处有显著的壁增强，而中心处无增强，进一步检查确诊为胸膜积脓

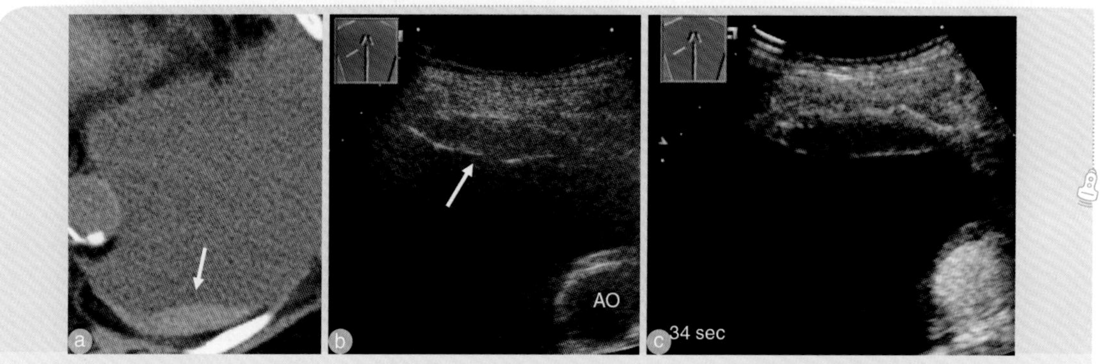

图14.15 不明原因胸腔积液患者。a.CT扫描显示低密度胸膜病变（箭头）；b.超声图像显示低回声胸膜病变（箭头）（AO：主动脉）；c.超声造影显示病变几乎无增强。超声引导下活检可诊断慢性纤维蛋白性胸膜炎

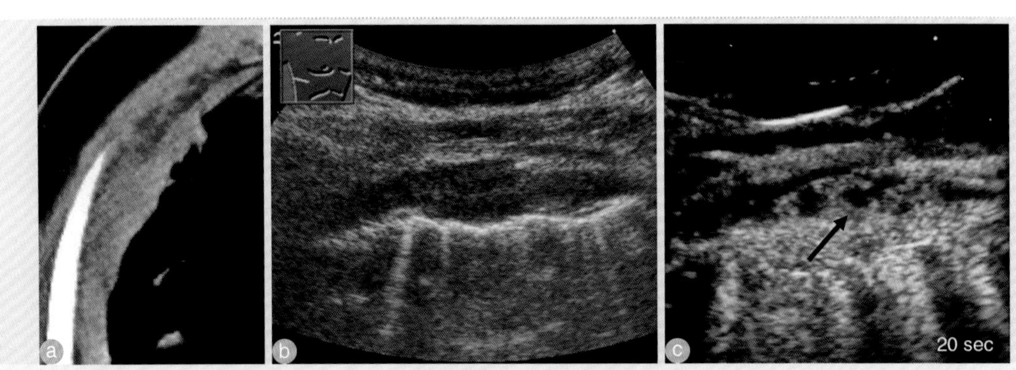

图14.16　a.既往陈旧性肺结核患者，CT扫描胸膜厚度明显；b.超声图像显示低回声胸膜病变；c.超声造影显示显著增强，伴局部小范围无增强（箭头）。超声引导下胸膜活检确诊活动性胸膜结核

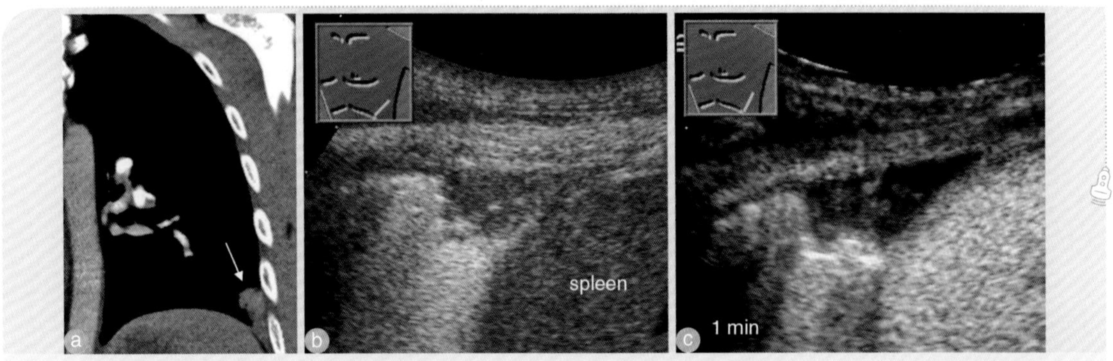

图14.17　a.患者呼吸困难，CT扫描诊断为中央型肺栓塞，胸膜有小病灶（箭头）；b.超声图像显示楔形低回声胸膜病变；c.超声造影未显示病变强化，提示肺栓塞引起的周围性胸膜梗死。spleen：脾脏

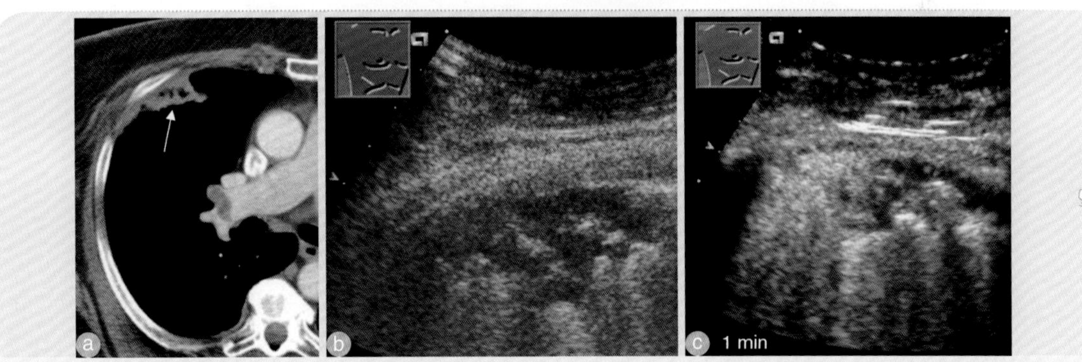

图14.18　a.患者呼吸困难，CT扫描诊断为中央型肺栓塞，且有一个小的楔形胸膜病变（箭头）；b.超声图像显示一个复杂的低回声胸膜病变，伴有支气管充气征；c.超声造影显示病灶处混合强化，伴局部区域无强化，提示肺栓塞引起的周围性胸膜梗死

在真正延迟的支气管动脉血管化的情况下，受损的肺动脉血管化只能在较短的早期动脉时间窗观察到，而无法检测到明显的实际梗死（图14.19）。对这种病理性血管化的诊断需要对视频文档进行逐帧剪辑。然而，20%的外周栓塞性胸膜炎呈现均匀的肺动脉血管化。这种现象可以用纤维蛋白溶解相关的血运重建来解释。超声造影监测到外周栓塞性胸膜炎的血管变化在超声随访中可能会有所不同。在有肺栓塞临床症状而无CTA证据的个体病例中，超声造影可检测到伴有肺血管化受损的胸膜缺损（图14.20）。超声造影在栓塞性胸膜炎诊断流程

中的作用尚不清楚。

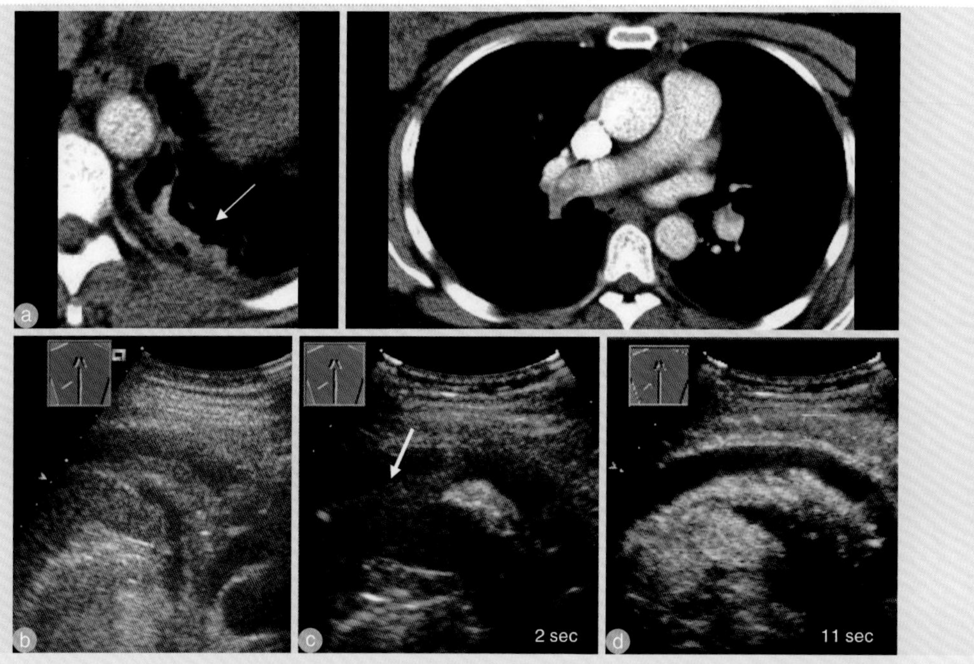

图14.19 a.患者呼吸困难，CT扫描诊断为中央型肺栓塞，胸膜有小病灶（箭头）；b.超声图像显示少量胸腔积液及低回声肺组织；c.在早期动脉期，超声造影显示无肺动脉强化的固定区域（箭头），表明无肺血管化；d.在晚期动脉期，病变处支气管动脉增强，提示外周胸膜栓塞，无梗死迹象

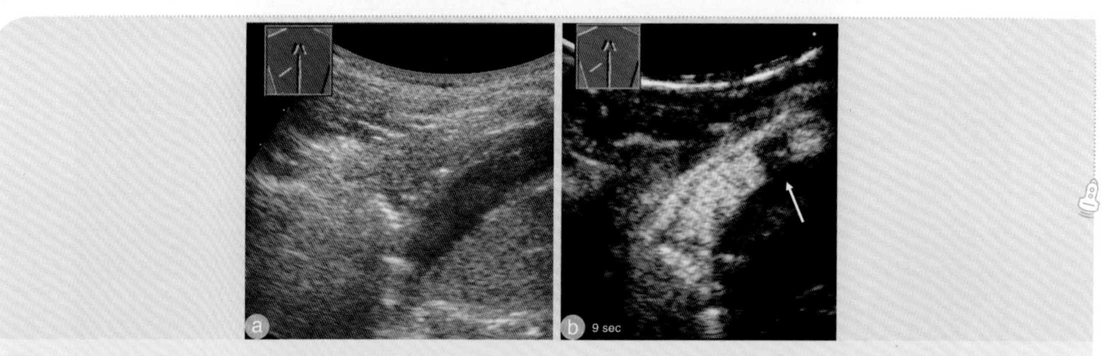

图14.20 阑尾切除术后2天突发呼吸困难和心动过速患者，血管超声排除深静脉血栓，CT排除中央型肺栓塞。a.超声图像显示少量胸腔积液和少量低回声实变肺组织；b.超声造影显示混合增强，伴有明显的肺动脉增强，但有小面积无肺动脉增强区域（箭头），提示外周栓塞，尽管CT扫描排除肺栓塞诊断

14.5.3 肺部放射学的补充检查

14.5.3.1 积液伴压迫性肺不张

临床上超声造影可以评估肺不张、胸膜和积液。压迫性肺不张通常以均匀清晰的肺动脉增强为特征。但是，只有不能明确肺不张或胸腔积液的病因时才应使用超声造影。超声造影可以在肺不张组织中探测到结节（图14.21）、肺梗死（图14.22）和肺出血（图14.23）。胸膜转移瘤通过造影增强来描绘回声积液（图14.24）。超声造影有助于鉴别诊断伴随积液的肺炎旁隔（图14.25）和恶性胸膜浸润（图14.26）。怀疑食管穿孔时，可在胸膜腔内检测到口服造影剂（图14.27）。

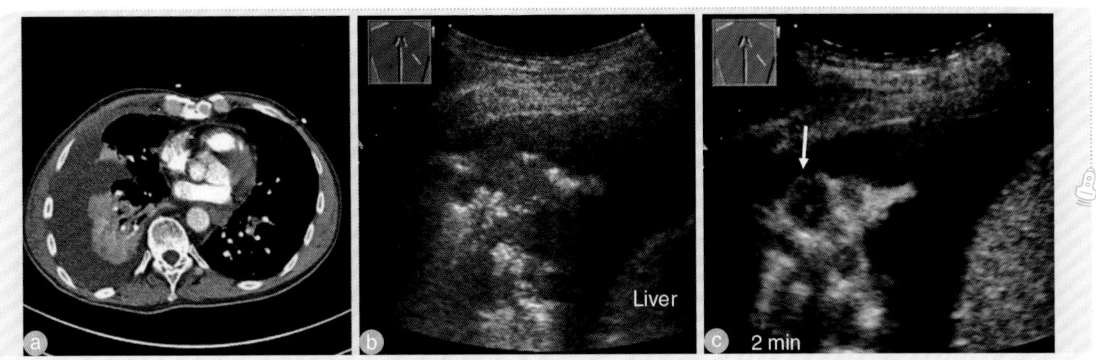

图14.21　a.结直肠癌患者CT扫描显示右侧胸腔积液明显压迫性肺不张；b.超声图像显示胸腔积液，伴肺充气不均；c.超声造影显示实变肺中造影增强减弱的圆形病变（箭头），提示肺转移。Liver：肝脏

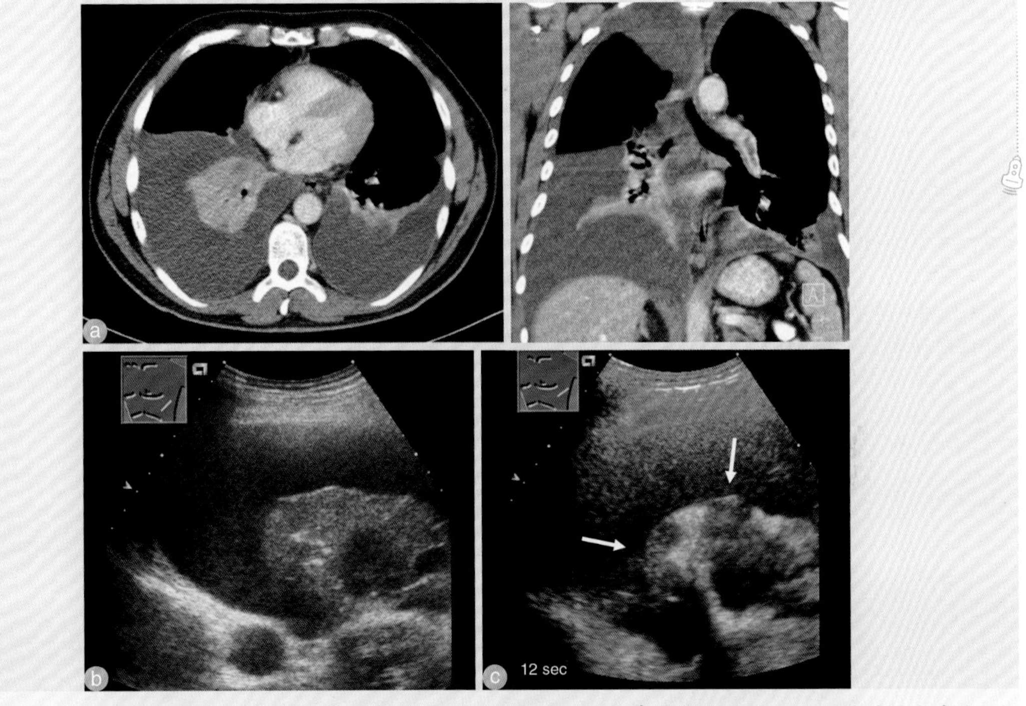

图14.22　a.患者呼吸困难、胸腔积液，CT扫描证实为肺栓塞；b.超声图像显示胸腔积液伴肺均匀实变；c.超声造影显示实变肺中楔形区域无强化（箭头），提示中央型肺栓塞引起的肺梗死

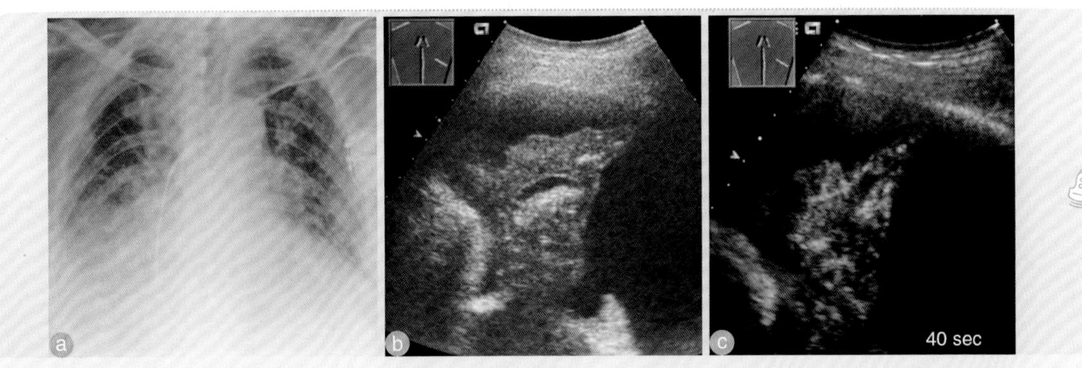

图14.23　胸外伤后呼吸困难患者。a.X线检查显示胸腔积液，诊断出血胸；b.超声图像显示胸腔积液伴肺均匀实变；c.超声造影显示肺部不均匀增强，提示肺出血

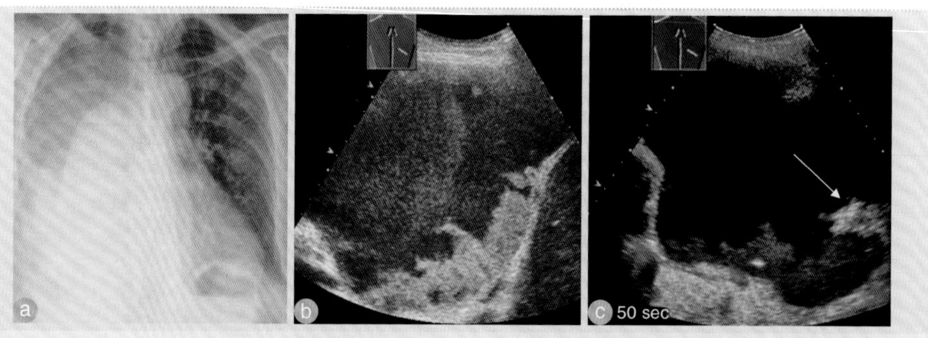

图14.24　患者呼吸困难，诊断为乳腺癌。a.X线检查显示右侧胸腔积液；b.超声图像显示胸腔积液，膈肌边缘有回声组织；c.超声造影显示回声组织不均匀增强，表明由于胸膜转移瘤（箭头）导致淤滞和肿瘤组织

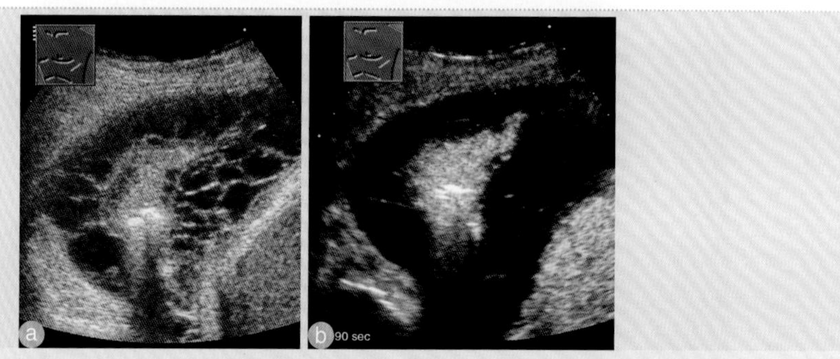

图14.25　患者呼吸困难，诊断为肺炎。a.超声图像显示胸腔积液，伴明显的纤维间隔；b.超声造影未显示纤维间隔增强，提示肺炎旁渗出液

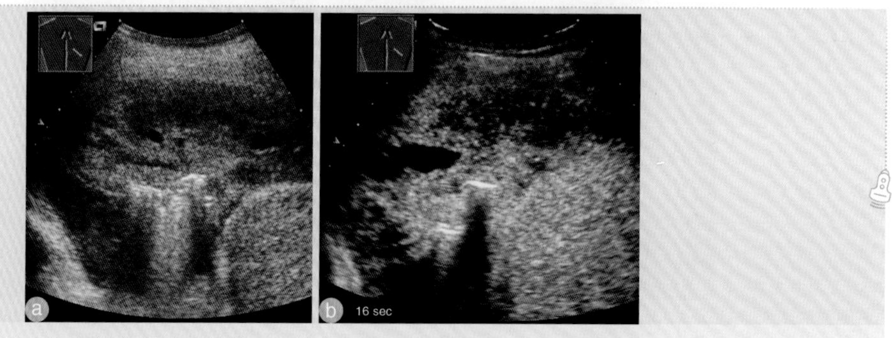

图14.26　患者呼吸困难，诊断为恶性淋巴瘤。a.超声图像显示胸腔积液，肺周围有明显的回声组织；b.超声造影显示胸膜组织显著增强，提示肺淋巴瘤受累

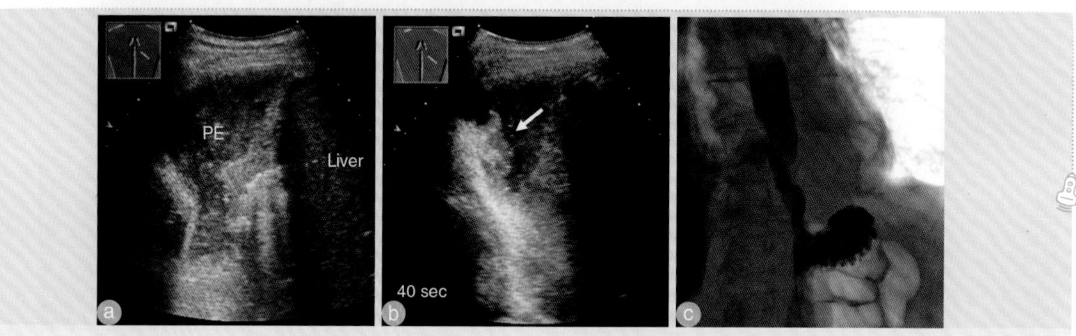

图14.27　患者呼吸困难，诊断为食管癌。a.超声图像显示右侧回声性胸腔积液（PE）；b.通过口服造影剂进行超声造影，显示胸腔积液造影增强（箭头），提示食管穿孔；c.经X射线与食管造影确诊。Liver：肝脏

14.5.3.2 **疑似中央肿瘤导致的阻塞性肺不张**

阻塞性肺不张可作为探查肺不张后中央型肿瘤结构的“声窗”。CT扫描是诊断和对中央型肺肿瘤进行分期的标准。有时，不能有效区分中央型肿瘤及其导致的肺不张。超声造影具有区别肺不张与中央型肺肿瘤分界的可能性，因为肺不张通常显示均匀的肺动脉增强，而中央型肺肿瘤的特征是支气管动脉血管普遍减少（图14.28）。因此，中央型肺肿瘤可以通过使用超声造影进行观察及穿刺。在肿瘤导致肺血管阻塞的情况下，通过超声造影可以观察到肺不张的支气管动脉增强降低（图14.29）。在这种情况下，通常存在晚期肿瘤进展相关的慢性肺不张。无法将这种情况与肿瘤浸润性肺不张区分开来。在由中央型淋巴瘤和淋巴结转移瘤引起的肺不张中，中央病变可能显示（取决于其支气管动脉肿瘤新血管生成的程度）超声造影增强并允许鉴别诊断中央型肺癌（图14.30）。

14.5.3.3 **肺炎**

在超声造影检查中，单纯性肺炎的特征是均匀显著的肺动脉增强（图14.31）。超声造影仅在治疗没有临床改善或临床改善不足时才适用。使用超声造影能可靠地检测坏死（图14.32）、脓肿（图14.33，图14.34）、梗死（图14.35）和脓胸（图14.36）等并发症。无好转的慢性肺炎可能显示支气管动脉增强（图14.37）。在这些情况下，组织样本的组织学分析仍然是诊断的“金标准”。然而，结核性肺炎的特征表现为支气管动脉血管化。在临床诊断为肺炎的患者中显示支气管动脉血管化通常伴随着肺血管系统的丧失，因此强烈表明存在肺实质缺陷（图14.38，图14.39）。超声造影并非胸部CT扫描的替代方式，而是其补充。

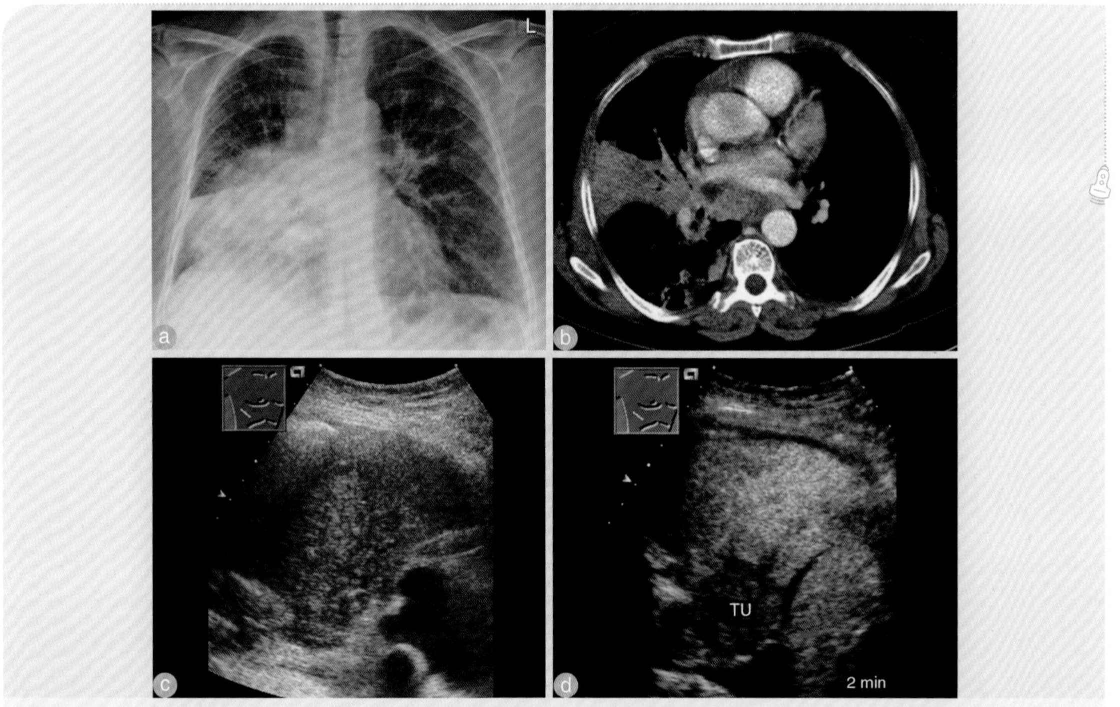

图14.28 a.肺癌患者X线检查；b.CT扫描；c.超声图像显示均匀的肺实变，无法区分肺不张和中央型肺肿瘤；d.超声造影显示中央低回声肿瘤病变（TU）和高回声肺不张组织

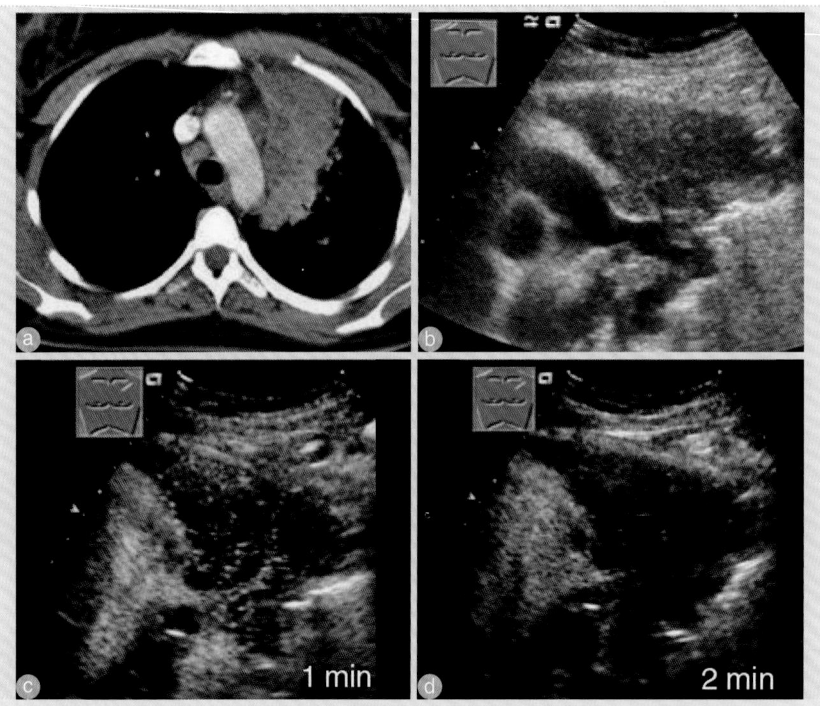

图14.29 a.CT扫描显示肺癌患者；b.超声图像显示均匀的肺实变；c、d.1分钟和2分钟后的超声造影显示由于支气管动脉血管化导致对比度增强降低，提示肺动脉阻塞和可能的肿瘤浸润至肺不张组织

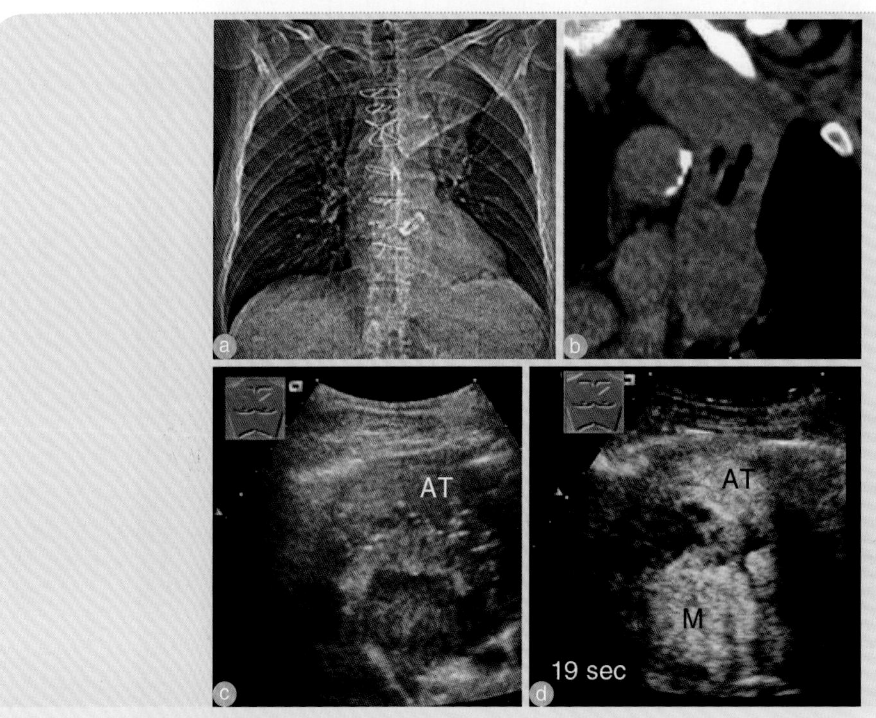

图14.30 a、b.肾细胞癌患者的X线和CT检查，显示纵隔肿瘤和左上叶肺不张（AT）；c.超声图像显示回声均匀的肺不张组织和中央低回声肿瘤病变；d.超声造影显示中央高回声的肿瘤病变，提示肾细胞癌引起的纵隔转移（M）和高回声肺不张组织

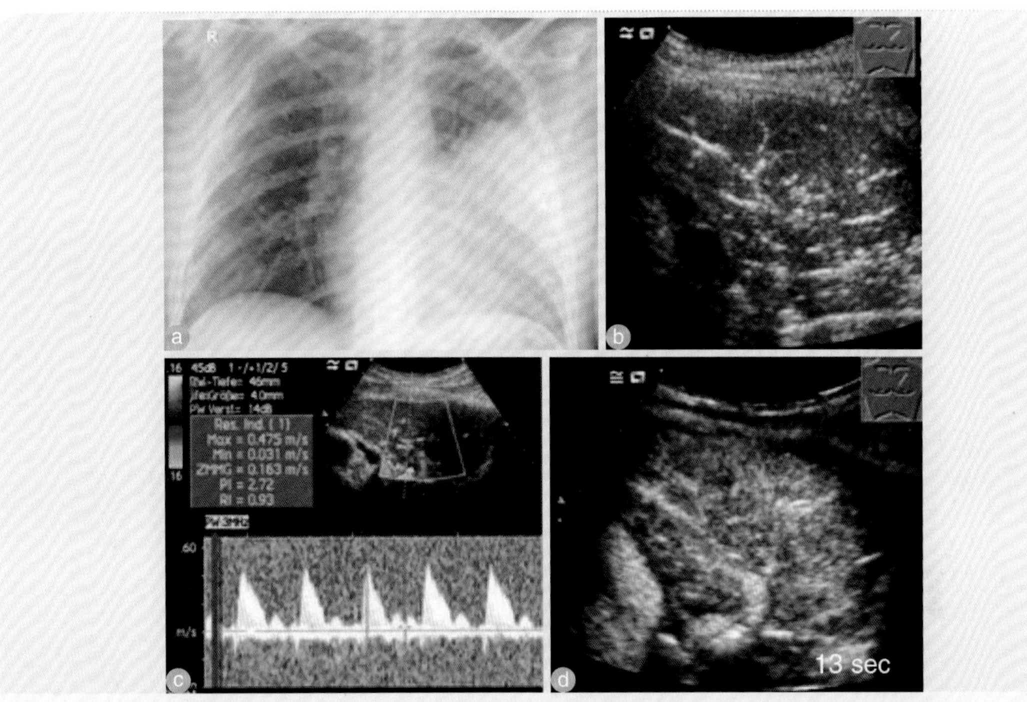

图14.31　a.X线检查显示肺炎患者；b.超声图像显示均匀的肺实变，具有规则的支气管充气征；c.频谱曲线分析显示高阻抗血流信号，表明肺动脉供应；d.超声造影显示肺炎的均匀肺动脉增强特征

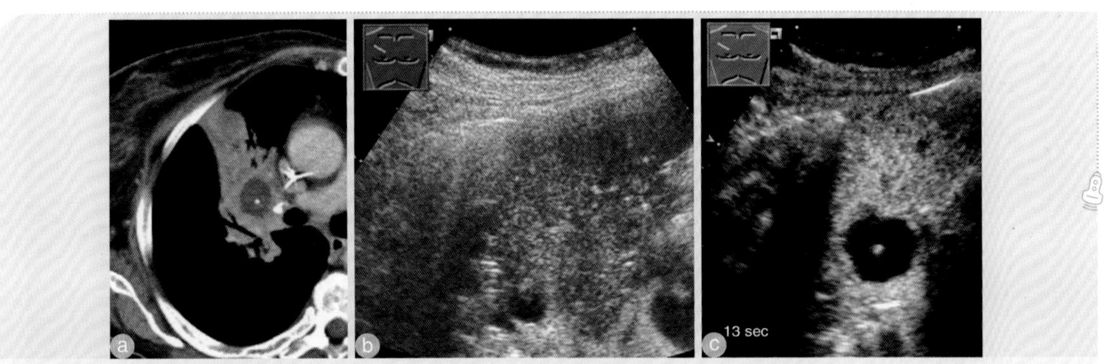

图14.32　a.患有急性髓细胞白血病并行大剂量化疗的患者，CT扫描显示肺实变；b.超声图像显示均匀的肺实变；c.超声造影显示病灶明显增强，中央圆形病灶无造影增强，进一步检查发现肺曲霉病

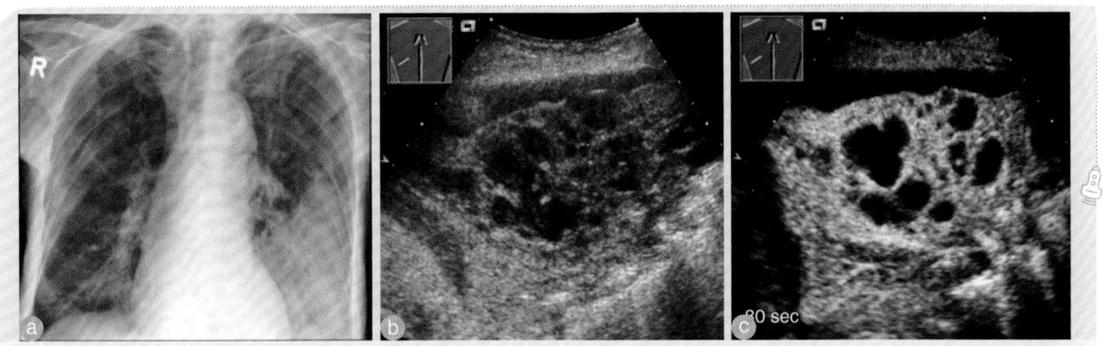

图14.33　a.患者临床诊断为肺炎，且X线提示肺渗出；b.超声图像显示肺组织内多发圆形低回声病变，伴不均匀肺实变；c.超声造影显示病变明显增强，多个非增强圆形区域提示肺脓肿

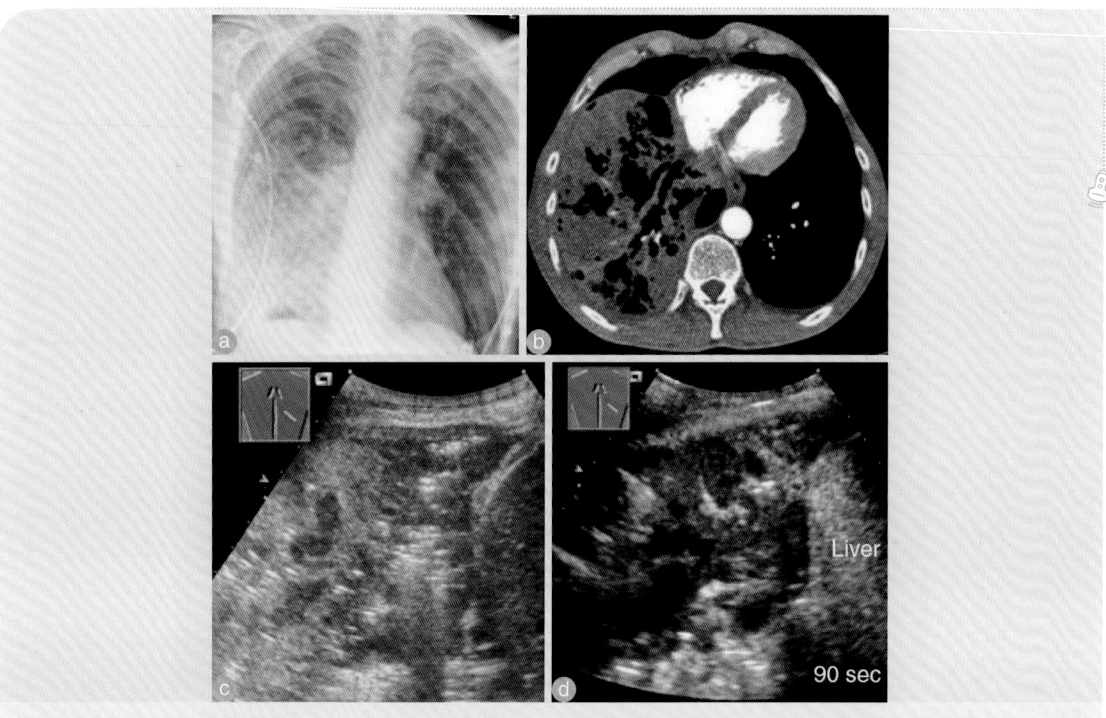

图14.34 慢性酒精中毒患者，临床诊断为肺炎。a、b.胸部X线片和CT扫描显示相应部位肺渗出；c.超声图像显示不均匀的肺实变伴不规则气体分布；d.超声造影显示大面积无强化区域，提示肺叶脓肿。该患者后续行右肺下叶切除

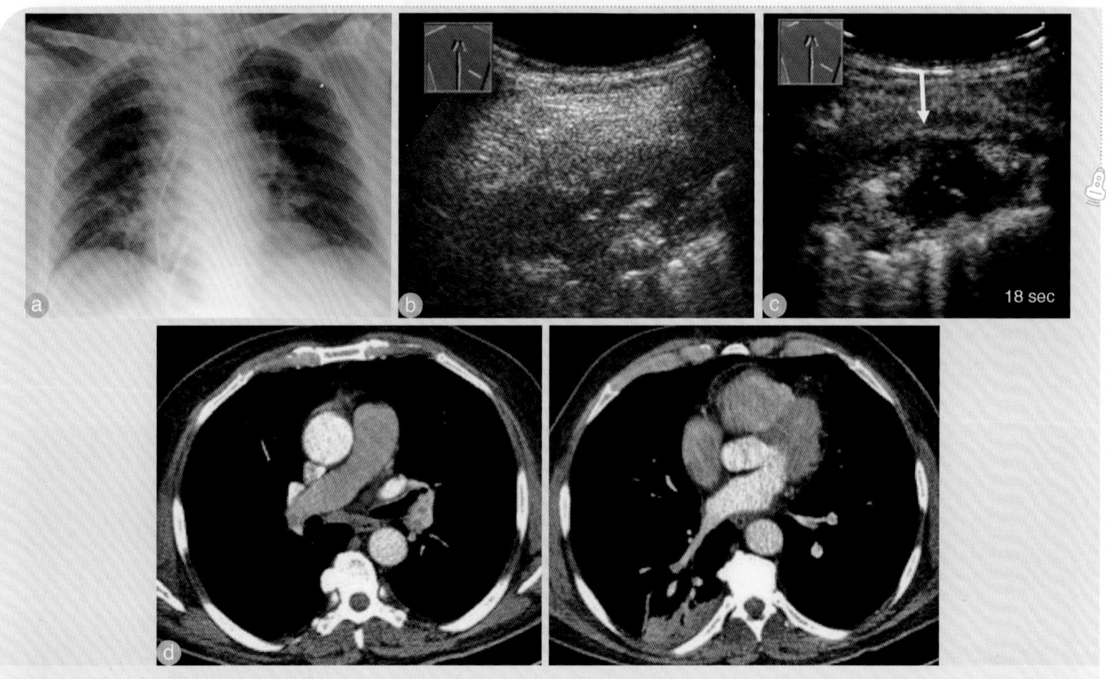

图14.35 a.患者临床诊断为肺炎，X线检查显示相应部位肺渗出；b.超声图像显示肺实变伴支气管充气征；c.超声造影显示不均匀强化，楔形区域无强化（箭头），提示梗死性肺炎；d.CT扫描确诊为中心型肺栓塞

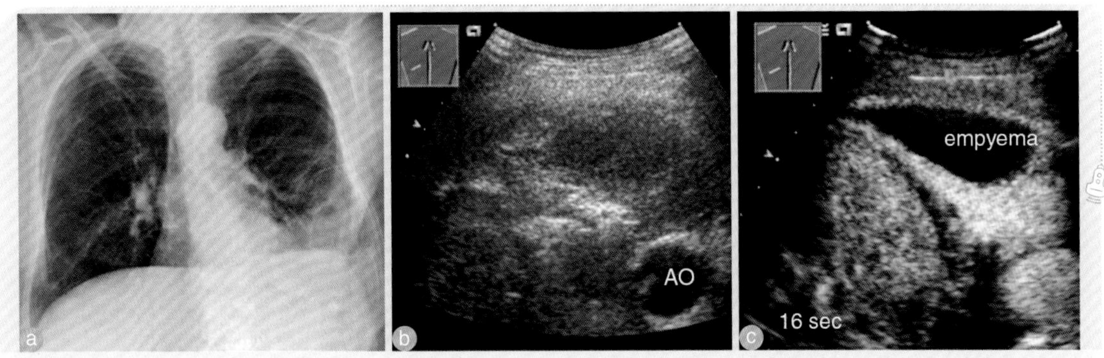

图14.36　a.患者临床诊断为肺炎，X线检查显示相应部位肺渗出；b.超声图像显示不均匀肺实变，伴有周围低回声区和支气管充气征；c.超声造影显示均匀的中央区增强，伴基于胸膜的椭圆形轮廓清晰的无增强区域，进一步检查证实肺炎旁胸膜积脓诊断。AO：主动脉；empyema：积脓

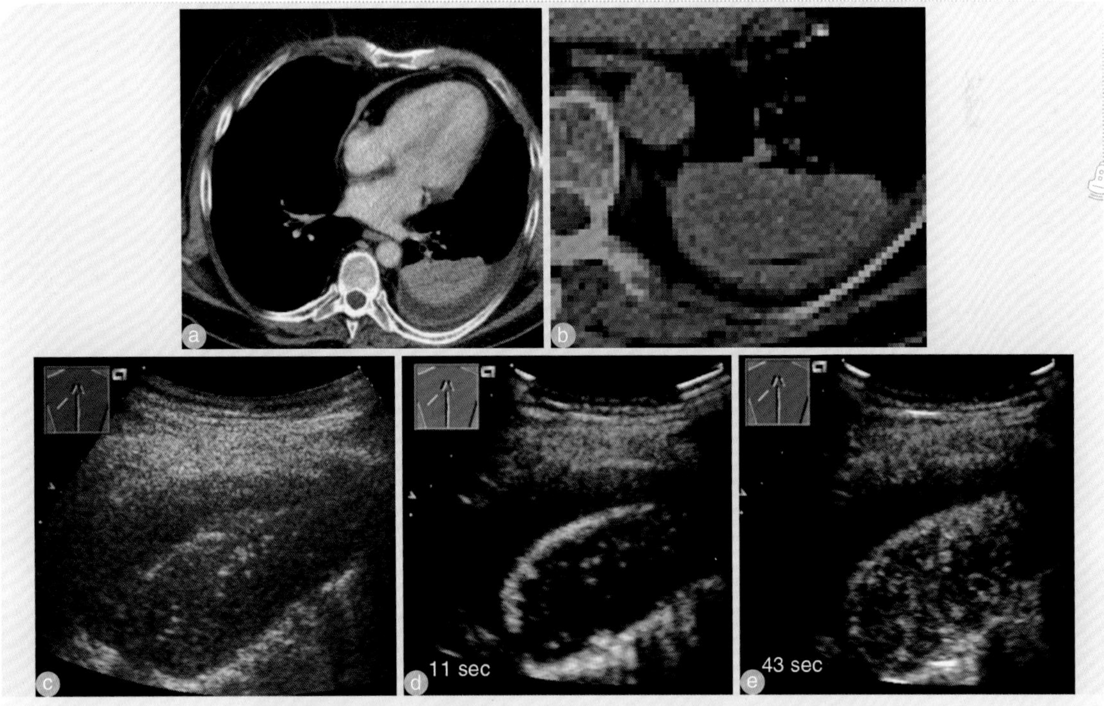

图14.37　a、b.精神分裂症患者，临床诊断肺炎，CT扫描显示肺均质渗出；c.超声图像显示完整的肺实变；d、e.超声造影在11秒和43秒后显示由于支气管动脉血管化导致的对造影增强降低。随后该患者行超声引导下活检，排除了恶性肿瘤并诊断为慢性肺炎，最后确诊为圆形肺不张

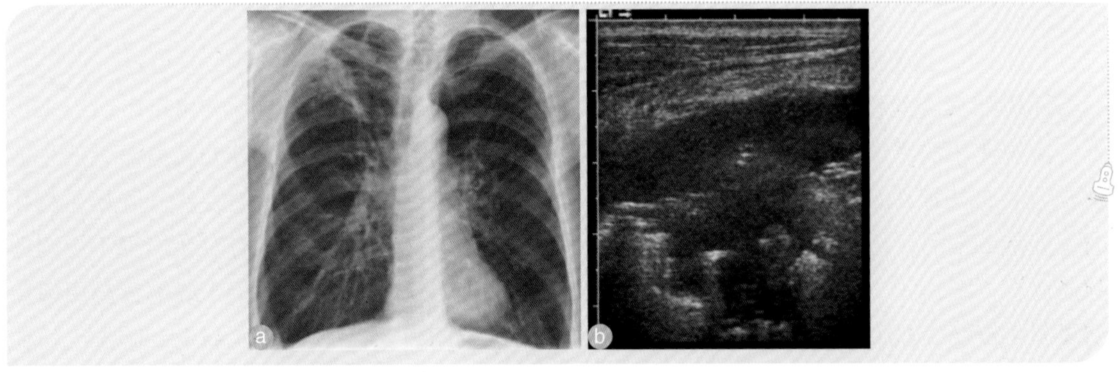

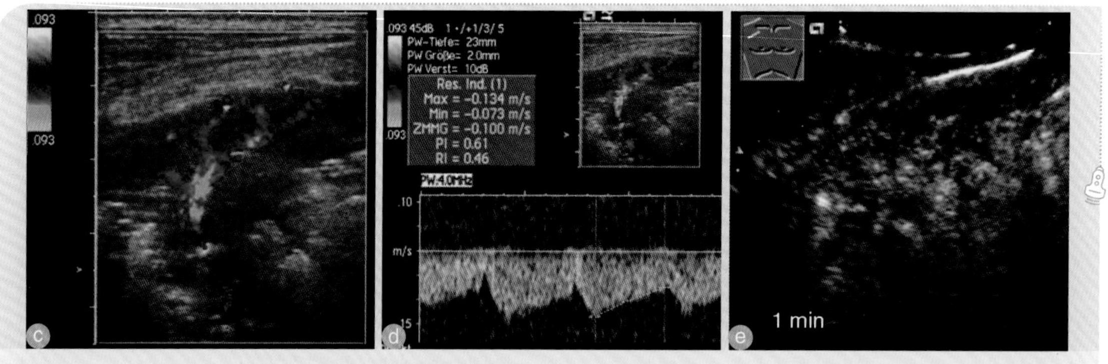

图14.38 a.患者发热、咯血，临床诊断为肺尖实变，X线检查提示肺结核；b.超声图像显示复杂的肺实变伴支气管充气征；c.彩色多普勒超声显示血流流向肺门，提示支气管动脉供血；d.频谱曲线分析显示支气管动脉的低阻抗血流信号；e.超声造影显示不均匀造影增强降低。随后该患者行超声引导下活检，排除了肺结核，确诊为慢性肺炎

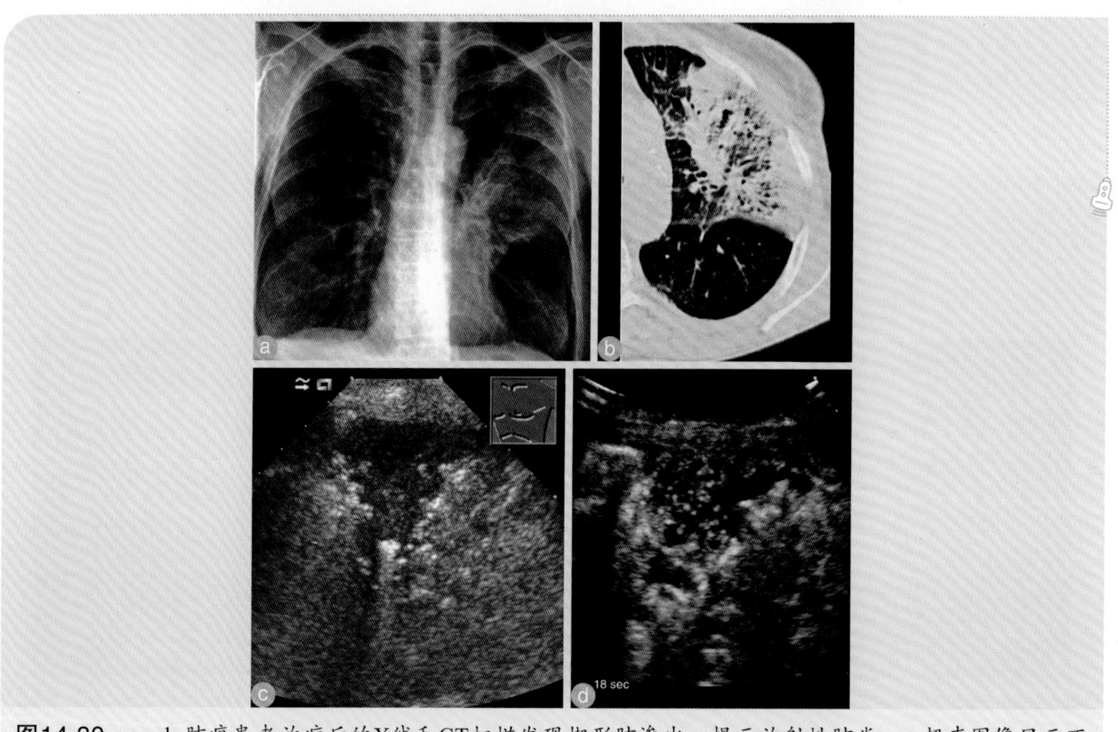

图14.39 a、b.肺癌患者放疗后的X线和CT扫描发现楔形肺渗出，提示放射性肺炎；c.超声图像显示不均匀的肺实变伴气体分布减弱；d.超声造影显示造影增强降低，提示支气管动脉供应，表明肺组织存在慢性损伤

14.5.3.4 胸膜病变/外周肺结节

外周肺实变的诊断和评估是CT扫描的应用领域，但通常可以通过超声和超声造影来探查。常规使用的影像学检查的主要挑战之一是评估可能的组织学。由于肿瘤新生血管的生成主要涉及支气管动脉，因此在这种情况下评估血管形成可能是一种合理的方法。肿瘤血管化的程度是可变的，这在超声造影中表现为造影增强的差异（图14.40）。有时会出现不规则的肿瘤血管（图14.41）。然而，对临床背景和所有附加信息的综合分析对于正确解读超声造影结果至关重要。非小细胞肺癌亚型可以表现出类似肺炎的成像特点（图14.42）。肺淋巴瘤通

常也显示肺动脉造影增强（图14.43）。良性肺部病变只能在个别情况下通过超声造影进行分类。应根据超声检查进行临床随访（图14.44 ~ 图14.46）。在治疗相关的情况下，组织学确认是必不可少的。

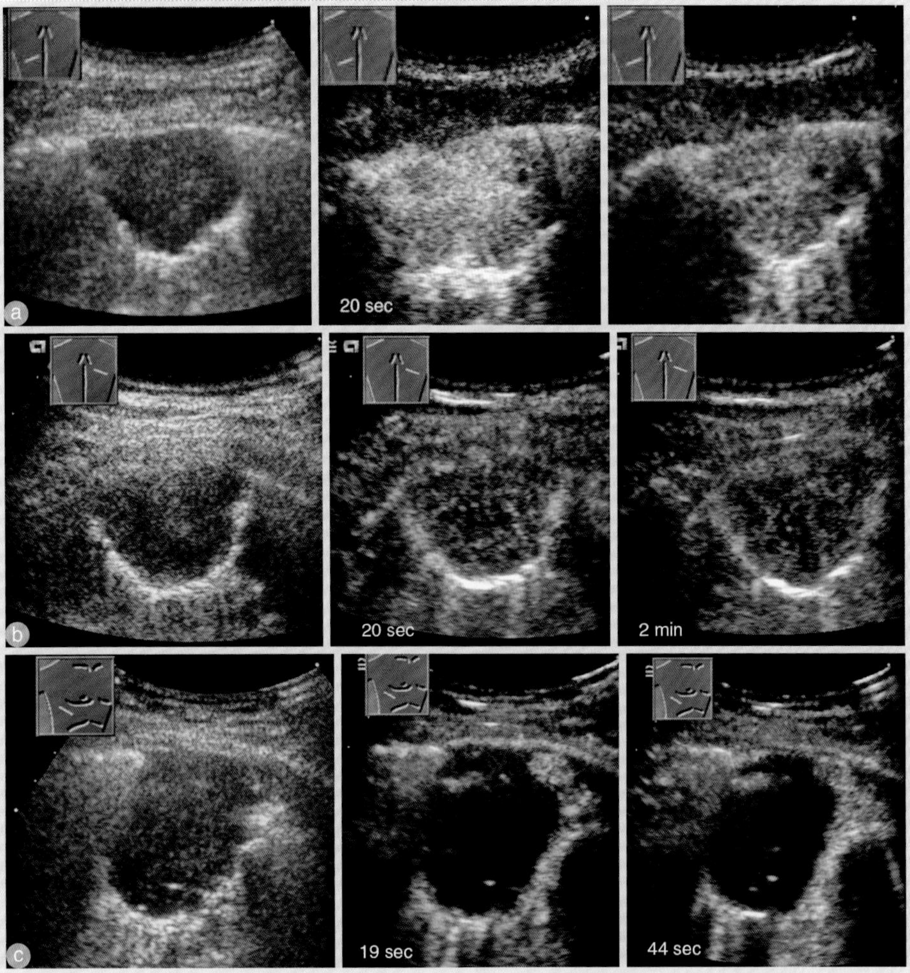

图14.40　不同支气管动脉供血的外周恶性病变，提示不同程度的肿瘤新生血管。a.超声（左图）与肾细胞癌伴肺转移患者的动脉供血；b.超声（左图）与外周非小细胞肺癌患者的动脉供血减少；c.超声（左图）与外周非小细胞肺癌患者无动脉供血

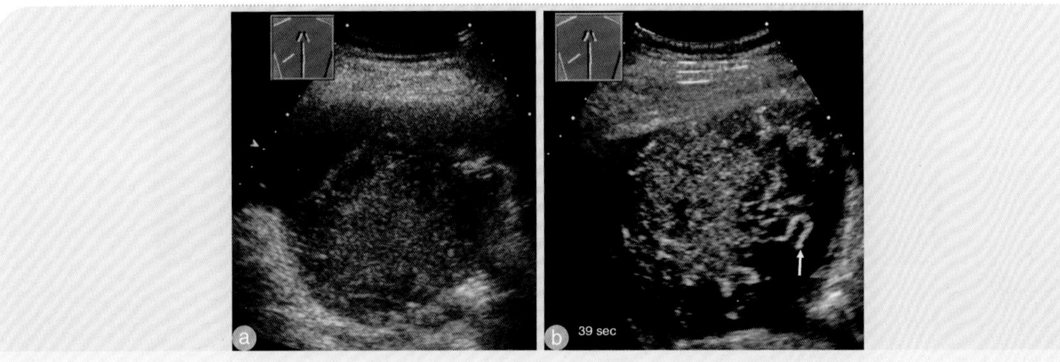

图14.41　a.肉瘤患者，超声显示左侧均匀回声的圆形肺肿瘤；b.超声造影显示混乱的血管化和曲折的血管，表明肿瘤新血管生成（箭头）

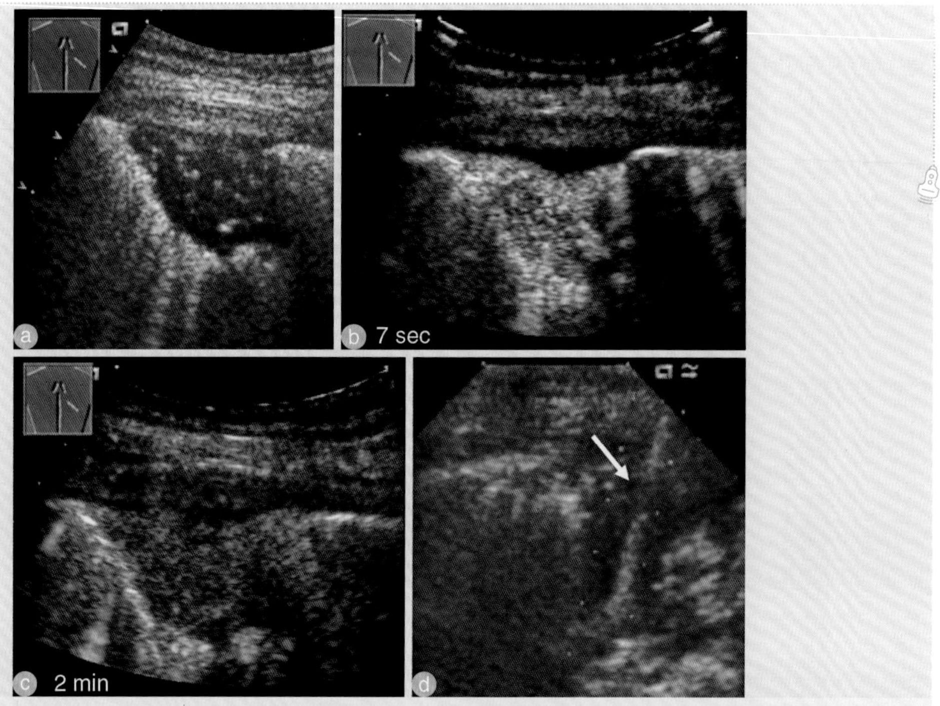

图14.42 a.合并肺实变的临床疑似肺炎患者，超声图像显示清晰的低回声区伴支气管充气征；b.7秒后的超声造影显示明显的肺动脉增强；c.肺实质期造影增强降低的肺炎；d.超声引导下活检诊断为细支气管肺泡癌，箭头为穿刺细针声影

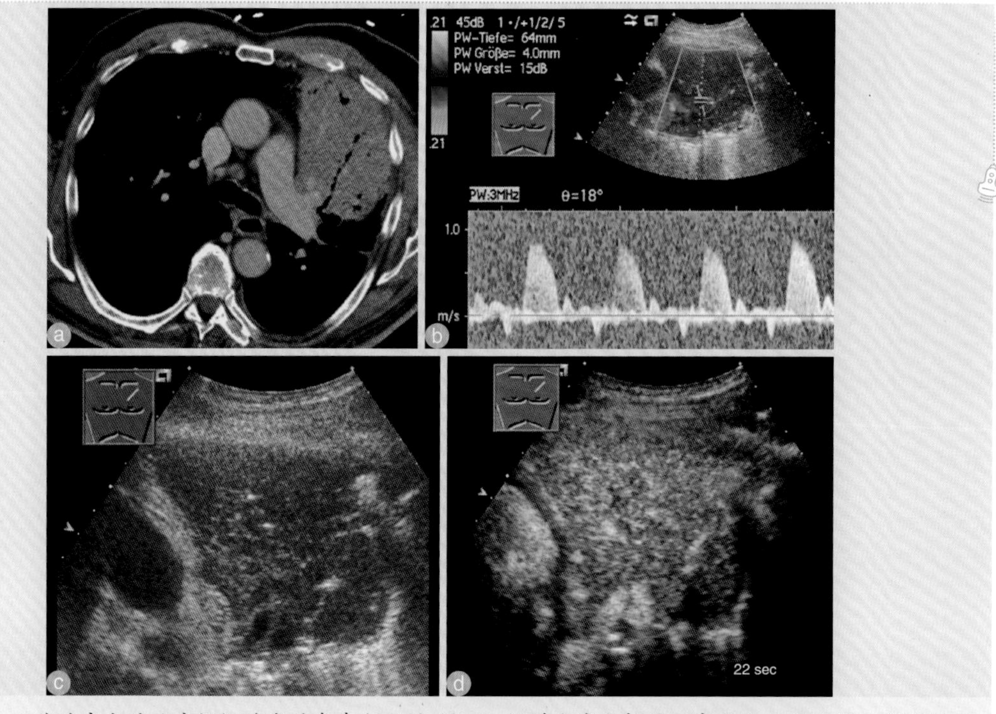

图14.43 a.伴肺实变的临床怀疑肺炎的患者行CT扫描；b.频谱曲线分析显示高阻抗血流信号，提示肺动脉供应；c.超声图像显示清晰的低回声区域，伴支气管充气减少；d.22秒后超声造影显示明显的肺动脉强化。超声引导下活检确诊肺原发性淋巴瘤

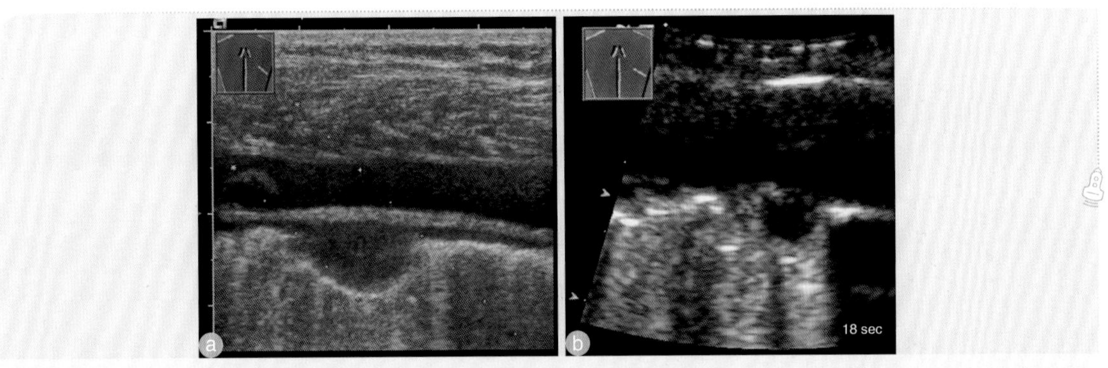

图14.44 a.疑似结核病患者，超声图像显示胸膜结节；b.超声造影显示边界增强，中央无增强。超声引导下活检确诊活动性肺结核

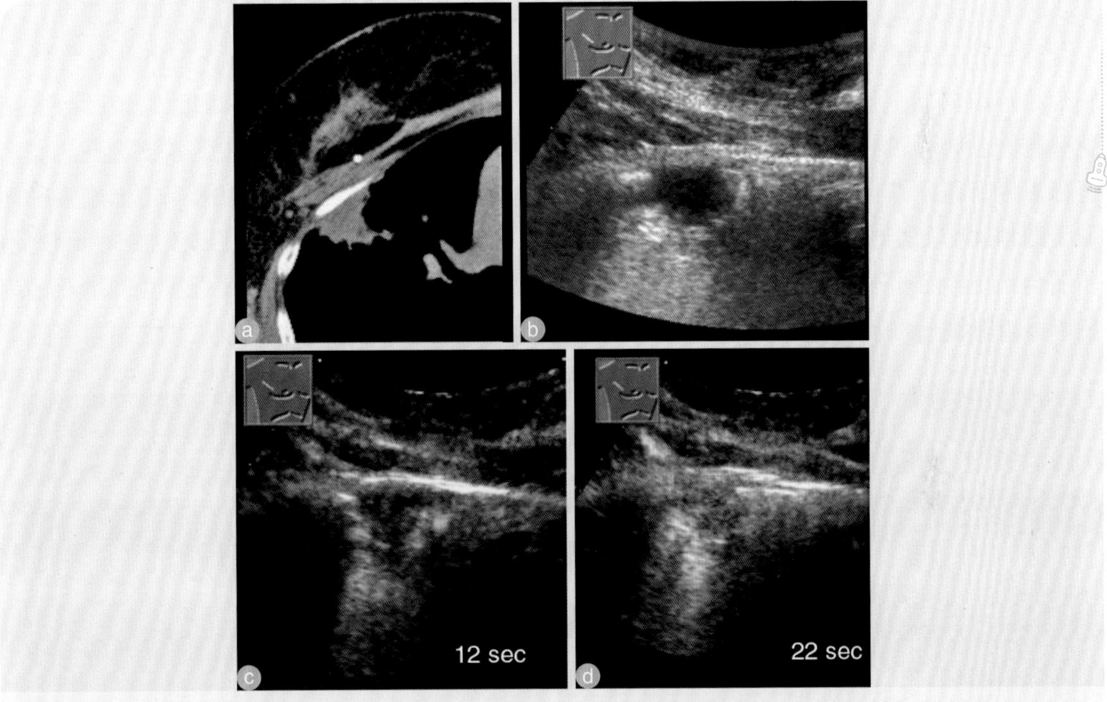

图14.45 既往有乳腺癌和系统性结节病患者。a.肺部CT显示胸膜下病变；b.超声B型模式检查提示胸膜下圆形低回声病变；c.超声造影后12秒支气管动脉供血区增强显影；d.超声造影后22秒支气管动脉供血区增强显影，超声引导下穿刺活检显示肉样肉芽肿

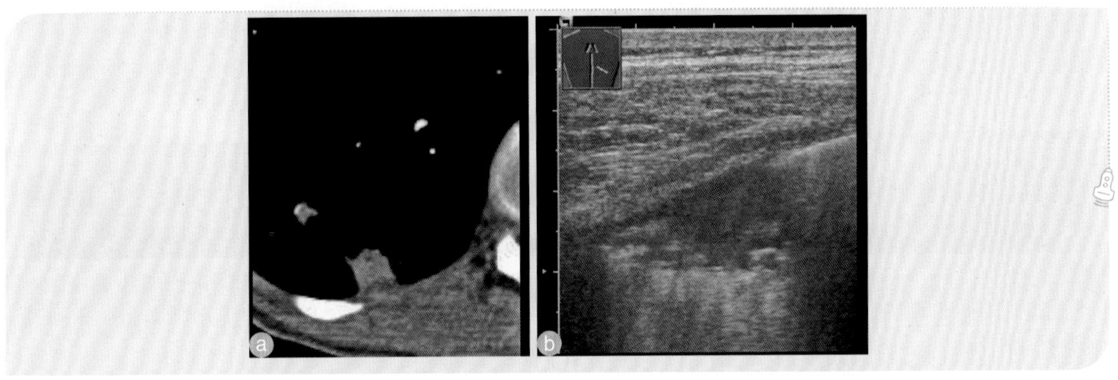

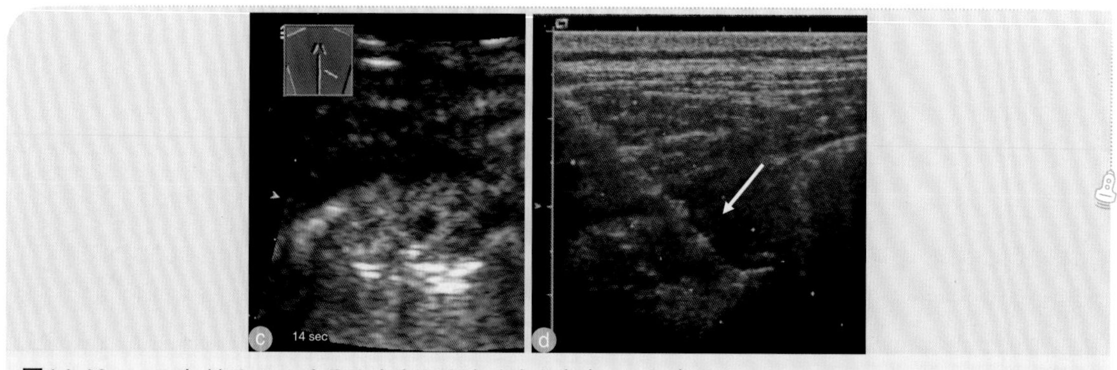

图14.46　a.CT扫描显示不明原因的局灶性胸膜病变患者；b.超声图像显示不规则边界病灶，伴支气管充气征；c.超声造影显示了在胸壁增强前的造影增强时间，表明肺动脉供血；d.超声引导下活检（箭头）诊断为肺炎

14.5.3.5　**超声导向的干预治疗**

超声导向的干预治疗是TUS的重要组成部分。超声造影能区分液体和固体组织，并提高胸壁脓肿、胸膜脓肿（图14.47）和肺脓肿（图14.48）穿刺和（或）引流的手术安全性。超声造影有助于区别非血管化肿瘤和血管化肿瘤组织。超声造影引导下活检应限于造影增强的区域（图14.49，图14.50）。通过使用超声造影可以经胸采集中央型肺肿瘤伴肺不张的组织样本（图14.51）。为了指导胸膜导管放置的正确位置，需要血管外注射造影剂（图14.52）。超声造影可以检测干预治疗后的并发症，如活动性出血（图14.53，图14.54）。

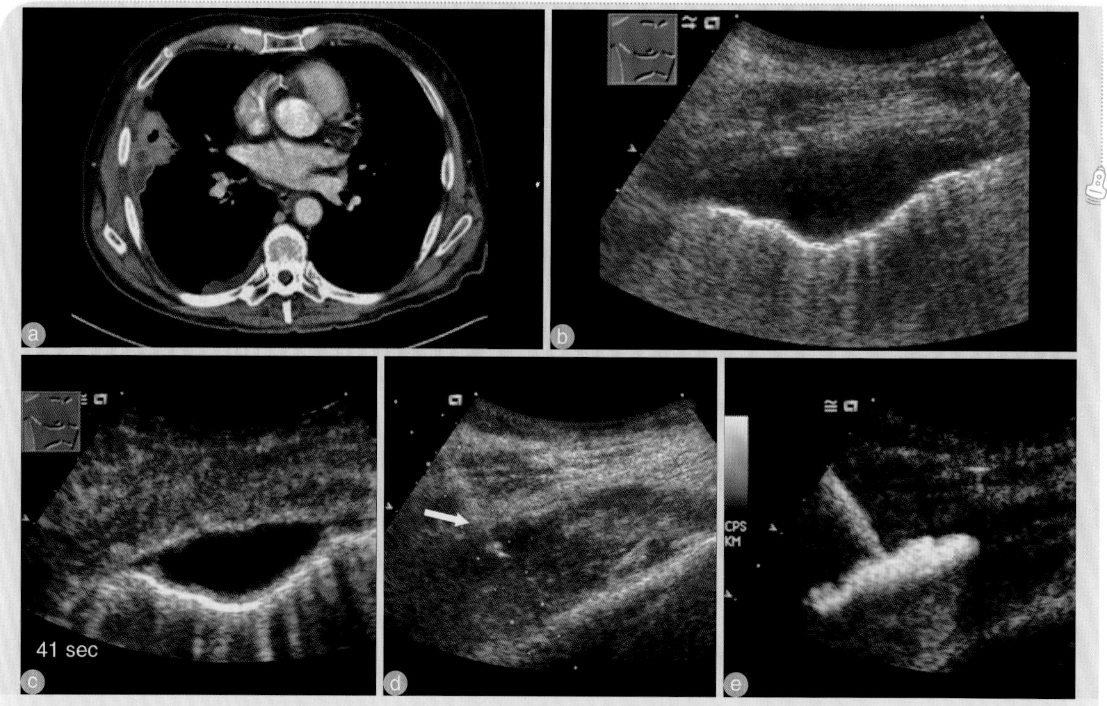

图14.47　a.疑似胸膜积脓的患者行CT扫描；b.超声图像显示基于胸膜的椭圆形病变；c.超声造影显示中央无强化而边界强化的胸膜积脓特征；d.超声引导下放置引流导管（箭头）；e.经导管注射造影剂确认正确位置

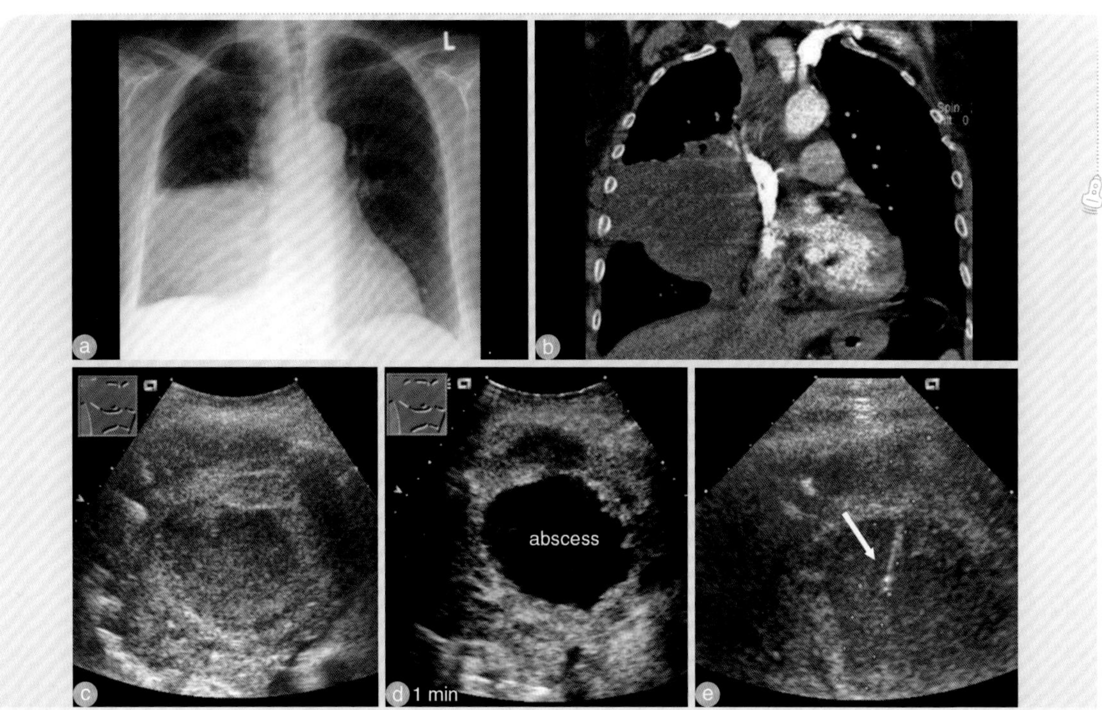

图14.48 a、b.阻塞性肺不张和肺脓肿患者行X线和CT扫描；c.超声图像显示肺实变伴边界清晰的中央低回声区；d.超声造影显示中央区域无增强，表明肺脓肿（abscess）或液化；e.超声引导下放置引流导管（箭头）确诊肺脓肿

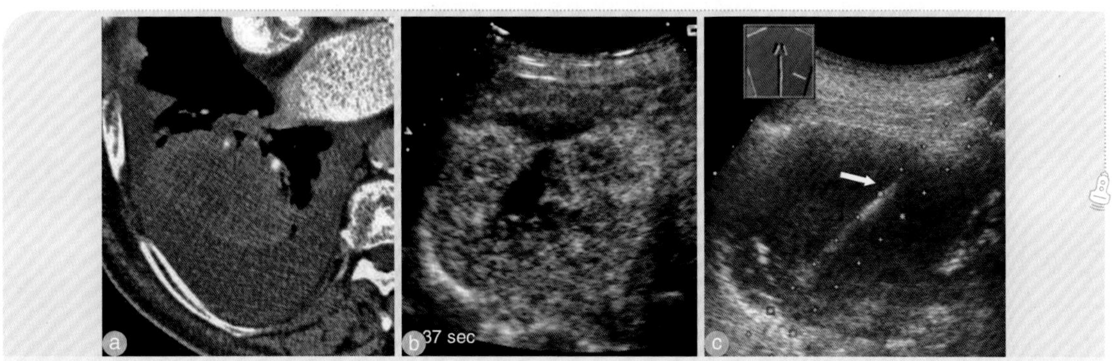

图14.49 a.疑似肺癌患者行CT扫描；b.超声呈现不均匀支气管动脉增强；c.超声引导下活检（箭头）证实腺癌

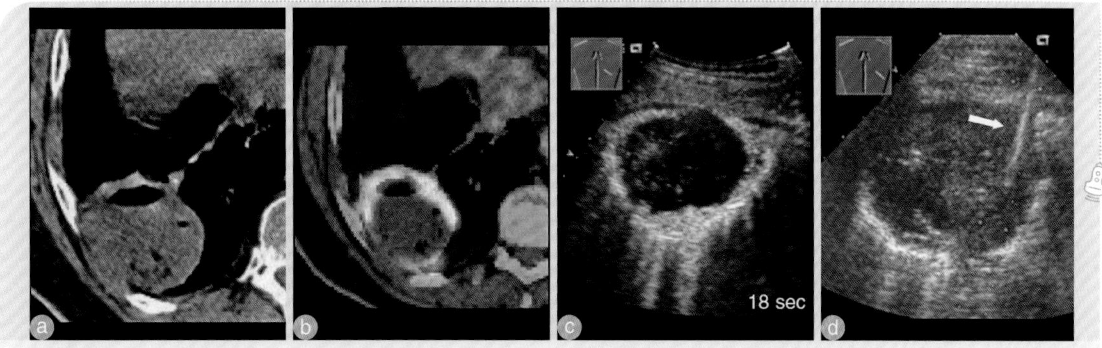

图14.50 a、b.可疑肺癌患者行CT和PET-CT扫描；c.超声造影显示边界增强和中央无增强；d.超声引导下活检（箭头）证实肺癌

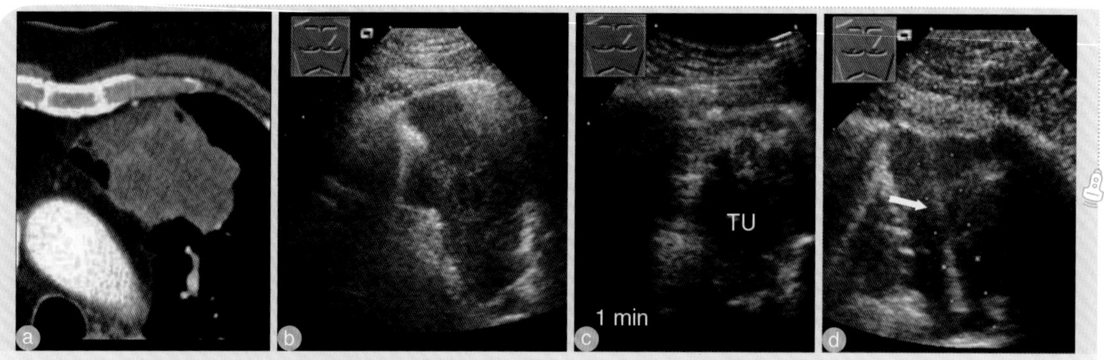

图14.51 a.疑似肺癌患者行CT扫描；b.超声图像显示复杂的实变；c.超声造影显示可疑肺不张组织边界显著增强，可疑肿瘤组织（TU）中央低增强；d.超声引导下活检（箭头）证实肺癌

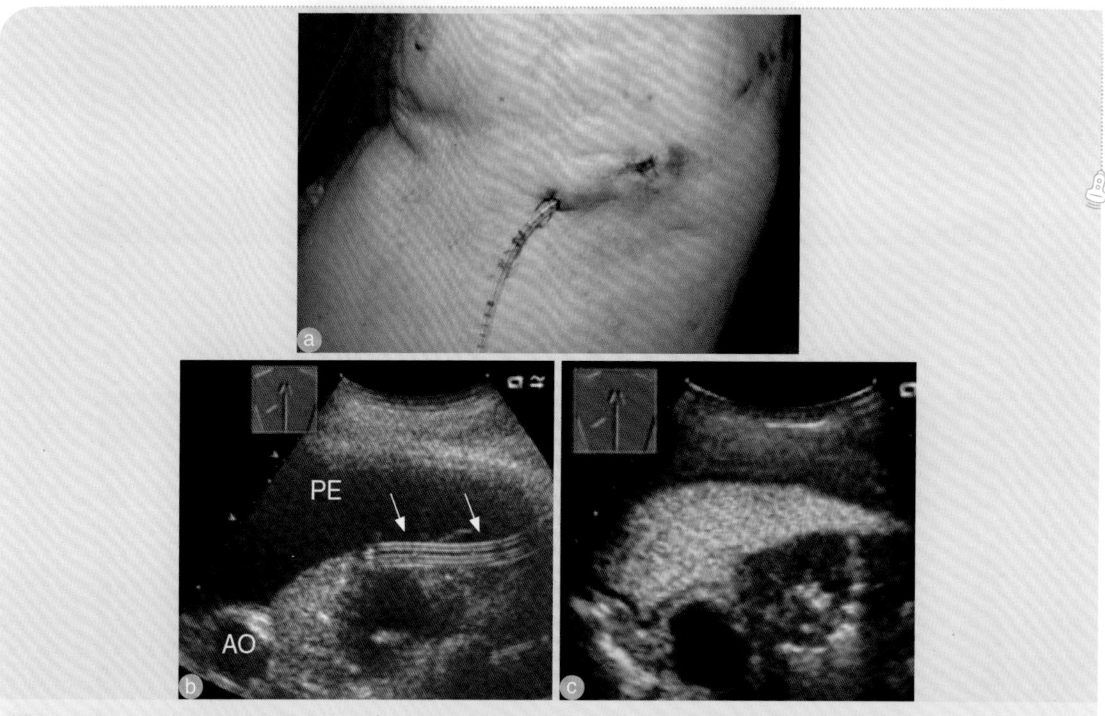

图14.52 a.恶性胸腔积液患者，超声引导下植入永久性皮内隧道式胸腔导管；b.超声图像显示胸膜腔内的导管（箭头）；c.导管的正确位置通过经胸腔导管注射造影剂来确认。AO：主动脉；PE：胸腔积液

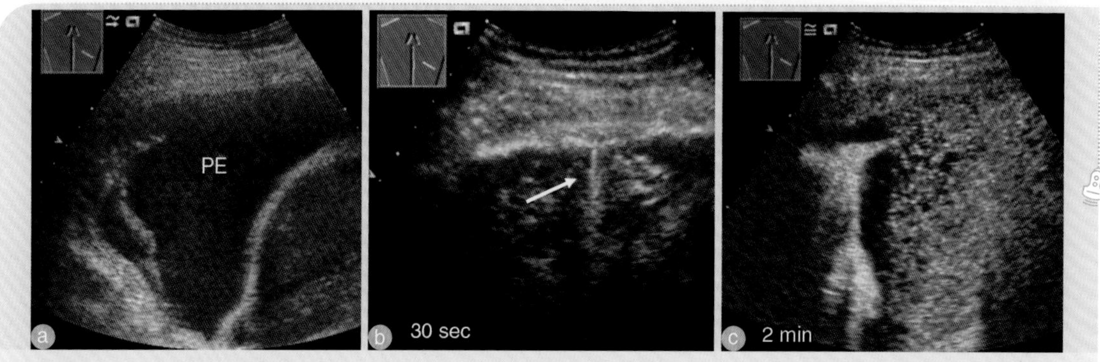

图14.53 a.患者超声图像显示右侧胸腔积液；b.通过超声造影剂注射流检测证实活动性出血（箭头）；c.2分钟后，胸膜腔内出现多个气泡

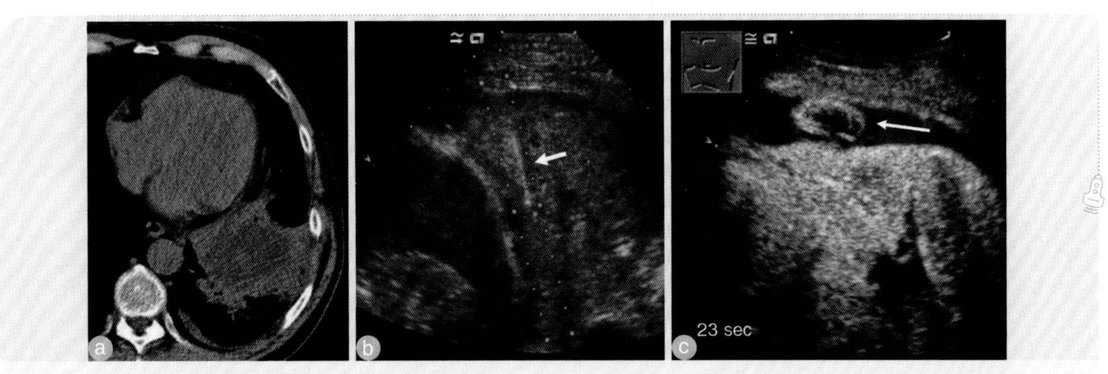

图14.54　a.疑似肺癌患者行CT扫描；b.超声引导下活检确诊（箭头）；c.活检后怀疑活动性出血并通过超声造影检测到渗出的造影剂（箭头）

14.5.3.6　总结

肋间动脉、支气管动脉、肺动脉和肿瘤新生血管的不同动脉供应可能在胸腔肿瘤血管化中扮演重要角色。胸部超声造影仅限于胸膜病变。外周病变和胸壁病变中的超声造影将通过增强时间、增强程度和增强均匀性进行评估。超声造影能够通过增强时间来区分肺动脉供应和支气管动脉供应。各种外周病变具有关于增强时间、增强程度和增强均匀性的特征性超声造影模式。有一些临床情况可能会揭示超声造影具有优于B超的诊断优势，以及其是对CT的补充方式。超声造影可能有助于：①描述胸壁肿瘤特征，尤其是对非重要组织和重要组织的区分；②鉴别传染性胸膜炎和栓塞性胸膜炎；③描述因压迫性肺不张、阻塞性肺不张、肺炎与良性和恶性肿瘤导致的不明确肺组织的特征（在这些情况下，超声造影可能会在非典型或复杂的病程中提供相关的额外信息）；④辅助介入性手术并探查介入性操作的相关并发症。

（周小洋、范震　译）

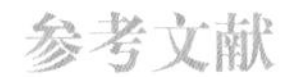

参考文献

扫码观看

Lorenzo Ball,
Noemi Baretta,
Simone Bazurro,
and Paolo Pelosi

第十五章

肺部超声评估急性呼吸窘迫综合征患者肺复张

15.1 概论

急性呼吸窘迫综合征（acute respiratory distress syndrome，ARDS）是一种严重疾病，死亡率为40%～60%，许多研究表明了肺复张在急性呼吸窘迫综合征治疗中的作用。肺复张是指通过呼吸机设置，特别是通过呼气末正压（PEEP）来维持肺部的通气，也可以通过短时间高潮气量，来打开塌陷区域的通气。

急性呼吸窘迫综合征患者通常需要有创机械通气，常联合应用PEEP和肺复张，改善肺通气和氧合。然而，最近的研究结果表示高水平的呼气末正压和肺复张作用仍然存在争议和挑战。俯卧位可改善早期重症急性呼吸窘迫综合征患者的气体交换和生存，其机制可能与肺复张和通气灌注改善有关。床边评估肺复张有助于评估复张的有效性、呼气末正压水平的变化及其对血流动力学的影响，可以实现患者个体化呼吸机参数设置。

本文提出了几种方法来评估肺复张的有效性。胸部X线发挥了历史作用，因为其是第一种用于评估急性呼吸窘迫综合征患者的工具，双侧肺泡浸润的存在是急性呼吸窘迫综合征初始定义的一部分。如今，因为胸部X线片显示出低的敏感性和特异性，并使患者和ICU的工作人员暴露在电离辐射中，它的使用正在减少，转而支持其他床边技术，如肺部超声。CT通过对称或不对称密度和重力依赖性提供肺不张的信息，其高分辨率和肺组织通气定量分析的可能性使其成为急性呼吸窘迫综合征评估的“金标准”。然而，因其有辐射，须将患者转移到ICU外，以及耗时的数据采集后分析，以获得定量数据。因此，肺CT具有不容置疑的临床价值，但其定量分析仅限于研究背景。床边提出了一种基于静压-容积（PV）曲线分析的方法，并与CT进行了验证，但这种方法也有缺陷，其需要深度镇静和神经肌肉阻滞，限制了它应用于控制通气模式的患者。此外，这种方法在区分充气和过度充气方面也有局限性。

肺部超声在危重症患者的床边评估中的作用越来越重要，包括10年前首次报道的肺复张评估。肺部超声可通过评分或形态学评估肺通气，并可方便地与超声心动图进行整合，用于血流动力学监测。我们有理由认为，任何治疗导致的肺通气改变会改变肺部超声模式。此外，正压通气和较高的PEEP水平会对心脏功能产生负面影响，并导致血流动力学变化。肺动脉高压是急性呼吸窘迫综合征常被忽视的一个方面，30%的急性呼吸窘迫综合征患者存在肺血管阻力增加和轻-重度右心室功能障碍。这种功能障碍的终末期为肺心病，其特征是由容量和压力超负荷引起的右心室扩张和间隔运动障碍。因此，包括肺部和心脏超声在内的全面检查有助于了解肺的通气情况，能够改善气体交换，同时避免过度膨胀和有害的心肺相互作用。

15.2 肺部超声再通气评估

15.2.1 基于评分系统

肺部超声不显示正常肺，但存在肺泡-间质综合征时可出现伪b线，而完全失去通气时可直接看到实变肺。已经开发了几种评分系统，基于对特定肺区域双侧肺部超声模式的目视来估计肺通气。由于呼气末正压可影响急性呼吸窘迫综合征患者肺通气，改变呼气末正压后肺部超声的变化可反映肺通气的变化，Bouhemad等在2011年验证了这一假设，其在呼气末正压0 cmH_2O和15 cmH_2O水平下进行肺部超声，根据检查6个胸部区域所有肋间隙获得的最差图像进行肺部超声评分，将模式分为4种之前描述的模式，如下所示。

• 正常通气区（N型）：以肺滑动征和小于2条b线为特征。

• 中度肺通气减少区（B1型）：多发、典型b线。

• 重度肺通气减少区（B2型）：多条融合的B线，由肺泡水肿或支气管肺炎病灶合并引起。

• 肺完全不通气（C型），表现为动态支气管充气图的组织图像。

从该分类开始，Bouhemad基于PEEP改变前后相应肺部区域模式的比较，开发了一种再通气/失氧评分系统（表15.1）。该评分通过压力–容积曲线法进行验证，显示出良好的一致性，因此表明肺部超声可以跟踪PEEP诱导的通气变化。这种方法优缺点并存，首先，它可以在床边进行，不需要深度镇静或神经肌肉阻滞，并允许对肺通气进行区域分析。但是，当复张面积有限时，其敏感性有限，在大多数患者中，通气评分的变化是由于胸部前部和外侧的变化，而大多数后巩固区保持不变。这导致研究者须谨慎解释这个评分系统，因为它可能无法区分复张和过度膨胀，虽然肺塌陷区域的逆转明显对应于复张，但b线的消失可能是由于先前塌陷区域的复张或已经复张的呼吸装置的过度膨胀，复张和过度膨胀之间的平衡是急性呼吸窘迫综合征呼吸治疗的基石。除了评分系统，研究人员还试图开发基于计算机的肺部超声分析，但这些算法还没有在这种设置中得到验证。

表 15.1　双侧胸野 12 个超声区域再通气评分（每侧胸部 6 个区域）

再通气评分			非通气评分		
开始区域	结束区域	评分	开始区域	结束区域	评分
B1	N	1	N	B1	2
B2	B1	1		B2	3
	N	3		C	5
C	B2	1	B1	B2	1
	B1	3		C	3
	N	5	B2	C	1

注：改编自 Bouhemad 等的《呼气末正压诱导肺再通气的床边超声评估》。

15.2.2　基于形态学评估

Stefanidis等在2011年招募了10名机械通气下的急性呼吸窘迫综合征患者，分别在5 cmH_2O、10 cmH_2O和15 cmH_2O下进行呼气末正压滴定试验，出于可重复性的原因，将评估限制在依赖性右肺区域，通过经肝声学窗进行，并评估了肺部超声在不同PEEP水平评估不通气区域方面的有效性，同时研究了肺部超声显示的可复张肺与动脉氧分压（PaO_2）之间的关系。所有患者均取半卧位，探头沿腋后线纵向放置，由两位独立放射科医师测量影像，盲测PEEP水平并进行血气分析，测量无通气肺的超声面积。结果正如预期，从PEEP 5 cmH_2O到PEEP 15 cmH_2O，患者氧合增加，肺通气逐渐改善。这种方法与肺部超声评分具有相同的优点和局限性。

15.2.3 监测肺复张的血流动力学效应

肺和右心室功能之间有密切的相互作用。这意味着PEEP引起的气道压力变化会引起右心室大小和肺循环的一系列改变，这些改变可导致右心血流动力学障碍，从轻度到终末期表现为急性肺源性心脏病。这些改变更可能发生在严重的急性呼吸窘迫综合征患者中，这既是因为全身炎症导致潜在的心脏损伤，也是因为这些患者通常需要更高的PEEP水平。在这种情况下，经胸或经食管心脏超声的血流动力学评估可以作为肺部超声的补充。随着肺动脉导管使用的不断减少，超声引起了越来越多的关注，在接受保护性机械通气的急性呼吸窘迫综合征患者中，多达1/5的患者合并右心衰竭。

在识别这种疾病的方法中，使用三尖瓣反流的连续多普勒估计收缩期肺动脉压（SPAP）相对容易：2.8～2.9 m/s的速度对应约36 mmHg的收缩期肺动脉压，可以认为是一个合理的临界值。但是，这种方法可能低估了SPAP，因为收缩期肺动脉压力也取决于右心室收缩功能。许多急性呼吸窘迫综合征相关因素可以影响肺动脉压，包括机械通气直接或通过右心室后负荷的变化，也包括高碳酸血症和酸中毒，导致血管张力增加，然后增加肺血管阻力。

另一个用于识别肺血管改变的参数是右心室大小，尤其是与左心室大小相比：评估急性呼吸窘迫综合征患者肺复张的右心室舒张面积（RVEDA）与左心室舒张面积（LVEDA）的比值>0.6，定义为中度右心室扩张；右心室舒张面积与左心室舒张面积的比值>1.0，定义为重度损伤。

最后，对室间隔运动障碍进行定性评估有助于诊断，其特征是左室舒张开始时室间隔向左移位，左室重新收缩时室间隔向右反弹。

15.2.4 肺通气评估呼吸机脱机

肺部超声通气评估也被提议用于评估自发呼吸试验中的通气不足，并可用于预测拔管后呼吸窘迫。在Soummer等的一项研究中，在相似的基线肺部超声评分下，自发呼吸试验结束时肺通气减少的患者更有可能发生拔管后呼吸衰竭。本研究采用常用的评分系统，对6个区域进行双侧评分，N、B1、B2和C模式分别为0分、1分、2分和3分。在该评分系统下，呼吸试验结束时肺部超声评分≤12分预示拔管成功，而肺部超声评分≥17分则与拔管后出现呼吸衰竭。与其他脱机成功预测技术相比，肺部超声可以观察肺部通气分布情况。

15.3 总结

肺部超声最大的优点是简单、无创和可直接在床边携带，可以认为在定量评估PEEP诱导的肺复张时与压力–容积曲线法相当，从而可以对肺进行区域评估。尽管如此，它不能对

PEEP诱导的肺过度通气膨胀进行评估，也不能作为呼气末正压滴定的唯一方法，但它可以作为包括血流动力学监测和气体交换评估在内的综合评估的一部分。

利益冲突声明：作者无利益冲突关系。

（王鹏雁、吕晓春 译）

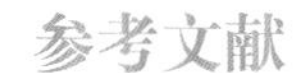

第四部分

临床和放射学相关性篇

4

Francesco Feletti,
Bruna Malta,
and Andrea Aliverti

第十六章

临床病例

16.1 成人慢性分隔型胸腔积液

本病例中，胸部X线片（图16.1a，图16.1b）显示肋膈后窦填塞（箭头），胸腔积液附近有切迹，以及伴有肺组织增厚（三角箭头）。CT（图16.1c）能够以优于传统放射学的方法区分胸腔积液（箭头）和肺不张（三角箭头）。TUS（图16.1d）也能够将胸腔积液（C）与肺不张（A）区分开来。后者表现出与肝实质相似的回声特征；另外，肝实质周边的部分通气区域显示大量B线（B）。TUS显示存在分隔（图16.1e），这是CT无法评估的一个方面，表示其慢性病程，从而表明需要后续治疗。事实上，在大量胸腔积液的情况下，胸腔引流管置入可能是不可取的，存在失败的风险（图16.1f）。如果胸腔穿刺是为了诊断疾病，那么TUS可通过引导穿刺，引流更大腔室内的积液，从而收集足够数量的样本（图16.1g）。

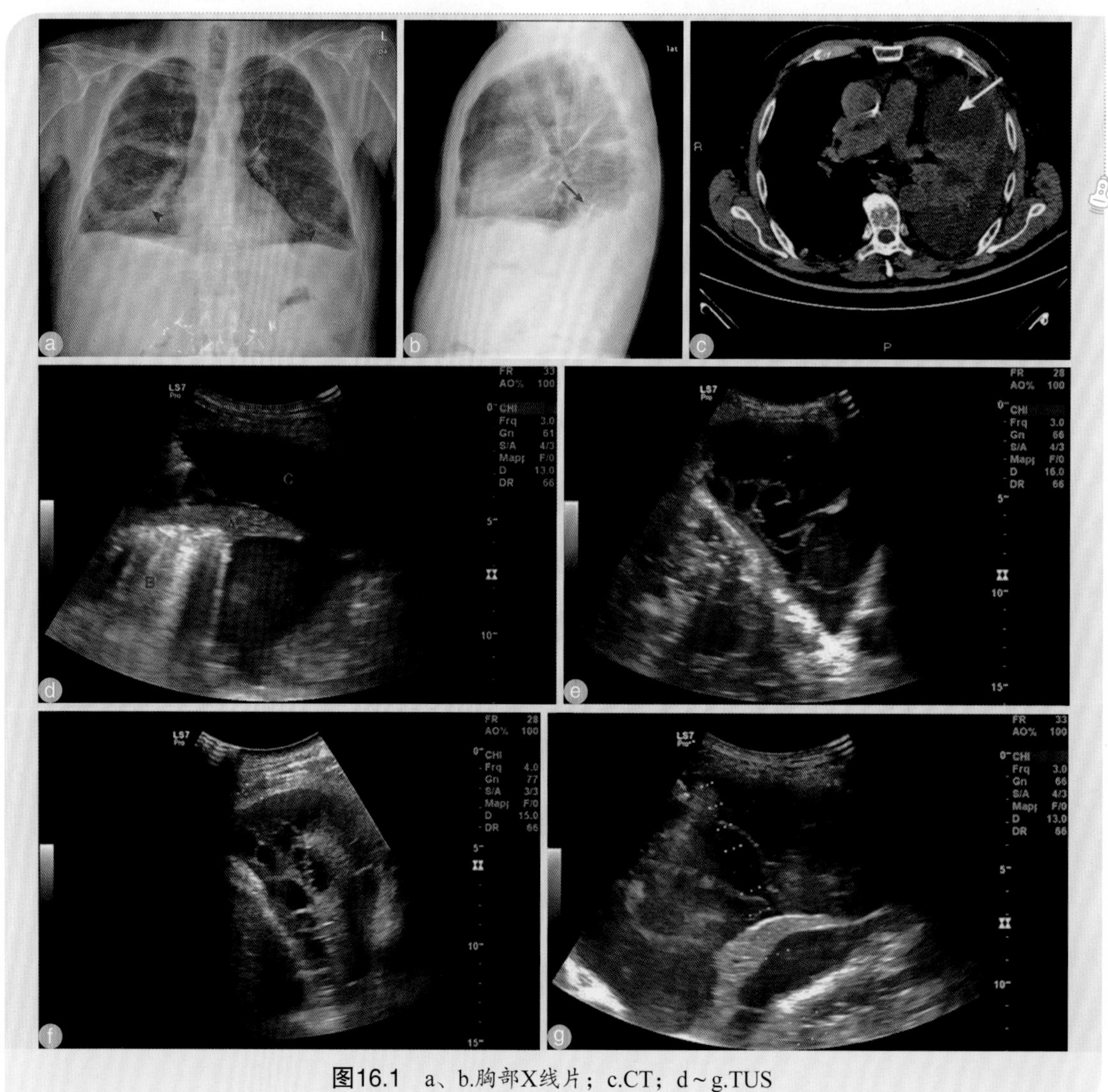

图16.1 a、b.胸部X线片；c.CT；d~g.TUS

16.2 小儿肺炎的诊断与随访

3岁患儿的体格检查和实验室检查可表明下呼吸道感染。出于辐射防护考虑，可通过单个前后投影获取X射线，并显示结节状心脏后增厚（图16.2a，A）。TUS（图16.2b）显示与后胸壁接触的肺实变，实变的肺可出现回声，而支气管充气征很少见。彩色多普勒超声显示血管信号的自然树状分布（图16.2c），可以证明肺维持正常的血管并且肺容量没有减少。基于这些方面，再结合临床检查，TUS可以对异位损伤和肺不张进行鉴别诊断。TUS还可以监测到实变部分尺寸随着时间推移而减小（图16.2d，图16.2e），并在临床诊断解决后继续监测，直至完全消失（图16.2f），从而避免进一步的放射学检查。

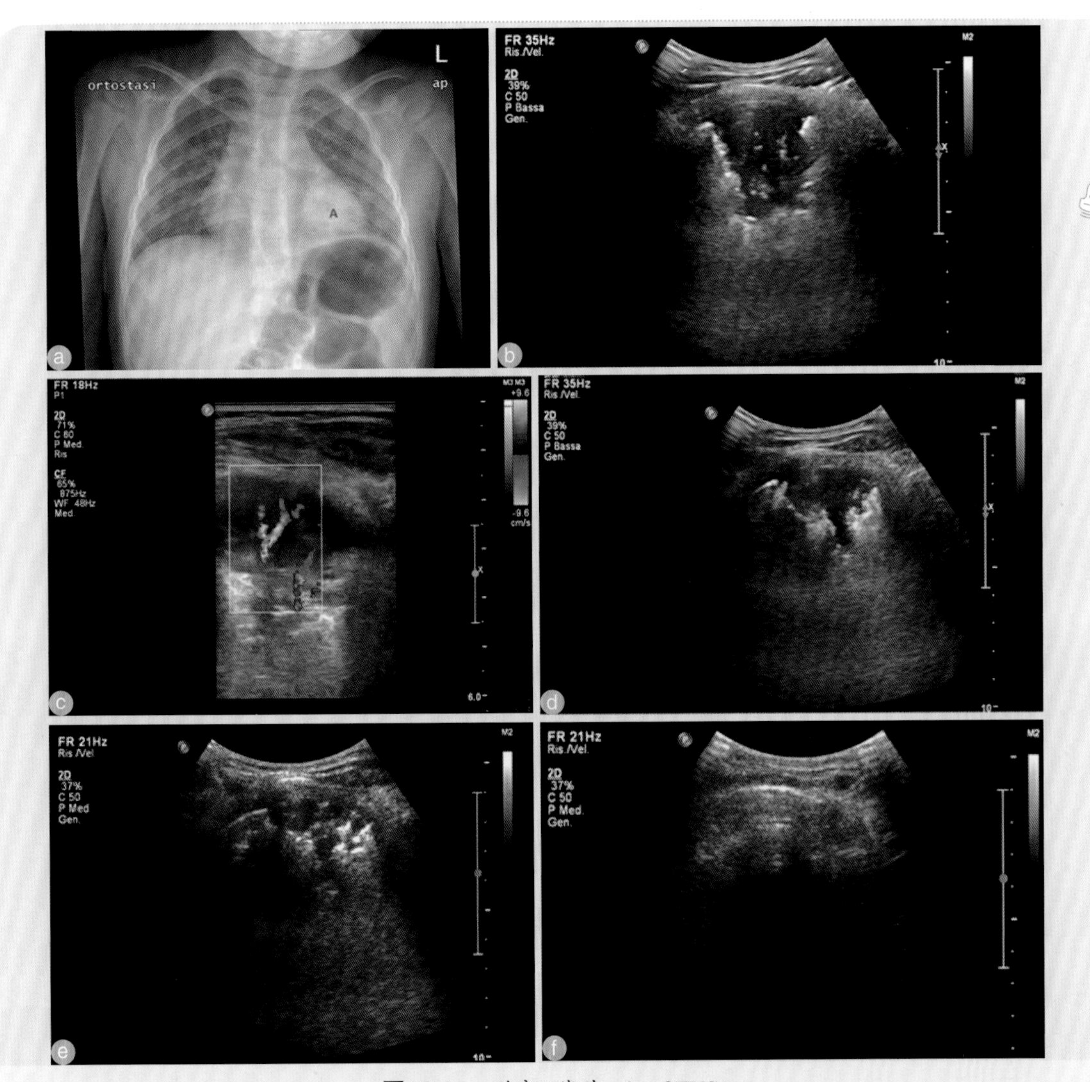

图16.2 a.胸部X线片；b～f.TUS

16.3 胸壁软组织转移

成年患者出现与胸骨柄类似的明显凸起。TUS发现新形成的组织，表现为有肌肉结构和丰富血管的等低回声（图16.3a，图16.3b）。病变组织与胸肌紧密相连，而其下的胸骨表面则呈现轻微不规则状。CT（图16.3c）和MRI（图16.3d，图16.3e）更全面地表现出病变的范围及病变与周围解剖结构在解剖上的关系，特别是与胸骨和胸肌的解剖关系。

最后，TUS（图16.3f）为活检取样提供了指导，避免了在取样过程中损伤到较大的新生血管。TUS可作为研究胸壁软组织和骨病变的一线影像方法，它具有高度的分辨率和准确性，有助于安全指导经皮穿刺诊断程序。

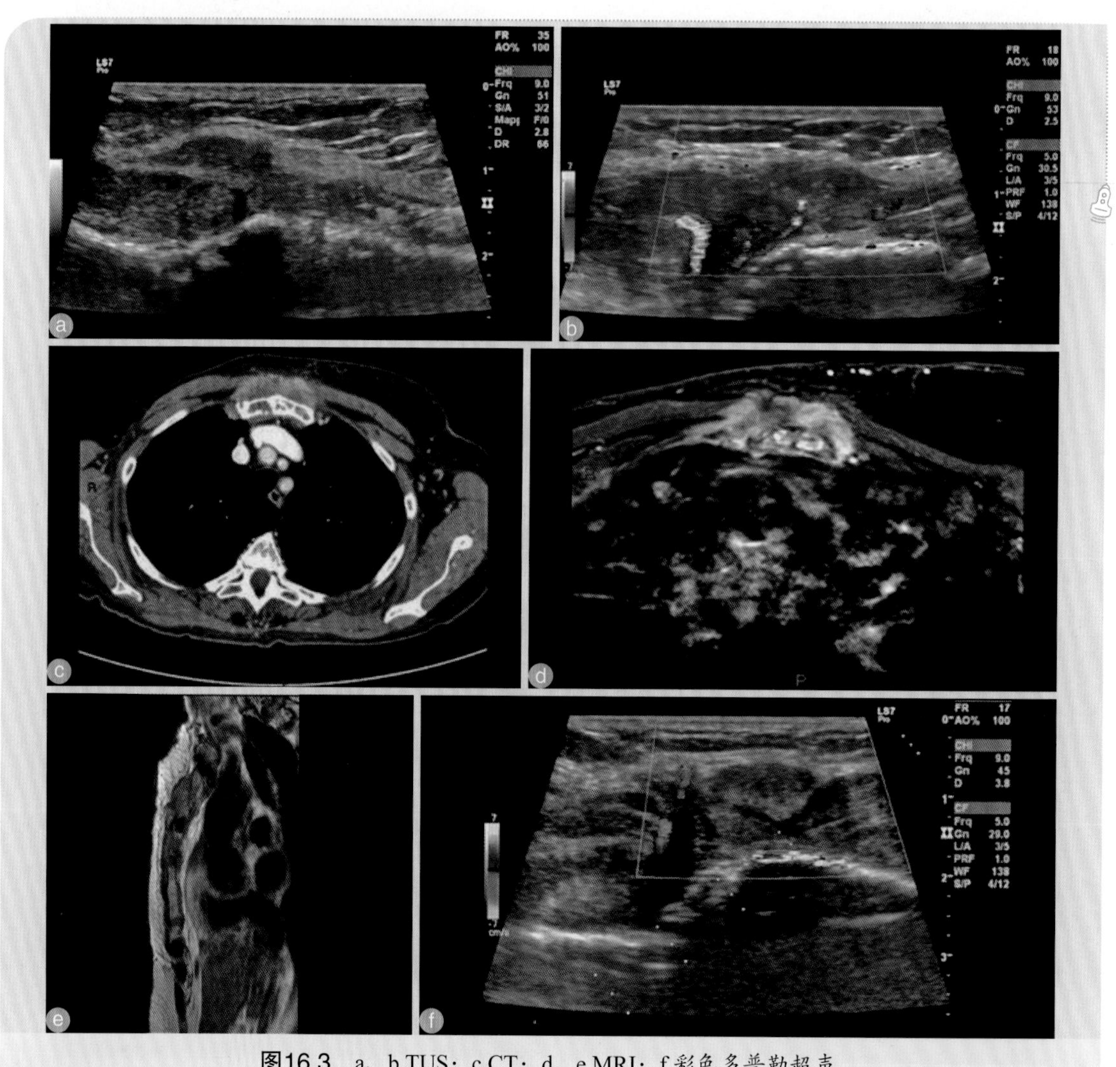

图16.3 a、b.TUS；c.CT；d、e.MRI；f.彩色多普勒超声

16.4 心力衰竭

胸部超声在诊断急性失代偿性心力衰竭致肺水肿方面比X线片更敏感。因此，TUS应作

为急性失代偿性心力衰竭患者出现呼吸困难时的辅助影像学检查。此时TUS显示大量双侧无回声胸腔积液（图16.4a，A）。在通气肺中，存在多条B线，其表明吸收后的肺间质增厚（图16.4a，B）。最后，肝上静脉扩张，证明肝充血的初始阶段（图16.4b，V）。

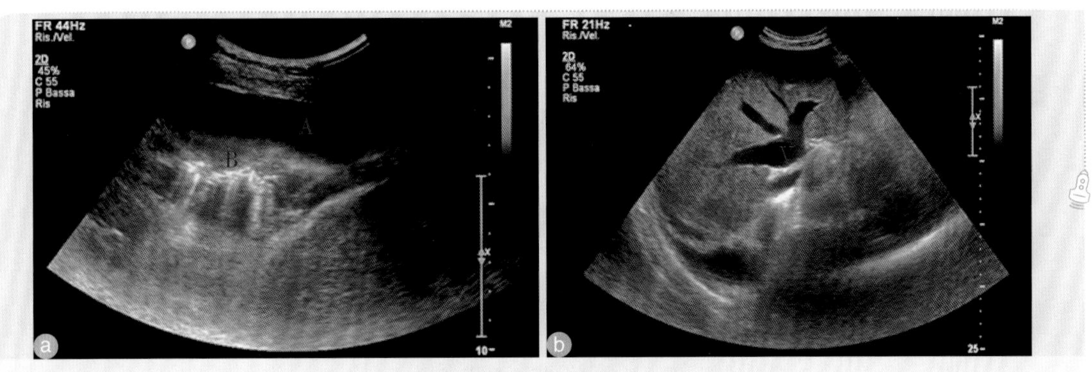

图 16.4　TUS（1）

16.5 新植入起搏器囊袋感染

与起搏器囊袋相对应，TUS显示存在具有不规则轮廓的低回声集合（图16.5a），在此背景下，刺激电极可见（图16.5b）。由于炎症，周围的皮下脂肪组织呈高回声，中度增厚，并伴有淋巴管扩张。然而，没有发现气泡存在，故无法证明产气细菌参与了感染过程。在起搏器取出后15天再次检查显示起搏器囊袋中存在血肿（图16.5c）。

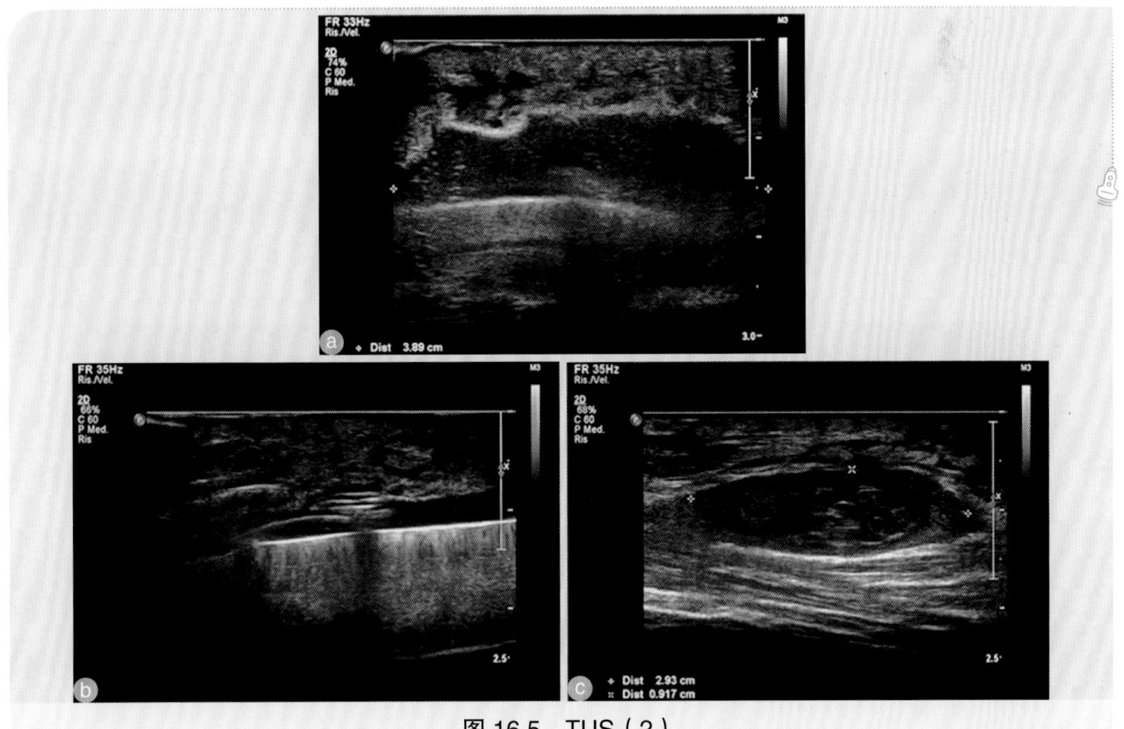

图 16.5　TUS（2）

16.6 婴儿创伤

3个月婴儿疑似胸部创伤，为道路事故的受害者。TUS在锁骨中线处发现数条B线，这是轻微肺挫伤的表现（图16.6）。可以通过TUS监测这些病变，避免依赖于放射检查。

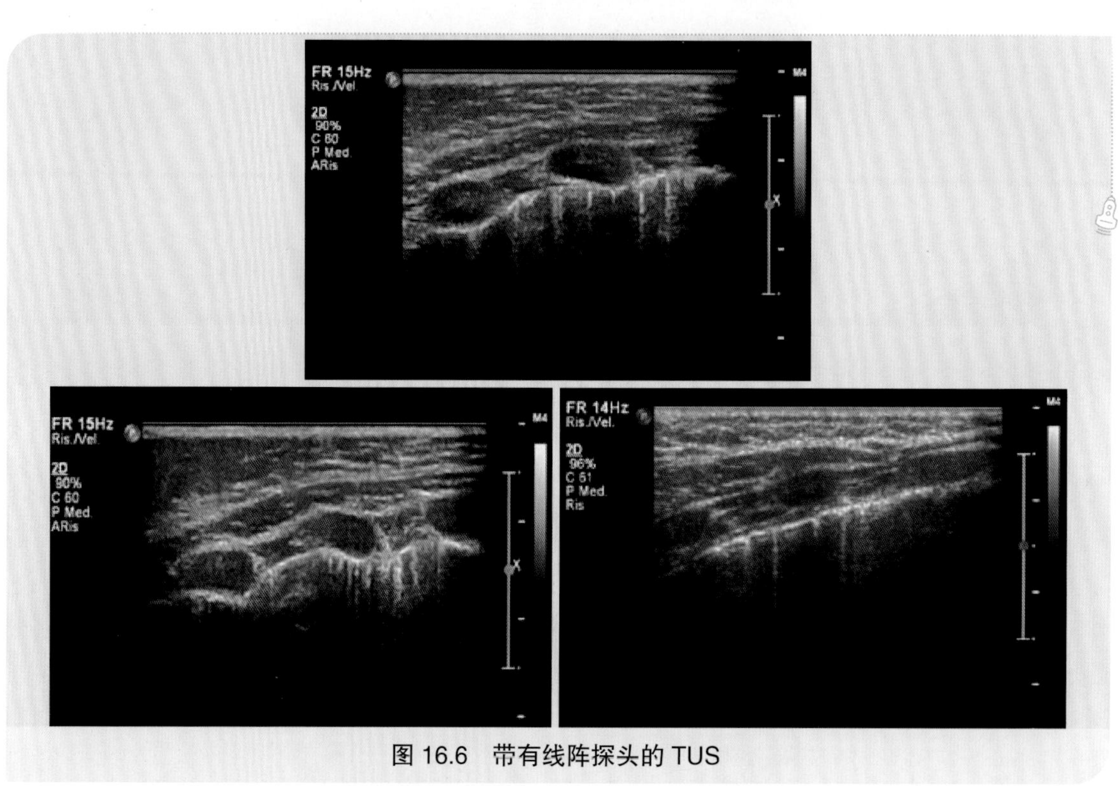

图 16.6　带有线阵探头的 TUS

16.7 儿童患者的支气管肺炎

5岁患儿，临床检查提示：左下肺叶出现支气管肺炎和扩张性肺实变（图16.7a）。TUS显示在肺实变中，可见支气管充气征和血管呈典型的树状分布（图16.7b ~ 图16.7d）。

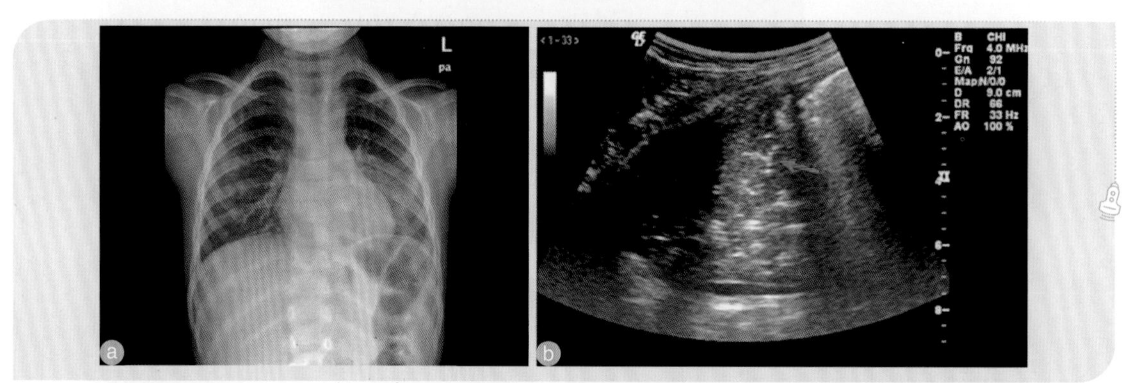

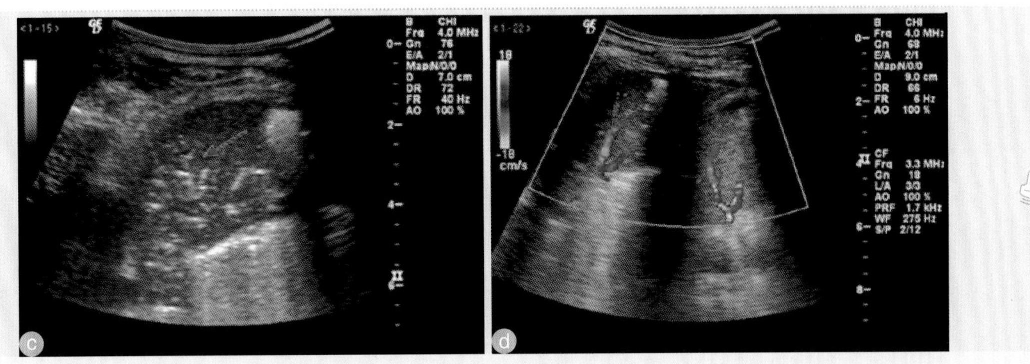

图16.7 a.胸部X线片；b～d.TUS。箭头：肺实变支气管充气征

16.8 肺肿瘤

在本例中，标准X线片（图16.8a，图16.8b）显示肺尖有肿瘤性病变：呈浸润性，并且压迫周围组织的广泛实变。TUS仅能够部分显示病变；然而，由于缺乏可识别的支气管或血管结构，且存在与肺不张分布不同的血管信号，实体病变的外观与炎性病变（见上一例）或肺不张明显不同（图16.8c，图16.8d）。

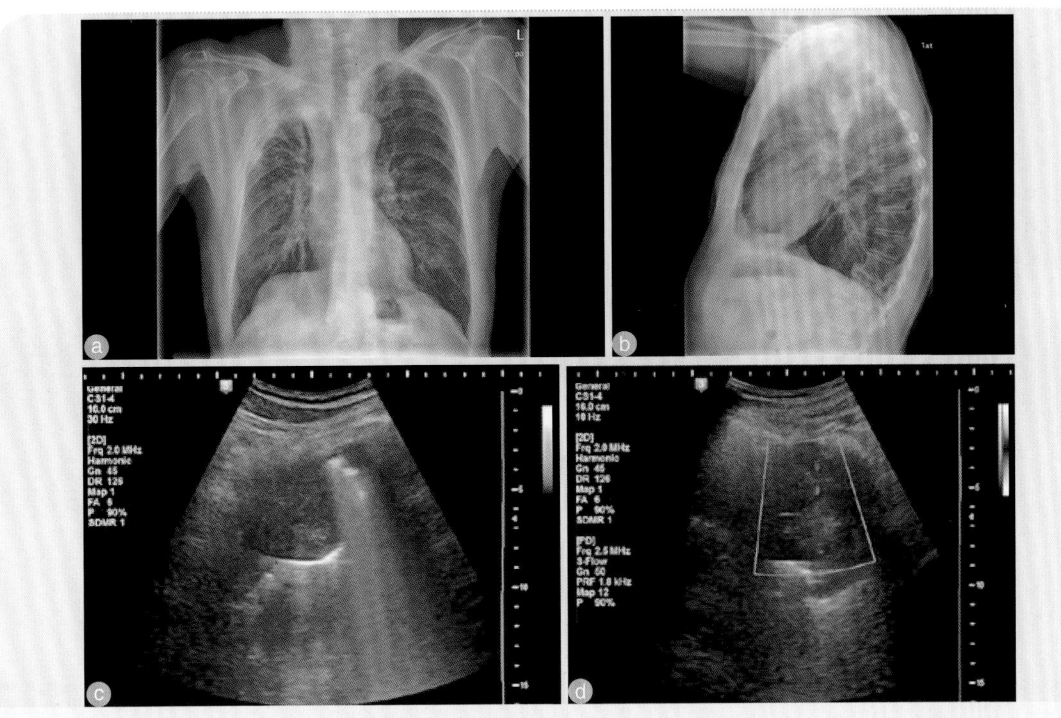

图16.8 a、b.胸部X线片；c、d.TUS

16.9 单侧白肺检查和支气管钙化

在左侧白肺的情况下（图16.9a），TUS能够识别具有组织样模式的广泛肺实变。在此背

景下，无尾影的多个超反射点或线性图像，可解释为支气管充气征（图16.9b，图16.9c）。支气管充气征可以区分肺炎和不同类型的病变，如肺不张、梗死和肿瘤。CT（图16.9d）经曲线重建（图16.9e）后，可以形成高反射图像归因于支气管软骨钙化，不包括支气管充气征。

到目前为止，还没有发现支气管钙化模拟支气管充气征的可能性。然而支气管钙化可在多种情况下出现，即使在广泛使用TUS的患儿中（表16.1）。有必要对病例进行进一步研究，并由多个超声研究者进行独立评估，以验证支气管钙化与空气支气管征确实无法区分。

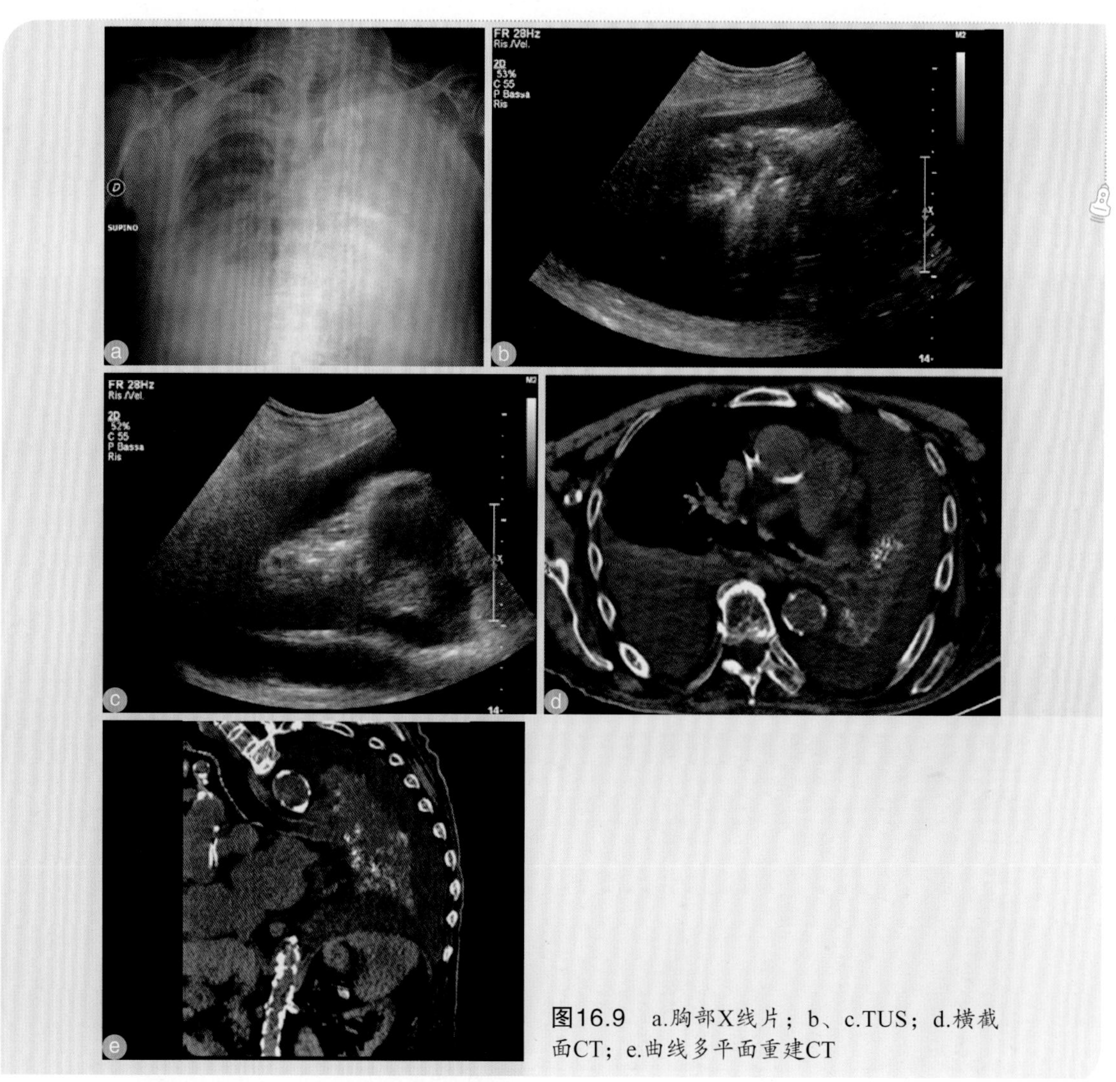

图16.9　a.胸部X线片；b、c.TUS；d.横截面CT；e.曲线多平面重建CT

表 16.1　儿童支气管软骨钙化

儿童期与支气管软骨钙化相关的疾病
先天性二尖瓣疾病
科伊特尔综合征

续表

儿童期与支气管软骨钙化相关的疾病
华法林钠治疗
点状软骨发育不良
华法林胚胎病
气管支气管骨软骨病变
复发性多软骨炎
先天性的

16.10 石棉相关疾病

在石棉沉着病中，TUS显示肺基底部普遍存在B线。虽然创伤、肺结核和血胸可能会导致孤立的胸膜斑块，但多个胸膜斑块通常与石棉接触有关，并表示既往有接触史。在胸部X线片上，胸膜下脂肪沉积、陈旧性肋骨骨折，甚至健康的后上锯肌和前锯肌都类似于胸膜斑块。相反，超声检测胸膜斑块是最佳的，不会因可能的错误判读而变得复杂。

胸膜斑块表现为壁层胸膜的低回声增厚，而脏层胸膜通常在壁胸膜上滑动（图16.10）。TUS被提议作为一种工具，用于跟踪观察接触石棉工人的胸膜斑块、肺外周间质增厚和CT确定的外周肺实变。

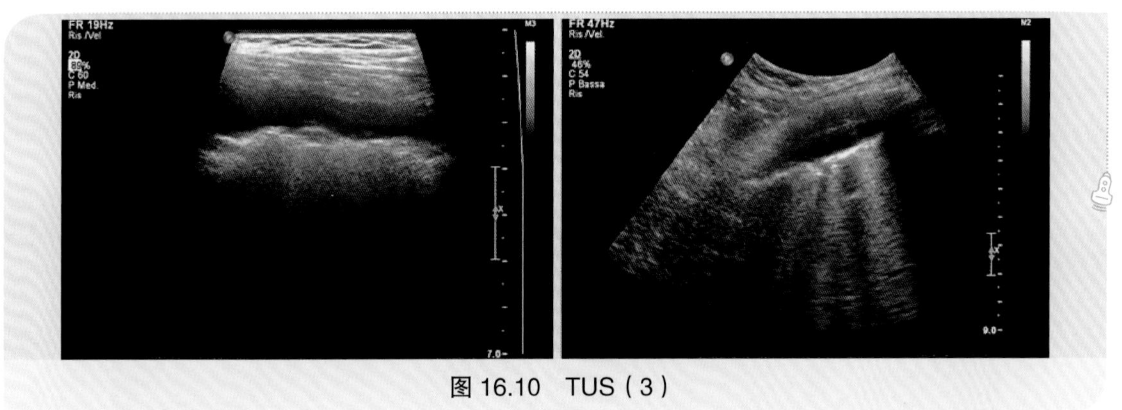

图 16.10 TUS（3）

16.11 心包积液

在这种情况下，胸部X线片显示心影明显增加（图16.11a，图16.11b）。然而，TUS可显示存在大量心包积液，厚度约为4 cm。心脏受压且动力不足（图16.11c，图16.11d）。非心脏专科医师也可以轻松地进行检查，即使在偏远和不利的环境中，也可在发生创伤时进行检查。

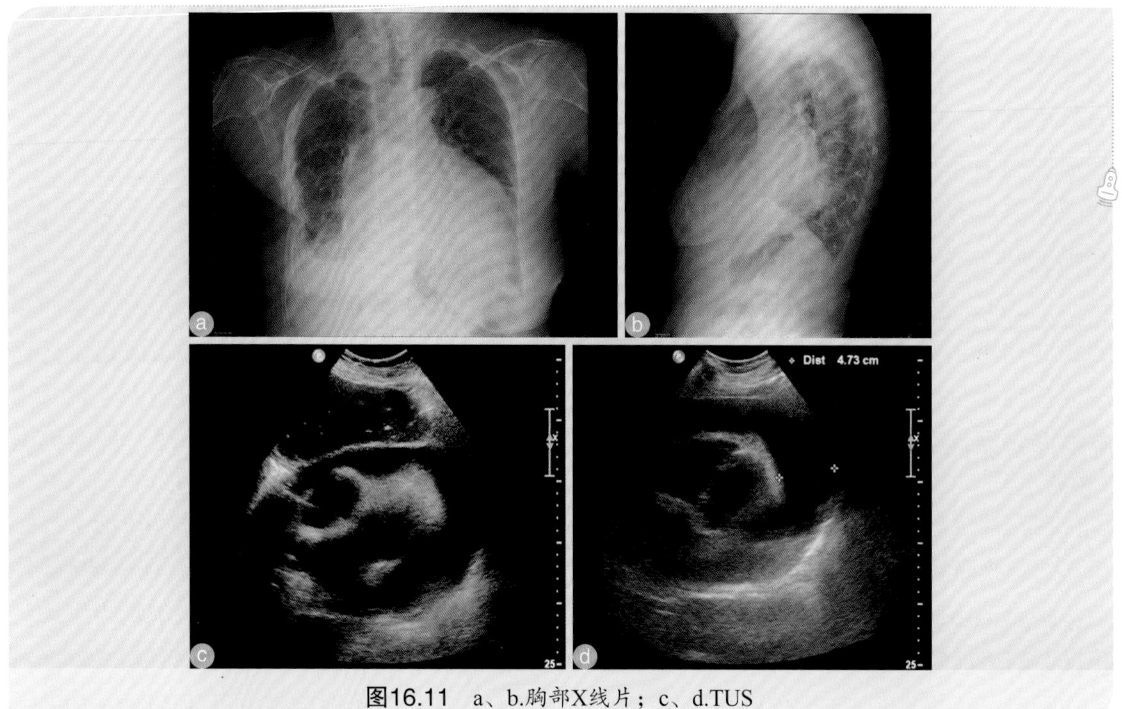

图16.11　a、b.胸部X线片；c、d.TUS

16.12 肺隔离症

一名年轻女孩，有右下肺肺炎复发的阳性病史，有相应的放射学记录。在膈肌上肺组织实变的情况下，TUS可识别出源自胸主动脉的异常扩张的血管（图16.12a，图16.12b）。可通过CT血管造影（图16.12c）和手术（图16.12d，图16.12e）确认诊断。

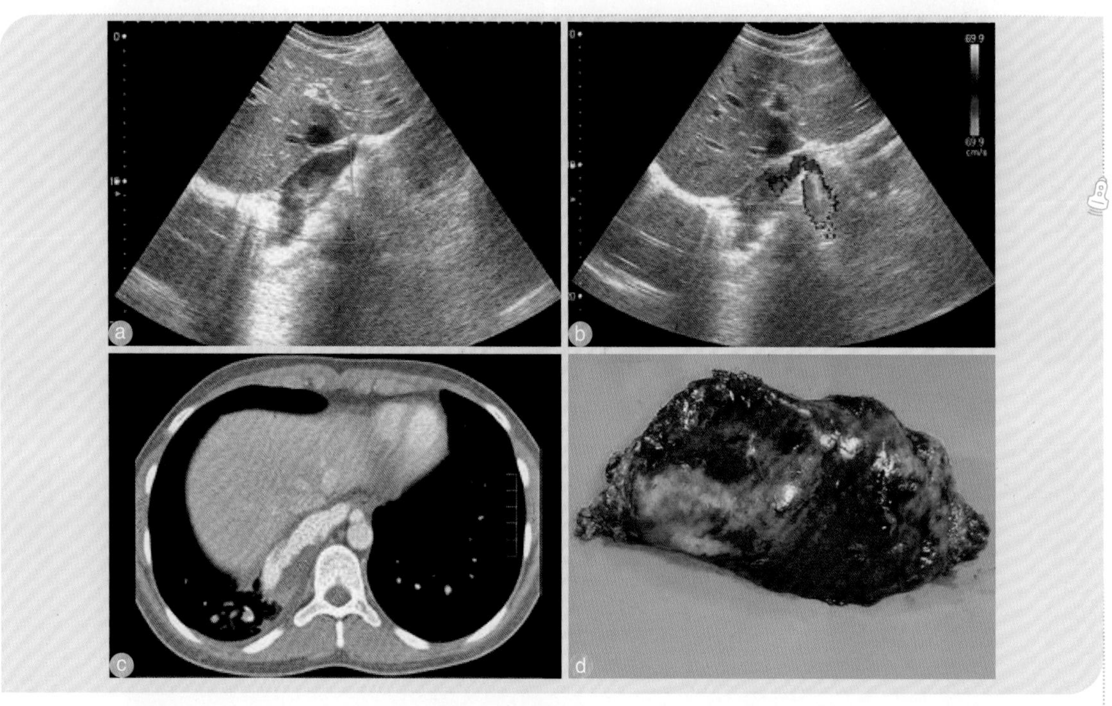

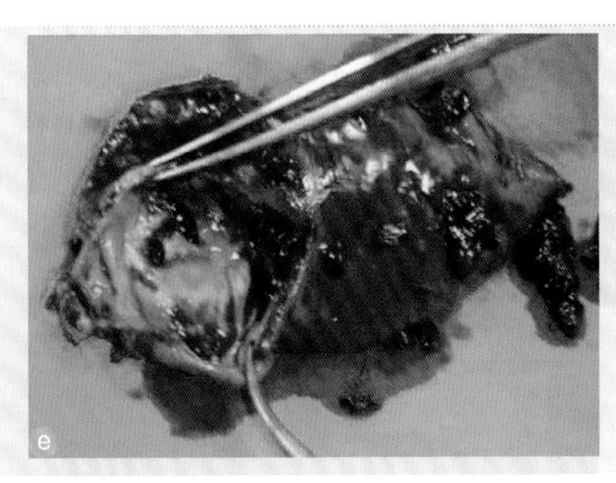

图16.12 a、b.TUS；c.CT；d、e.外科手术切除病灶

（经Feletti等许可转载[16]）

16.13 早产胎儿水肿

32周时早产，胎儿水肿，其特征是软组织严重水肿、双侧胸腔积液（图16.13a）及腹膜积液。TUS允许量化胸腔积液（图16.13b），不包括心包积液（图16.13c），可引导进行胸腔穿刺，用于估计胸腔穿刺术中肺不张的扩张范围，同时可以排除胸腔穿刺结束时气胸的存在。最后，TUS在接下来的10天中，每天重复2次，以监测胸腔积液和肺实质的通气状态。

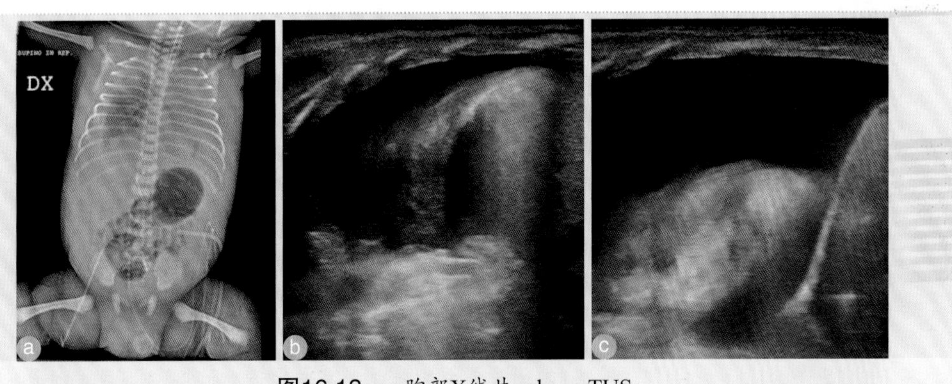

图16.13 a.胸部X线片；b、c.TUS

（经Feletti等许可转载[16]）

16.14 创伤后血气囊肿

一名11岁男孩因一次严重交通事故而遭受钝性胸部创伤。胸部X线片和CT显示多处胸膜下挫伤、骨折，以及创伤后胸膜下右下叶上节段血气囊肿（图16.14a～图16.14d）。TUS取代放射学用于随访，使X射线照射剂量最小化。TUS显示一个椭圆形病变，伴有气液平面（图16.14e），大小为50 mm×18 mm。1周后病灶直径增加，达到63 mm×32 mm。彩色多普勒超声显示肋间动脉内的血流信号（图16.14f）。

外伤性气囊肿主要发生在青年和儿童，85%的患者小于30岁。他们一般由非穿透性胸部创伤引起，通常由于交通事故或机械事故导致气道正压通气。胸部X线诊断气囊肿的敏感性为24%，而CT报告灵敏度为96%。青少年比成年人胸腔压缩性更好，肺的弹性反冲更大，这些因素可能导致胸内负压增加，导致裂伤。当胸腔的继续增大，直到在肺压力和周围组织之间实现平衡。鉴别诊断应排除先天性囊肿、结核感染、肺炎后积气或空洞性肺癌、肺脓肿。

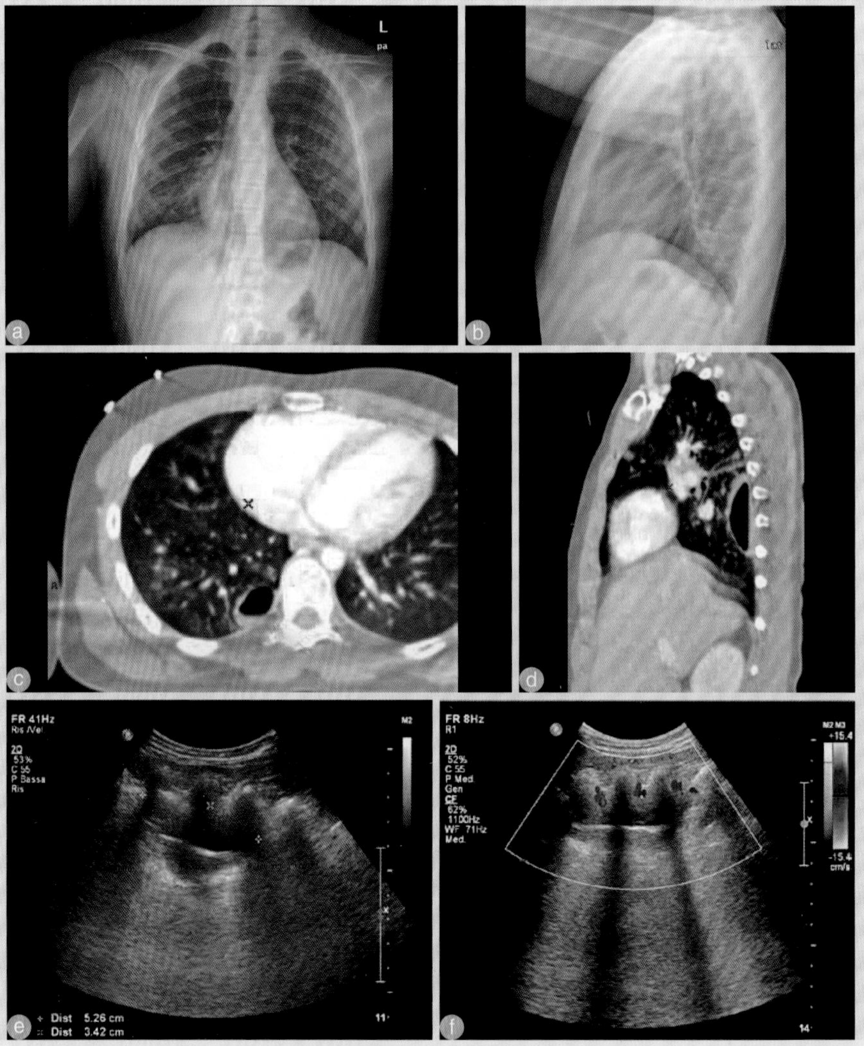

图16.14　a、b.胸部X线片；c.轴向CT；d.矢状位重建；e.B模式；f.彩色多普勒

（姜建平、周天昀　译）

参考文献

扫码观看